BUKE BUZHI DE JIANKANG XIJIE

不可不知的
健康细节

《保健与生活》杂志社　编

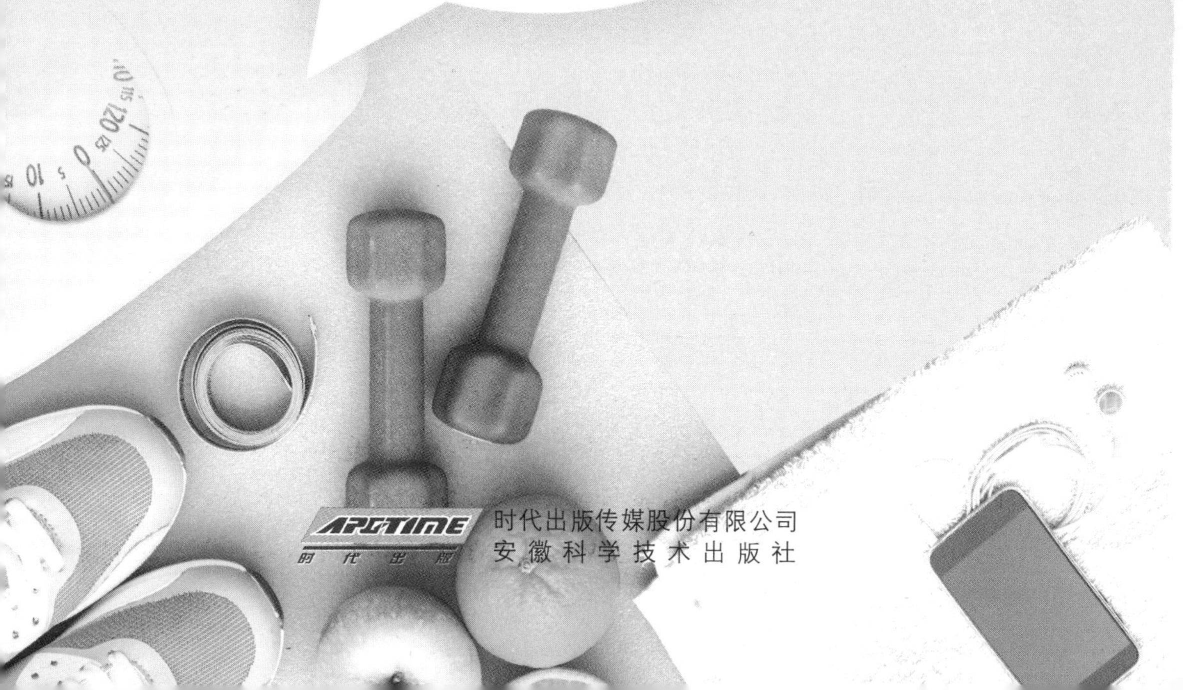

时代出版传媒股份有限公司
安徽科学技术出版社

图书在版编目(CIP)数据

不可不知的健康细节 /《保健与生活》杂志社编.
--合肥:安徽科学技术出版社,2019.1
ISBN 978-7-5337-6685-6

Ⅰ.①不… Ⅱ.①保… Ⅲ.①保健-基本知识
Ⅳ.①R161

中国版本图书馆 CIP 数据核字(2017)第 225253 号

不可不知的健康细节 《保健与生活》杂志社 编

出 版 人:丁凌云 选题策划:黄 蕾 责任编辑:汪海燕
责任校对:程 苗 责任印制:梁东兵 装帧设计:武 迪
出版发行:时代出版传媒股份有限公司 http://www.press-mart.com
安徽科学技术出版社 http://www.ahstp.net
(合肥市政务文化新区翡翠路 1118 号出版传媒广场,邮编:230071)
电话:(0551)63533330
印 制:合肥华星印务有限责任公司 电话:(0551)65714687
(如发现印装质量问题,影响阅读,请与印刷厂商联系调换)

开本:710×1010 1/16 印张:17.25 字数:264 千
版次:2019 年 1 月第 1 版 2019 年 1 月第 1 次印刷

ISBN 978-7-5337-6685-6 定价:38.00 元

前　言

细节决定健康，衣食住行中蕴藏着健康生活的智慧。近年来，很多慢性病的发病率不断升高，呈现年轻化趋势。慢性病多为生活方式病，是由于人们衣、食、住、行等日常生活中的不良行为，以及社会、经济、精神、文化方面的不良因素导致的躯体或心理疾病。喜欢熬夜、半夜大吃大喝、常年上夜班的人，易患高血压、胃病；身体严重缺乏锻炼、长时间看电视、玩电脑、晚上不断吃零食的人，易患糖尿病、高血压、冠心病。这些疾病的发病原因与生活方式密切相关，要预防就要从日常生活中的点滴做起，从改变吸烟、酗酒等不良生活习惯做起，从合理安排膳食做起。

我们精选《保健与生活》杂志刊登过的300余条健康常识和实用偏方，进行分门别类的归纳整理，将之呈现给广大读者。书中集结《保健与生活》杂志“生活百事通”“自我保健”“健康新知”栏目中的优质文章，从生活中容易被忽视的健康细节入手，向读者讲述了吃、住、用、心理、保健等涉及生活方方面面的健康问题，为您提供通俗易懂、科学实用的健康生活指导。书中的妙招、窍门均来自于生活实践，有效且实用，非常适用于家庭生活保健。书中还特别介绍了一些易被忽视的健康误区，提醒您在生活中时刻注意维持健康的生活方式，远离疾病，从而达到幸福、快乐的高品质生活状态。本书可以满足家庭保健全方位的需求，是每个家庭不可缺少的保健书。

健康生活，从翻开本书的第一页开始！

ONTENTS 目录

吃

心理

保健

Contents

吃

“饮食习惯好，远离医和药”。正确的饮食能补充人体营养，促进健康；忽视饮食的质与量，疾病就会随之而来。现今的食品安全问题层出不穷，人们在暴饮暴食或食用有农药残留的果蔬、劣质食品后，引发了各种疾病，如肥胖、高血压、糖尿病及癌症等。因此，科学饮食显得尤为重要。

吃鸡蛋的学问

经常食用鸡蛋可增强记忆力，还可保护心脏和动脉血管，延缓衰老。然而，如果加工或食用不当，补品就会变为“废品”，甚至“毒品”，因此，应当掌握吃鸡蛋的学问，免得变“宝”为“废”。

忌吃未熟鸡蛋 鸡蛋蛋白中含有的抗生物素蛋白会影响食物中生物素的吸收；抗胰蛋白酶能影响人体对鸡蛋蛋白的消化和吸收。未熟的鸡蛋中这两种物质都没有被分解，会影响蛋白质的消化、吸收。只有煮熟后的蛋白质才会变得松软，被人体胃肠道消化吸收。鸡蛋在形成过程中会带菌，未熟鸡蛋中的细菌没有被完全杀死，容易引起腹泻。生鸡蛋有特殊的腥味，会引起中枢神经抑制，使唾液、胃液和肠液等消化液的分泌减少，从而导致食欲不振、消化不良。因此，鸡蛋要经高温煮熟后再吃。

忌吃煮老的鸡蛋 鸡蛋煮得时间过长，蛋黄表面会形成灰绿色的硫化亚铁层，很难被人体吸收。蛋白质老化后会变硬、变韧，影响食欲，也不易吸收。

鸡蛋不宜与糖同煮 鸡蛋与糖同煮会因高温作用生成一种叫糖基赖氨酸的物质，可破坏鸡蛋中对人体有益的氨基酸成分，而且这种物质有凝血作用，进入人体后会造成危害。如需在煮鸡蛋中加糖，应该等鸡蛋稍凉后再放入糖搅拌。

炒鸡蛋不需放味精 鸡蛋中含有氯化钠和大量的谷氨酸，这两种成分加热后生成谷氨酸钠，有纯正的鲜味。味精的主要成分也是谷氨酸钠，炒鸡蛋时如果放入味精，会影响鸡蛋本身合成谷氨酸钠，破坏鸡蛋的鲜味。

煮熟的鸡蛋忌用冷水浸后存放 一些人常将煮熟的鸡蛋浸在冷水里，使蛋壳容易剥落，但这种做法不卫生。因为新鲜鸡蛋外表有一层保护膜，使蛋内水分不易挥发，并防止微生物侵入，而鸡蛋煮熟后，壳上的这层膜被破坏，蛋内气腔内的一些气体逸出。此时将鸡蛋置于冷水内会使气腔内的温度骤降并呈负压，冷水和微生物可通过蛋壳和壳内双层膜上的气孔进入蛋内，这样的鸡蛋如果贮藏时间过长，则容易腐败变质。

防癌要管好自己的嘴

俗话说“病从口入”，许多癌症的发生也与此有关。据报道，我国每年新增癌症患者 200 万人，因癌症死亡 150 万人，这与很多人不知节制的饮食密切相关。因此，管好自己的嘴，对预防癌症的发生意义重大。

不可酗酒 大量饮酒者的胃癌、肝癌发生率比不饮酒者高2~9倍。

细嚼慢咽 吃饭过快、暴饮暴食，是诱发食管癌、胃癌的重要因素。

经常饮茶 茶（特别是绿茶）中除含有较多的维生素、微量元素、咖啡因外，还含有茶多酚，它具有较强的抗衰老、抗动脉硬化和抗癌的作用。

保证膳食平衡 研究表明，缺乏维生素A、维生素C、维生素E，以及某些微量元素如钼、锌、镁、硒等，是诱发食管癌的重要因素；而缺乏蛋白质、B族维生素等，又是诱发肝癌的重要原因。

饮食不可太咸 高盐饮食会使胃黏膜上皮细胞对亚硝基化合物等致癌物质的敏感性增强。高盐饮食地区胃癌高发。

少吃高脂食品 结肠癌、直肠癌、乳腺癌等的发生与肥胖和高脂肪饮食密切相关。如高脂肪饮食可使肠腔内的固醇类致癌物质增多，促使大肠癌的发生。

饮食勿太精细 食品过于精细，其营养成分降低，且膳食纤维含量少，如果过食容易导致便秘，使致癌物质与大肠黏膜的接触机会增多，各种毒素重吸收增加，致使大肠癌等发病率增加。因此，宜经常吃些粗粮和富含纤维素的蔬菜。

远离污染水源 污染的水中有多种致癌物。饮用水受污染地区，患各种癌症的人数明显增多。

少吃腌制食品 过食酸菜、泡菜、咸鱼等，是诱发食管癌、胃癌、鼻咽癌的重要原因，因为这些食品内的亚硝基化合物等致癌物质含量较高。

少吃熏烤食品 食品在熏烤过程中，会产生大量亚硝基化合物和多环烃类化合物等致癌物质。

不吃霉变食物 霉变食物（霉变的粮食、花生、油料作物、肉类等）中的霉菌会分泌大量霉菌毒素，是诱发肝癌、胃癌的重要原因。

改变饮食习惯 食管癌、胃癌、口腔癌的发生，与三餐没有规律、进食太快、喜烫食硬食、喜嚼食槟榔、喜吃过于辛辣刺激性食物等不良习惯密切相关。

常吃绿色蔬果 营养学会建议每天进食400克蔬菜和100克水果。新鲜蔬菜、水果除补充维生素、微量元素、纤维素外，在预防结肠癌、乳腺癌、前列腺癌、胃癌等疾病，以及降脂、减肥、预防便秘、保健塑体等方面均有重要意义。

果蔬残留农药如何消除

蔬菜、水果是百姓餐桌上每天必备的食品，也是人类膳食中的重要食品。为了保证果蔬有好的收成，菜农、果农大多会使用农药来控制病虫害，而在销售前很少经过去农药残留和消毒处理。

那么，从市场上买回的果蔬该如何处理才能最大限度地去除残留农药呢？

清水洗涤法 主要用于叶类蔬菜，如生菜、小白菜、芹菜等。一般先用流动水冲洗掉表面污物，然后用清水浸泡，水盖过蔬菜5厘米左右，浸泡不少于10分钟。必要时可加入果蔬清洗剂，加速农药的溶出，将水溶性差的农药清洗掉。如此清洗浸泡2~3次，再用流动水冲洗。这样可清除绝大部分残留的农药成分。

碱水洗涤法 由于大多数有机磷杀虫剂在碱性环境下可迅速分解，因此用碱水浸泡是去除果蔬残留农药的有效方法之一。一般按500毫升清水中加入食用碱5~10克的比例配制成碱水，将初步冲洗后的果蔬置于碱水中，浸泡5~10分钟后再用清水冲洗，这样重复洗涤3次左右效果最好。

淘米水洗涤法 我国目前大量使用碱性有机磷农药，而淘米水属于弱酸性，有机磷农药遇酸性物质就会失去毒性。因此，果蔬在淘米水中浸泡10分钟左右，再用清水洗干净，就能使果蔬残留的农药成分减少。

加热烹饪法 由于氨基甲酸酯杀虫剂会随着温度的升高而加快分解，因此对一些其他方法难以处理的果蔬，可通过加热去除部分残留农药。常用于圆白菜、青椒、豆角等。办法是先用清水将蔬菜表面污物洗净，放入沸水中2~5分钟再捞出，然后用清水冲洗1~2遍后再置于锅中烹饪成菜肴。据试验，这种方法可清除果蔬上90%以上的残留农药。

清洗去皮法 对带皮的果蔬，如苹果、梨子、黄瓜、胡萝卜、冬瓜、南瓜、茄子、番茄等，可用削皮刀削去含有残留农药的外皮，只食用肉质部分，既可口又安全。

储存保管法 某些农药在储存过程中会缓慢地分解为对人体无害的物质。因此，有条件时将某些适合储存保管的果蔬购回存放一段时间（10~15天），可减少农药残留量。此法适用于冬瓜、南瓜、土豆等不易腐烂的食品。同时建议不要立即食用新采摘的未削皮的瓜果。

日晒消毒法 阳光照射后发生的多光谱效应，会使果蔬中部分残留农药被分解、破坏。据测定，蔬菜、水果在阳光下照射5分钟，有机氯、有机汞农药的残留量可下降60%。

定期斋戒清胃肠

斋戒，从饮食上来说就是吃素、禁荤腥。素食中含有丰富的纤维素。纤维素是人体不可缺少的营养物质，它能增强胃肠消化吸收功能，促进胃肠蠕动，被营养学家称为“第七营养素”。食物中的粗纤维能降低肠道中胆固醇的摄取，促进胆固醇在肝脏中的分解，降低血胆固醇浓度，减缓动脉粥样硬化的形成及高血压、糖尿病的发生。医学研究发现，人体肠道中寄存的细菌，每时每刻都在产生大量的毒素，如吲哚、吲哚乙酸等。这些毒素被人体吸收后，会导致机体慢性中毒，从而促进衰老。粗纤维食物可增强肠道蠕动而促进排便、防止便秘、预防痔疮或结肠癌。粗纤维食物还有饱腹感，可减少进食，有减肥作用。

但粗纤维食物也并非是“韩信点兵，多多益善”。日本富士山附近的山梨县上野原乡，在以往的岁月里一直享有世界“长寿村”的美誉。令人奇怪的是，这个“长寿村”的人们却突然变得不长寿了，这使得日本许多研究生命的科学家纷纷前往，探其究竟。在过去的几十年里，该村确有几十位老人活到了95～100岁，他们的生活习惯是少吃肉、多吃蔬菜，因而营养学权威一直以此作为例证，认为长寿的奥秘就是“少肉多蔬菜”。诚然，适量的肉食配上众多的蔬菜确实为理想的饮食搭配，但过分宣扬吃素，未免有失偏颇。老人们为了保持“长寿村”的声誉，个个视肉食为“洪水猛兽”，这种极端的做法，使众多老人患上了营养不良症，有的人刚到花甲之年便溘然长逝。

由此可见，定期斋戒才是明智之举，既可清理胃肠、荡涤污浊，又不会使人因营养缺乏而招致疾病侵袭。只有科学饮食、均衡搭配，才能有益于人体健康。

牛奶可防射线伤害

日本最新实验结果显示，牛奶和人类母乳中都含有乳铁蛋白，该成分具有防止放射损伤的功效。

研究人员将实验鼠分成数量相同的两组，受X射线照射30天后，未食用含乳铁蛋白饲料的实验鼠生存率为62%，而食用含乳铁蛋白饲料的实验鼠生存率达85%。

乳铁蛋白具有抗氧化作用，研究人员认为，乳铁蛋白之所以能防止放射伤害，应该是这种抗氧化性质在起作用。

“四诊合参”识别劣质罐头

下面是四种罐头腐坏变质的表现，供大家在选购和食用罐头时参考。

鼓气、膨胀(胖听) 罐头底部出现凸起,是罐头变质的一种常见外部特征,这种罐头不可购买。但是,个别罐头在生产过程中因打压不好也会发生这种现象。如果不小心购买了这种“胖”罐头,在打开食用时,一定要仔细检查,确认没有酸性腐败气味,内容物颜色正常、不发黏,液体清亮、不浑浊、无沉淀,仍有正常自然气味后,才可以食用,若加热食用则更保险。一旦发现有异常现象,则必须废弃。

锈斑 若发现罐身、罐顶或罐底某处有锈斑,说明其内容物发生了质的变化,腐蚀了罐体,或因罐头保管不善受潮生成锈斑,严重的锈斑能穿透铁皮,污染罐内食品。碰上这种罐头也不得购买。

过期 罐头盖上均打印有出厂日期,按我国现有规定,一般铁皮罐头的贮藏期为2年,玻璃瓶罐头的贮藏期为1年。购买时应认真检查盖上的年、月、日,过期罐头,不可购买。

罐内食物变质 购买玻璃罐头时,可透过玻璃看到内容物,若发现变色、沉淀、有气泡、液体不清亮时,不可购买,更不可食用。

另外,当你打开罐头食用时,最好一次吃完,如果一次吃不完,要放在冰箱内或低温处贮藏,下次再吃时一定要加热处理,严防食物中毒、影响身体健康。

你会买酱油吗

选购酱油首先要走出四大误区

1.颜色越深越好。由于传统的饮食习惯,有些人认为酱油颜色越深越好,其实这是一种误解。因为酱油的颜色是由酱油中的氨基酸和糖类相互作用生成的一种化合物“焦糖”来决定的,酱油颜色越深,意味着营养物质氨基酸及糖类的消耗越多,颜色深到一定程度,酱油中的营养成分也就所剩无几了。

2.味道越鲜越好。一般来说,豆粕、小麦所含的蛋白质在发酵过程中水解成氨基酸,其中谷氨酸、天门冬氨酸等给酱油带来了鲜味。很多消费者认为酱油味道越鲜越好,于是一些生产厂家为迎合大众的口味,在酱油配兑时添加水解蛋白质、谷氨酸、核苷酸等,这样做虽然可以增鲜,但对人体健康不利。

3.价格越高质量越好。很多消费者购物时喜欢根据价格高低判定其质量优劣,其实并不尽然。专家认为,优质酱油应该澄清、无沉淀,色泽呈红褐色,比较黏稠,闻起来有酱香味。现在市场上酱油有特级、一级、二级、三级之分。国家也有明文规定,在酱油的外包装上必须标明质量等级和氨基酸含量，这些才是判断酱油质量的参考依据。

4.所有的酱油都可以用来炒菜或凉拌。国家标准明确规定，酱油的用途有烹调和佐餐之分，必须在标识中标明类型。因为两者在发酵中工艺不同，卫生指标也不同，用于凉拌的酱油对微生物的指标要求比用于烹调的酱油严格许多，所以两者不能相互替代使用。购买时应根据自己的需要选择合适品种。

挑选酱油有窍门：一看二摇三闻四尝

1.看质量指标。成分表里的成分越简单，表明化学成分越少。氨基酸态氮含量越高，酱油的质量就越好，鲜味也越浓。每100克酱油中氨基酸态氮的含量占0.4%，属于三级；占0.55%，属于二级；占0.7%，属于一级；超过0.7%则属于特级。

2.摇泡沫。好酱油摇动时会产生很多的泡沫，不易散去；劣质酱油摇动时只有少量泡沫产生，而且容易散去。

3.闻气味。好酱油大都是经过发酵工艺酿造而成的，往往有一股浓烈的酱香味；而劣质酱油则有一股焦糖般的异味。

4.尝滋味。好酱油鲜甜适中，醇厚绵长，不加添加剂味道也很鲜美；劣质酱油大都色深、味咸且略带苦涩。

怎样选购鲜肉

如何买到优质新鲜的肉，关系到全家人的饮食健康。卫生防疫站的有关专家指出，肉类检查一般应从感官性状、细菌等方面综合判断，人的感觉器官相当灵敏，通过人的嗅觉、视觉、触觉、味觉来鉴定肉类的质量是很有实用意义的。

新鲜肉的鉴别 新鲜肉的表面有一层微微干燥的表皮，肌肉颜色均匀，呈浅红色，有光泽；脂肪为白色；切面稍有湿润而无黏性，肉汁透明；肉质紧密而有弹性，指压后凹陷立即恢复。

变质肉的鉴别 变质肉的表面过分干燥，肌肉为暗色，有时呈浅绿色或灰色；脂肪呈乌灰色；切面过度潮湿和发黏，肉汁很混浊；肉质松软且无弹力，表面及深层均有腐臭气味。

囊虫病肉的鉴别 囊虫病是寄生在猪体内的一种寄生虫病，对人体危害很大。这种寄生虫多寄生在骨骼肌（瘦肉）和心、膈肌中。囊虫在瘦肉中形成许多米粒大小的有白色半透明膜的囊，囊内有半透明的液体及白色点状头节。

注水肉的鉴别 肉类注水过多时，水会从肉上往下滴；割下一块瘦肉，放在盘子里，稍待片刻就有水流出来。用卫生纸或吸水纸贴在瘦肉上，用手紧压，等纸湿后揭下来，用火柴点燃，若不能燃烧，则说明肉中注了水。

病死猪肉的鉴别 死亡后解体的肉为死畜肉，由于未放血或放血少，肉呈暗红色，切开肌肉以刀背按压可见肌肉间毛细血管溢出暗红色淤血，切面呈豆腐状，所含水分多。

如何辨别掺假蜂蜜

在市场上出售的各种蜂蜜，特别是一些小贩上门推销的散装蜂蜜中，有一些蜂蜜掺了假。掺假主要是掺入了糖、水和淀粉，有的蜂蜜还含有杂质、质地不纯。只要掌握一定的鉴别方法，掺假蜂蜜是可以被甄别出来的。

1.将蜂蜜滴在白纸上，如果蜂蜜渐渐渗开，说明其掺有蔗糖和水。掺有糖的蜂蜜透明度较差，不清亮，呈混浊状，香味亦差。掺有红糖的蜂蜜颜色显深，掺有白糖的蜂蜜颜色浅白。

2.掺有面粉、淀粉或玉米粉的蜂蜜色泽较混浊，味道也不够甜。将少量蜂蜜放入锅中，加适量水煮沸，待冷却后滴入几滴黄酒摇匀，如果溶液变成蓝色、红色或紫色，说明蜂蜜中掺有淀粉类物质。

3.用烧红的铁丝插入蜂蜜中，如果铁丝上附有黏着物，说明蜂蜜中有杂质。如果铁丝上仍很光滑，说明没有杂质。

4.取1份蜂蜜，加入2份冷开水及4份95%的酒精，混匀后置放一昼夜，如无杂质沉淀，说明品质纯正。

5.用筷子挑起蜂蜜能拉成长丝，且丝断后会自动回缩呈球状者为上品。

食栗补肾方

配方 生栗子250克，猪肾1个，粳米250克，陈皮6克，花椒10克，食盐2克。

制作 猪肾洗净剖开，剥去脂膜，除去腰臊后，切成1厘米见方的小块。陈皮洗净待用。粳米淘洗干净，同猪肾、陈皮、花椒一起下锅，加水约2500毫升，置于火上熬煮成粥。粥熟拣出陈皮，加入食盐调味。鲜板栗放阴凉通风处阴干，待用。

应用 本方能补肾气、健脾胃、强筋骨，适用于肾虚腰痛、脚软、小便频数高以及年老体弱者。每次取生栗子10余枚、剥壳食肉，然后再吃一碗猪肾粥。经常食用此方，有较好的疗效。

世界卫生组织建议:成人每天吃盐量由 6 克改为 5 克

每天 6 克的限盐量也就只能装满一个啤酒瓶盖。前不久,世界卫生组织建议,将健康成人每天的盐摄入量上限由以前的 6 克降为 5 克,又降了 1 克!老百姓好像更难操作了。其实,即使知道 6 克是一啤酒瓶盖的量,能够真正照着去做的人也少之又少,毕竟炒一盘菜不光是给一个人吃,而且每个家庭成员的饭量也不一样。这种难操作性让很多人无法将专家的“苦口婆心”当一回事。

因此,个人“控盐”的确没必要也没办法弄得太机械。世界卫生组织把日荐摄盐量降低 1 克主要还是为了向人们传达一个限盐和低钠饮食的理念。在短期内,将人们每天摄盐量限制在 5 克以内不太现实,但至少要让大家有这个意识,去努力地接近这个目标。降低摄盐量的方法包括:使用定量的小勺子;不吃或少吃高盐食物,如咸菜、熟食;做菜时用醋、葱、蒜、辣椒、芥末等调味,少用味精、蚝油、酱油等。

如果你开始尝试清淡饮食,只需坚持 2~3 周就能适应,之后再吃咸了反而会感到不舒服。

巧除鱼腥味

杀鱼时巧除鱼腥味

1. 把河鱼剖肚洗净后放在冷水中,再往水中倒入少量的醋和胡椒粉,或者放些月桂叶。经过这样处理后的河鱼,没有土腥味。

2.把活鱼泡在 1%的盐水(2.5 千克水中加入 25 克的食盐)中,盐水通过鱼的两鳃进入血液,1 小时后,土腥味就会消失。如果是死鱼,将其放在盐水里浸泡 2 小时,也可去掉土腥味。

3.鲤鱼背上两边有两条白筋,这是制造特殊腥味的东西,宰杀时应注意把这两条白筋抽掉,将鱼做熟以后就没有腥味了。

4.宰杀鱼时,将鱼的血液尽量冲洗干净,也可以减轻土腥味。

做鱼时巧除鱼腥味 把鱼收拾洗净后,先用油煎,煎过后倒出多余的油,再把煎过的鱼放入锅中。当锅烧热时,稍稍加点酒(最好是黄酒)和醋,盖上锅盖,过几十秒钟,再揭开锅盖,腥味即被去除。此后,再加上酱油、葱、姜、蒜等作料烹调,就可做出各种美味的鱼制品。

为什么加进酒和醋可以去腥呢?因为酒中含有一定量的酒精,酒精是很好的有机溶剂,可以使导致土腥味的三甲基胺等物质溶解，随着加热与酒精一起挥发掉。另外，酒中的酒精与醋中的醋酸还能生成有芳香味的酯，增加了鱼制品的鲜美。

胃健康的“退5进6”

胃是男性比较脆弱的一个器官，几乎所有的胃病，特别是胃溃疡和胃癌，男性的发病率都远远高于女性。究其原因，是男性更易养成一些不良习惯，大大影响胃的使用效率和寿命，需要好好注意。

5种不良习惯必须“下台”

1.睡前进食。睡前吃任何东西都会损伤胃，包括喝牛奶、果汁等。因为牛奶中的蛋白、脂肪和糖会引起胃酸分泌。

2.进食时间混乱。无规律的饮食习惯会对有规律的消化系统产生不利的影响。

3.滥用止痛药。大多数止痛药的作用机制是通过抑制合成前列腺素来止痛。前列腺素有另一种作用——保护胃黏膜。当止痛药使前列腺素合成减少时，胃中的酸性消化液可能正在破坏胃壁，造成胃溃疡、穿孔。

4.吸烟过多。烟草除了伤害肺，对胃的损伤也不小。尼古丁从多个方向伤害胃黏膜：在尼古丁的攻势下，胃的幽门口变得松弛，有腐蚀性的胆汁反流到胃里；抑制对胃黏膜有修复作用的前列腺素的合成；促进胃酸分泌，在胃黏膜屏障被破坏的基础上，直接腐蚀胃黏膜。因此吸烟过多的人容易患上胃炎。

5.吃饭太快。吃饭太快会增加胃的负担，造成胃部肌肉疲劳，胃动力下降，过于粗糙的食物甚至还会直接磨损胃黏膜。

6个建议需要坚持

1.不吃夜宵。

2.餐桌边的轻松情绪。

3.餐后休息。

4.分餐防传染。

5.胃部保暖。

6.每天一杯甘蓝汁。

吃巧克力有助于降血压

德国科研人员近日公布的一份研究报告表明，吃巧克力有助于降低血压，而喝茶则没有这种功效。

美国医学协会主办的《内科学文献》刊登了这份研究报告。报告指出，富含可可的食物能降低血压，而茶叶（不管是绿茶还是红茶），则没有这种功效。这与人们通常所持的观点不同。研究人员让实验对象服用可可食品至少两周，结果发现这些人的们血压降低幅度与另一部分服用降压药物的人的血压降低幅度一样。研究人员预计，可可的降血压功效可以降低10%~20%脑卒中和心脏病发作的风险。

然而，报告作者指出，他们并不主张人们为了降血压吃大量的巧克力，因为巧克力还意味着高含糖量、高脂肪和高热量，在“理性态度下”，才可以考虑把可可食品作为一种降血压的饮食手段。

食物钟，你了解吗

果汁：饭前半小时或两餐之间 果汁是健康又方便的饮品。许多人都有时不时喝杯果汁的习惯。要获得最佳的营养效果，应该在饭前半小时或两餐之间喝果汁。

牛奶：傍晚 从消化和吸收的角度看，牛奶适合傍晚饮用。这是因为牛奶的蛋白质要经过胃和小肠的分解形成氨基酸后才能被人体吸收。而早晨空腹状态下，胃肠的排空是很快的，牛奶还来不及消化就被排到了大肠。

酸奶：饭后0.5~2小时 一般来说，饭后0.5~2小时饮用酸奶效果最佳。通常情况下，人体胃液的酸碱度值在1~3。空腹时，胃液的酸碱度值在2以下，不适合酸奶中活性乳酸菌的生长。只有当胃液酸碱度值比较高时，才能让酸奶中的乳酸菌充分生长，从而有利于健康。饭后2小时左右，人的胃液被稀释，酸碱度值会上升到3~5，这时喝酸奶，对吸收其中的营养最有利。

特别需要注意的是，不能在空腹状态下饮用酸奶，因为这很容易刺激胃肠道排空，使酸奶中的营养来不及彻底消化吸收就被排出。

水果：不同水果不同时 对于吃水果，人们常说：“早上吃水果是金，中午吃是银，晚上吃就变成铜了。”营养专家认为，这种说法有一定道理。因为人在早起时，供应大脑的肝糖耗尽，这时吃水果可以尽快补充糖分。而且早上吃水果，各种维生素和养分易被吸收。不过营养专家也指出，不同的水果在不同的时间吃，能起到不同的作用。

黄瓜和番茄同吃有害吗

很多餐馆里都有一道叫“大丰收”的菜，将胡萝卜、生菜、番茄、黄瓜等不同蔬菜搭配在一起蘸酱生吃。蔬菜生吃确实有利于营养的保存，但这道菜里有了黄瓜，其营养价值可就要大打折扣了……

黄瓜本身是营养佳品 单从黄瓜本身来说，它是好吃又有营养的蔬菜。口感上，黄瓜肉质脆嫩、汁多味甘、清爽可口；营养上，它含有蛋白质、脂肪、糖类，多种维生素、纤维素以及钙、磷、铁、钾、钠、镁等丰富的成分。尤其是黄瓜中含有的细纤维素，可以降低血液中胆固醇、甘油三酯的含量，促进肠道蠕动，加速废物排泄，改善人体新陈代谢。新鲜黄瓜中含有的丙醇二酸，还能有效地抑制糖类物质转化为脂肪，因此，常吃黄瓜可以减肥和预防冠心病的发生。

黄瓜破坏其他食物营养 “大丰收”中为什么最好别有黄瓜呢？因为黄瓜中含有一种维生素C分解酶，会破坏其他蔬菜中含量丰富的维生素C。番茄就是典型的含维生素C丰富的蔬菜，如果两者一起食用，我们从番茄中摄取的维生素C将被黄瓜中的分解酶破坏，根本达不到补充营养的效果。除了吃“大丰收”外，吃一根黄瓜再吃个番茄，或者饭桌上已经有了盘番茄炒鸡蛋，再来盘黄瓜炒肉，这些吃法都是不正确的。

另外，食物中维生素C含量越多，被黄瓜中的分解酶破坏的程度就越严重。

做菜勾芡保护胃

一般的菜肴，汤比菜味浓，而且汤中还含有许多无机盐、维生素等营养物质。勾芡会使汤汁裹在原料上，减少食物中营养素的损失。

特别值得一提的是，勾过芡的菜适合有胃病的人吃。因为淀粉是由多个葡萄糖分子缩合而成的多糖聚合物，它可与胃酸作用形成胶状液，附着在胃壁上形成一层保护膜，防止或减少胃酸对胃壁的直接刺激，保护胃黏膜。

一般来说，勾芡时要注意以下几点：一是勾芡要掌握好时间，应在菜肴九成熟时进行。过早会使芡汁发焦；过迟则易使菜受热时间过长，失去脆嫩的口味。二是勾芡的菜肴用油不能太多，否则芡汁不易黏在原料上。三是菜肴的汤汁要适当，汤汁过多或过少，会造成芡汁过稀或过稠，影响菜的质量。

勾芡用的淀粉，主要有绿豆淀粉、马铃薯淀粉、麦类淀粉等，这些淀粉对人体健康是绝对安全的，可以放心食用。

另外，有些菜是不需要勾芡的，如口味清爽的菜（如炒豆芽），含胶原蛋白较多的菜（如红烧蹄筋），需加入酱、糖的菜（如酱汁鱼），含淀粉较多的菜（如炒土豆丝）等。

喝咖啡减轻运动后肌肉酸痛

有研究显示，喝咖啡有助于缓解因锻炼过度而引起的身体疼痛。由美国佐治亚大学奥康纳教授领导的研究组，以不经常摄入咖啡因且不常锻炼的女大学生为研究对象，结果发现，做最高强度运动后服用咖啡，咖啡中的主要成分咖啡因可使肌肉疼痛感减少48%。该结果发表在最新一期《疼痛》杂志上。

研究小组最初的研究发现，不常摄入咖啡因的男大学生，运动前1小时摄入大剂量的咖啡因，随后进行持续30分钟的中等强度自行车运动，发现大腿肌肉疼痛率明显降低。接下来他们分别给予研究对象不同剂量的咖啡因，发现缓解肌肉疼痛的效果与咖啡因的剂量相关。

桶装水是否安全卫生

近年来，桶装水大量进入家庭和办公室，解决了人们平时喝水问题。但是，近来接连发生的桶装水卫生安全问题，不禁让人们对桶装水的质量打上了大大的问号。

造成桶装水污染的主要原因是：生产者对产品质量重视不够，如有的桶盖密封不严，容易被细菌污染；生产设施更新不够，销售环境急需改善；有的水站卫生条件较差；质量把关不严，水桶清洗消毒不彻底；水桶质量不过关，容易污染水质；生产日期标注不准，有的桶装水以销售日期冒充生产日期，“早产水”现象较多，水质难以保证。问题桶装水对人体健康存在严重的潜在威胁。业内人士认为，劣质水、致癌水对人体的危害程度远远大于假奶粉和毒大米。

因此，挑选和使用桶装水，应注意以下几方面：

1.要选择质量可靠、信誉较好的生产商和供水商。

2.检查桶装水的桶盖是否密封。桶盖密封不严，水容易受到细菌污染。

3.仔细观察桶内的水是否清澈，是否有悬浮物。如发现桶内的水中有悬浮物、异物或浑浊，则说明水质受到污染，不能饮用。

4.要重视水桶质量。正品桶表面光滑，劣质桶摸上去高低不平，特别是桶口摸着比较粗糙；正品桶与地面碰撞声音清脆，劣质桶声音沉闷。

5.尝一口水。正常的水应有正常的口感，有时会有轻微的臭氧味，这是正常的。如有其他异味或塑料味，则不能再饮用。

6.要查看水桶上标注的生产日期，尽可能饮用近期生产的产品。一旦开封，应尽快饮用完。一般在饮水机上的桶装水，饮用期不应超过1周，否则，水质容易受到空气中细菌的污染。

7.饮水机应放置在干净、通风的环境中。矿泉水和山泉水应保存在阴凉、避光处，避免阳光照射。

食用味精五注意

用咸不用甜 味精的鲜味只能在咸味的菜肴和羹汤中才会显示出来，在甜味食品中绝不能放味精，否则不但没有提鲜的效果，还会产生异味，让人们吃起来不舒服。

让中性食物味更佳 味精加在pH 6.5～7.0的中性食品中味道最佳，过酸或过碱都会影响味精提鲜的效果。

菜临出锅时放 味精在温度为80~100 ℃时容易溶解而发挥其提鲜的作用；温度超过100 ℃时，味精会发生变化而失去鲜味；温度超过150 ℃时，还会形成焦谷氨酸钠而产生一定的毒性。因此，做菜或做汤时，等临出锅时放加入味精效果最佳。

每天不超过5克 成年人每天摄入味精量不应超过5克。钠摄入量过多会引发高血压病。因此，成年人每天食用的味精量不要太多，婴幼儿最好不要食用味精。

鲜味食物不用放 有些食物本身就具有鲜味，如鸡肉、鱼肉及海鲜等，就不要再放味精了，否则只能是一种浪费。

冰箱冷藏食品要“对号入座”

冰箱内的食物码放大有学问，如果码放位置不对，温度就不对，食品的品质也会受到很大影响。一般来说，冰箱门处温度最高，靠近后壁处温度最低；冰箱上层较暖，下层较冷；保鲜盒很少被翻动，又靠近下层，所以那里温度最低。

1.有包装但开了封、本身不会在1~2天内变坏的食品，如番茄酱、沙拉酱、芝麻酱、海鲜酱、奶酪、黄油、果酱、果汁等，以及鸡蛋、咸鸭蛋等食品适合放在冰箱门架上。

2.直接入口的熟食、酸奶、甜点等的储存，应避免温度过低，并防止生熟食品交叉污染，因此不宜放在下层，而适合放在上层靠门处。

3.剩饭菜、剩豆浆、包装豆制品等食物容易滋生细菌，稍低于0 ℃的温度最合适，适合放在上层后壁处。

4.各种蔬菜及苹果、梨等，要用保鲜袋装好，以免因温度过低而被冻坏，适合放在下层靠门处。

5.没有烹调熟，但又需要低温保存的食品，如水豆腐、盐渍海带丝等，有严密包装不怕交叉污染的食品，以及等着慢慢化冻的食品，适合存放在最冷的地方，比如下层后壁处。

6.排酸冷藏肉、半化冻的鱼、鲜虾等，由于里面的细菌往往耐低温，温度稍高容易加速其繁殖，适合放在保鲜盒里，既可起到隔离作用、避免交叉污染，又具有保温功效，并可避免频繁开关冰箱门产生的温度波动。此外，如果有专门的可调温保鲜盒，最好把肉类放在 –1~1 ℃的保鲜盒中。

特殊元素的保健秘诀

胱氨酸美发 胱氨酸中的硫元素和维生素 C 是头发的组成部分，主要作用是维持头发的亮泽；胱氨酸在牛肉、羊肉、鸡肉、鱼肉、奶制品和大豆制品等高蛋白食物中含量丰富。如果在食用这些食物的同时再食用一些新鲜水果和蔬菜，如猕猴桃、青椒、白菜等，则能促使胱氨酸发挥更大的作用。

多糖增强免疫力 这里的多糖指的是植物多糖，如枸杞多糖、香菇多糖、黑木耳多糖、海带多糖等，这些多糖具有双向调节人体生理节律的功能。以香菇多糖为例，它能增强机体免疫力，抗肿瘤作用显著。多食用香菇、黑木耳、海带等食物，可以获取丰富的多糖，增强人体抗病能力。

抗性淀粉减肥 所谓抗性淀粉，世界粮农组织专家将其定义为“健康者小肠中不吸收的淀粉及其降解产物”，它能调节血糖和胆固醇，促进肠道毒素的分解与排出，故有预防糖尿病、心脏病以及肠癌的功效。此外，抗性淀粉还有饱腹作用，可以节制食量从而收到减肥效果。据国外专家检测，香蕉、土豆、通心粉、青豆、玉米、面粉等食物中均含有较多的抗性淀粉，可选择食用。

类黄酮呵护心脏 类黄酮是一类植物色素的统称，为三元环化合物，具有保护心脏的功效。美国医学专家披露：类黄酮一是可作为抗氧化剂，阻止氧气与低密度脂蛋白黏合(如果黏合，黏合物将附着在血管壁上，妨碍血液流动)；二是作为血小板抑制剂，降低血小板黏性。试验表明，长期吃富含类黄酮食物的人，患心脏病的危险可减少一半。茶、苹果、洋葱、葡萄等食物中的类黄酮含量丰富，中老年人不要忽视这些食物。

白藜芦醇降脂 白藜芦醇是葡萄在紫外线照射下产生的一种植物抗毒素。科学家发现，它具有抗菌、抗癌、抗血栓、抗高血脂、抗脂质过氧化等多种生物活性，能帮助人体抵御心脏病、前列腺癌及子宫内膜癌等。除葡萄酒及葡萄干中含量丰富外，花生也是蕴藏白藜芦醇的“富矿”。

谷胱甘肽抗衰老 谷胱甘肽由谷氨酸、半胱氨酸、甘氨酸组成，是一种较强的抗氧化剂，且有提高人体免疫功能、延缓衰老及抗癌的功效。卷心菜、大蒜、洋葱中的谷胱甘肽含量颇为丰富。

维生素C使大脑充满活力 最新研究显示，维生素C可提高人的智力，对脑细胞的新陈代谢意义重大。我们体内的维生素C需要定期更新，以保持大脑的活力，因此需要常吃富含维生素C的食品，如蔬菜(花椰菜、甜椒、白菜、香芹)和水果(柠檬、猕猴桃、草莓、葡萄柚和柑橘)等。

巧妙鉴别小磨麻油

麻油从制作工艺上讲分为小磨麻油和机制麻油两类。

1.传统小磨麻油加工的第一道工序是炒芝麻，炒出香味来，因此，好的麻油颜色深，呈红棕色，且香味浓郁，有时还带有焦煳的香味；机制麻油的色泽比小磨麻油更深，但香味保持期不够长，在加工过程中由于温度高于245 ℃，破坏了其营养成分，特别是具有抗氧化作用的芝麻酚、维生素E等。

2. 纯正的小磨麻油呈红棕色，清澈，香味扑鼻。若小磨麻油掺有猪油，加热时就会发白；掺有棉籽油，加热就会溢锅；掺有菜籽油，则颜色发青；掺有冬瓜汤、米汤，则色泽浑浊，且半小时后有沉淀产生。

3. 纯正的小磨麻油油色清亮，桶底没有白色絮状悬浮物。取一点油于手中摩擦，纯正的小磨麻油有浓郁、醇厚的香味。掺假麻油的油花小而厚，且不易扩散。

4.冷冻识别：用冰箱将麻油冷冻至 -10 ℃，纯麻油保持液态，假麻油则会凝固。

产后脱发多吃绿色蔬菜

很多新妈妈都会患一种产后常见病——产后脱发。产后脱发与产妇的生理变化、精神因素及生活方式有一定的关系。首先，女性在妊娠期分泌的雌激素较平时增加，使头发的生长期延长，大量的头发“超期服役”；分娩之后，体内雌激素水平恢复正常，那些“超期服役”的头发便会纷纷“退役”，于是就出现了产后脱发。其次，妊娠期反应使孕妇发生呕吐、厌食等，造成营养不良，不利于头发的生长。此外，产后脱发还与精神因素有关。

人们总认为产后体虚，需要进补，当出现脱发后更是要大补特补，其实这是一个错误的观点。产后脱发主要是一个内分泌变化的过程，盲目进补，会造成体内热量过剩，反而对健康有害。

此时可以多吃绿色蔬菜，因为绿色蔬菜中的碱性无机盐(钙、镁、钠、钾等)含量高，可中和体内不利于头发生长的酸性物质，并使之成为无毒性物质排出体外。此外，还可选择食用冬瓜、萝卜、大白菜、菠菜、藕、樱桃、苹果、大枣等。动物性蛋白质可选择鱼、家禽、瘦猪肉等，但不宜过量食用，因为它们属于酸性物质，会使血液呈酸性状态，妨碍皮肤和头发的健美。此外，经常用木梳梳头，或者用手指有节奏地按摩头皮，也有利于头发的新陈代谢。

如果出现产后脱发，产妇也不必过于担心，可用2%诺地尔酊外涂，每天2次，还可采取中药内服辨证治疗方法。

解读《中国居民膳食指南》

《中国居民膳食指南》由“一般人群膳食指南”“特定人群膳食指南”和“平衡膳食宝塔”三部分组成。新《指南》让老百姓对健康饮食有了更全面的了解，而新的“平衡膳食宝塔”则充当了老百姓日常健康饮食的好向导。

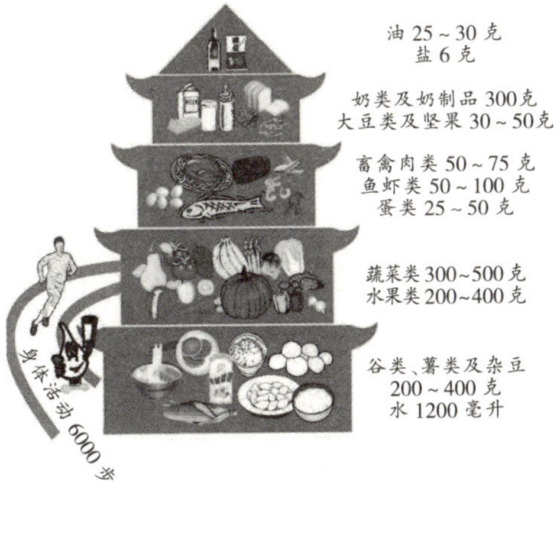

“新塔”提出了一个在营养上比较理想的膳食模型，共分五层，包含我们每天应摄取的主要食物种类。宝塔各层的位置和面积不同，这在一定程度上反映出各类食物在膳食中的地位和应占的比重。

限每天6克盐　在“旧塔”里，顶层只提到了油和油脂的摄入量，在“新塔”里增加了限盐6克的内容（注：近期世界卫生组织建议改为限盐5克）。

大豆“自立门户”　从前，豆类和豆制品在膳食宝塔的第四层，可是在“新塔”中，豆类分了家，大豆“自立门户”，依然“住”在“四楼”，而杂豆们则被“赶”到了“一楼”，和谷、薯类“混居”。

研究专家发现大豆中的卵磷脂和亚油酸对预防心脑血管疾病很有益处。此外，大豆中含有的大豆异黄酮，还具有预防癌症和抗癌的作用。

每天都吃上几十克大豆似乎有一点困难，但我们可以把大豆在煮饭的时候放进去一些，或者每天喝一些鲜豆浆。

薯类成主食　“新塔”在谷类食物里加了“新住户”，即薯类和杂豆。

经过世界卫生组织3年的研究和评选，红薯被列为13种最佳蔬菜类食物之首，并且完全可以作为主食。薯类中的营养丰富，所含蛋白质和维生素C、维生素B_1、维生素B_2比苹果中的含量高得多，钙、磷、镁、钾含量也很高，尤其是钾的含量，可以说在蔬菜类食物的含量中名列前茅。

薯类中含有大量的食物纤维，经常食用有预防便秘和肠癌等作用。薯类成分中比较特殊的是其所含的淀粉，被称为抗性淀粉，属于食物纤维类，这种淀粉具有耐受消化酶的作用，本身所含能量极低，不会产生肥胖。

薯类中的抗性淀粉由于会受加工工艺和烹调方法的影响而流失，可以采取一些措施来增加抗性淀粉的摄入，如把熟土豆放凉后再吃。

足量饮水 “新塔”中新添加了水的内容，建议每天饮水1200毫升，约相当于6杯。理由是水的需要量受年龄、环境、温度、身体活动等因素的影响。生活在温和气候下和从事轻体力活动的成年人，每天至少喝6杯水；在高温环境下工作或从事强体力劳动的人，饮水量应适当增加。

大多数饮料都含有一定量的糖，会造成体内能量过剩，残留在口腔内的糖还会损害牙齿健康。建议早起后、临睡前各喝一杯白开水，少喝含糖饮料。喝水应少量多次，要主动去喝，不要感到口渴了才去喝。

每天走6000步 新《指南》中，“新塔”分为五层，专家们特意在“新塔”之外，另修了“一条路”，即每人每天“身体活动6000步”。

提倡人们每天至少要走6000步的理由是，步行锻炼能增加心肺功能、锻炼四肢肌肉、延缓衰老。每人要对自己每天固定的步行路线做到“心中有数”，看是否走了6000步。

在日常生活中，每日基本活动可换算成2000步，骑车7分钟、拖地8分钟、中速步行10分钟、打太极拳8分钟都可以换算为1000步。在这些情况下就并不一定要每天走够6000步。

导致肥胖的真正原因是“多吃少动”的生活方式造成的能量过剩。目前肥胖和糖尿病发病率明显上升，就是由此造成的。生命在于运动，增加运动能增进食欲，促进消化吸收，让良好的饮食习惯与身体健康结合得更好。

烹调油烟害处大

我们平时炒菜散发出的油烟，是食用油和食物在高温条件下产生的大量热氧化分解产物。烹调时，油脂受热，当温度达到食用油的发烟点170℃时，会出现初期分解的蓝烟雾，随着温度继续升高，分解速度加快，当温度达到250℃时，会出现大量油烟，并伴有刺鼻的气味。

有关部门对从居民家庭收集的经常用于煎炸食物的油烟样品进行了分析，共测出220多种化学物质，其中主要有醛、酮、烃、脂肪酸、醇、芳香族化合物、酯、内酯、杂环化合物等。在烹调油烟中还发现了挥发性亚硝胺等已知突变致癌物。

油烟被人体吸入后会导致呼吸道黏膜损伤，并降低人体免疫功能。有关资料显示，在导致肺癌的因素中，烹调油烟是仅次于“深度吸烟”烟雾到达呼吸道深部的危险因素。如果消除吸烟和烹调油烟的危害，可使肺癌发生率减少85%。

防止油烟污染，要使用产生烹调油烟少的优质豆油和花生油。多次炸过食物的油，易产生油烟；变质或存放时间过长的油，也易产生较多油烟。还要改善厨房通风条件，净化厨房空气。

养生先从慢餐开始

慢餐正在风靡全球　慢餐是一种生活态度，它能让人们在快节奏的生活中找到乐趣。截至目前，慢餐协会已有近7万名成员，遍及45个国家和地区。

慢慢吃饭能长寿　专家认为慢餐有几大好处：①有助消化，充分咀嚼能促进胃液分泌，并直接减轻胃肠负担，对老年人和胃肠功能欠佳者尤其重要；②多花些时间咀嚼食物，食欲中枢才能发出正确指令，使人产生饱腹感，避免发胖；③细嚼慢咽对降低餐后高血糖有益，坚持慢餐，血糖、胆固醇、血压会相应降低；④慢餐能缓解紧张、焦虑等情绪。

每顿饭进餐时间别少于30分钟

那么，慢餐究竟该怎么吃呢？对老年人来说，每口饭菜应咀嚼25~50次，每顿饭吃30分钟左右，才可以给饱食中枢足够的兴奋时间。

为健康放慢生活　20世纪末兴起的“慢餐运动”，如今已扩展为全球化的养生方式。中国著名养生专家洪昭光教授指出，应该尝试把自己的生物钟“拨慢”，适时地“刹车”是为了走得更远。学会“慢生活”，并不是指工作上的懒惰，而是提倡人们不要将工作带到家中，尽量别加班；杜绝周末查看电子信箱、打工作电话。要有计划地拿出整块时间来做运动，给自己做一顿好菜，看自己喜欢的书，给花浇水，甚至坐着发呆都是一种自我调节，这些也都是促进长寿的关键因素。

大米防虫有四招

香椿树叶防虫　在米缸或米袋子里放上一些新鲜的香椿树叶，即可防虫。树叶经常更换效果更好。

调味品防虫 将20~30粒花椒放在锅内，加适量水，置于火上煮出香味后离火。将盛米口袋在放凉的花椒水中浸透后取出晾干，然后将大米放入口袋内，即可防虫。

海带防虫 干海带具有很强的吸湿能力，并具有杀虫和抑制霉菌的作用。保存大米时，将大米和干海带按100:1的比例混装，经10天左右取出海带晾干，这样反复几次后即可防止大米霉变和生虫。

酒精杀虫 将大米放入缸中，再准备一个盛有50克白酒的瓶子，将酒瓶埋入米中，瓶颈露于米外，瓶口敞开，然后将米缸密封。酒中挥发出的乙醇有杀菌防虫的作用。

此外，在米缸底部撒上3~4厘米厚的草木灰或生石灰，上铺塑料膜，再倒入干大米，盖紧盖子，这样可长时间防潮、防虫。

维生素D可延缓衰老

日前，美国及英国科研人员不约而同地发表了两份关于维生素D的新报告。其中一份指出，维生素D缺乏者易患心脏病；另一份则显示，维生素D有助于延缓衰老。

美国研究人员的研究结果显示，体内维生素D含量低的人患心脏病、心力衰竭及脑卒中的风险较一般人的高。根据美国《循环》月刊最近公布的一项研究结果，波士顿哈佛医药学院研究人员用5年的时间，调查了1739名平均年龄为59岁的研究对象，这些人都没有心血管病史。

在调查期间，研究人员定期给研究对象验血，检测维生素D的含量。研究结果显示，即使将糖尿病、高胆固醇和高血压等易导致心血管疾病的因素全部考虑进去，与体内维生素D含量高的人相比较，体内维生素D含量低的人患心脏病、心力衰竭和脑卒中的风险要高出60%，如果在此基础上还同时患有高血压病的话，这种风险将会加倍。

研究人员对研究结果表示兴奋，但他们也不否认，现在就断定摄入维生素D可以降低心脏病等风险还为时过早，同时，现阶段也无法建议人们出于此目的而摄取维生素D。

另一方面，英国科学家日前也发表报告指出，长期坚持适当晒太阳是保持青春的秘诀。研究显示，皮肤受到阳光照射后自然产生的维生素D，有助于延缓DNA的衰老，从而延缓整个人体的衰老。

做菜放盐的学问

有些人喜欢边炒菜边放盐，其实这样是不科学的，对健康可能产生不良的影响。做不同的菜，放盐的时机是不同的，下面为您详细介绍一下：

烹制将毕时放盐 烹制爆肉片、回锅肉、炒白菜、炒芹菜时，在旺火、油温高时将菜下锅，以菜下锅时有“啪”的响声为好。这类菜适合在炒透时适量放盐，炒出来的菜肴嫩而不老，养分损失较少。

烹制前先放盐 蒸制块肉时，因肉块厚大，且蒸制过程中不能再放调味品，故蒸前要将盐及其他调味品一次放足。烹制鱼圆、肉圆等时，先在肉茸中放入适量的盐和淀粉，搅拌均匀后再加水，能使之吃足水分。有些爆、炒、炸的菜肴，挂糊上浆之前先在原料中加盐拌匀，可使糊浆与原料黏合紧密，不容易分开。

食前才放盐 凉拌菜如凉拌莴苣、黄瓜，如果放盐过量，会使其汁液外溢、失去脆感。如能在食前片刻放盐，略加腌制沥干水分，再放入调味品，则食之更脆爽可口。

刚烹制时放盐 做红烧肉、红烧鱼块时，肉经煸、鱼经煎后，即应放入盐等调味品，然后旺火烧开、小火煨炖。

烹烂后放盐 骨头汤、猪蹄汤、鸡汤、鸭汤等荤汤在熟烂后放盐调味，可使肉中蛋白质、脂肪较充分地溶在汤中，使汤更鲜美。炖豆腐时也应当熟后放盐，与荤汤同理。

漫话陈年葡萄酒

陈年与保存状况 曾经有人对葡萄酒的存放问题进行过研究，最终发现对葡萄酒存放影响最大的因素是氧气。

葡萄酒在瓶中的变化是一个缓慢的过程，软木塞能够缓慢透过氧气，让葡萄酒在瓶中继续发展。太过恶劣的保存环境会加速这一过程，让葡萄酒成熟过快，酒质变得粗糙，甚至很快酸败。葡萄酒在避光、避震、温度10~18℃、湿度70%~80%的条件下保存最为理想。

陈年与葡萄酒种类 能够存放的酒主要有高档的干红葡萄酒、甜白葡萄酒，以及顶级的干白葡萄酒。

红葡萄酒含有单宁，单宁本身是抗氧化剂，因此单宁的多少对于葡萄酒的存放能力具有比较重要的作用(当然不是含量越多越好)。单宁需要时间来软化，可以通过和氧气的适量接触，以及与酒里其他物质的反应生成新的物质，增加葡萄酒的复杂性。多数的干红葡萄酒放上一两年没什么问题。较高级的干红葡萄酒还需要经过一段时间的存放，让其发展进入适饮期。

干白葡萄酒一般一上市就在适

饮期了，可以开瓶饮用，白葡萄酒中没有单宁，能够存放的时间比较短。甜白葡萄酒多数具有一定的陈年能力。

陈年与葡萄酒年份 葡萄酒生产年份的气候好坏决定了酒的好坏，也相应决定了葡萄酒的存放能力。如果这个年份多雨潮湿，葡萄皮薄水多，这一年生产的葡萄酒一般会是快熟而不能存放的。在炎热干旱的年份，葡萄皮厚，酿成的葡萄酒中单宁较多，存放时间就比较长。

不同种类海鲜的烹调窍门

鱼类 活鱼应先去掉鱼鳃及内脏，不去鳞，再放入冰箱储存，这样可以避免细菌在鱼体内寄居繁殖。解冻后的鱼肉也要先以清水洗净，再进行烹调。

虾类 烹调之前应摘掉虾头和虾肠，以防吃进细菌。不少人喜欢吃“醉虾”，即将活虾盐腌、酒渍后生吃，可是这样做很容易诱发食源性寄生虫病，因此最好别这么吃。

贝类 烹煮前应先用盐水浸泡1小时，这样做可使其吐净泥沙；蒸煮时至少要煮沸5~7分钟。一旦发现入口的贝类食物有怪味，就要立即扔掉，千万别因为舍不得扔掉而损害健康。

蟹类 蟹胃（背壳前部中央三角状的小硬包）、蟹鳃（螃蟹腹部两排眉毛状的软体物）和蟹肠（由蟹胃到蟹脐的一条黑线）没什么营养，又可能藏有泥沙和细菌，因此吃前必须清除干净。高温蒸煮既能保证卫生又可保留螃蟹的美味，注意水开后至少还要煮20分钟，才能将蟹体内的病菌彻底杀灭。

食物也需要安全的“体温”

食物的温度不同，吃起来的味道也不大一样。每种食物都有一个相对安全的“体温”，在这个温度下可以保存其最佳营养和口感，让您在食用的瞬间获得最佳的味觉体验。

速冻食品 在–25~–18℃时，速冻食品的品质会比较稳定，如果高于这个温度，保质期就会相应缩短，口感也会发生变化。如果家里的冰箱达不到–18℃的话，速冻食品开封后最好尽快吃完，否则容易变质。

鲜鱼 鲜鱼最佳冷藏温度为–3℃，在此温度下鱼不易变质，可保证其鲜味，但也需要尽快食用。需要提醒大家的是，冰箱中的鱼不宜存放太久。

肉类 肉类会随着环境温度的变化而丧失水分，而肉类的风味正是依赖这些水分——肉汁来保持。当肉中的水分丧失后，肉的风味就会变得很差。肉类（如猪肉、牛肉）应保存在

-18℃的环境中，这样可较好地保持细胞壁的完整性，有利于水分的保持。如果在 -5~-2℃的条件下冷藏，肉类最多可保存一个星期。

蔬菜 绿色蔬菜应在低温(不低于 0℃)环境中保存。若温度超过40℃，其所含叶绿素会在叶绿素酶作用下与蛋白质分开而散失；若温度低于0℃，叶绿素又会因冷冻而遭到破坏。白菜、芹菜、洋葱、胡萝卜等的适宜存放温度为 0℃。马铃薯的最佳存放温度是 2~4℃，温度过高马铃薯就会发芽，影响食用。黄瓜、茄子、番茄等的适宜存放的温度为 7~10℃，如果温度过低，则会丧失鲜味。南瓜适宜在10℃以上的温度存放。存放红薯的最佳温度为 15℃以上，温度低了，就会导致硬心而不能食用。

中式火腿 火腿贮存的最佳温度为 0~5℃。应将火腿存放在阴凉、干燥的地方。有些人将火腿放入冰箱保存，这种做法是不科学的，因为火腿在制作过程中是经过腌制的，氯化钠含量较高。反应的速度大大加快。

水果 香蕉被采摘后会自然发酵成熟。香蕉收获季节的温度约为30℃，在保存的时候需将温度降低到13℃左右。橙子的保存温度为 4~5℃。苹果的保存温度为 1~4℃。木瓜的保存温度为 7℃。荔枝的保存温度为7~10℃，因此不宜放入冰箱保存。

喝酸奶有益于牙齿健康

日本研究人员日前称，喝酸奶等富含乳酸的食物能防止牙龈萎缩和牙齿脱落，显著改善牙周健康。而牛奶和奶酪则没有这种功效。

研究人员在报告中指出，此前的研究发现，食用大量乳制品的人患牙周病的概率较低，但未发现哪种乳制品作用最突出。研究小组对 942 名年龄在 40~79 岁的男性和女性进行了调查，主要对他们所患牙周炎的严重程度以及摄入的牛奶、奶酪和乳酸类食品量进行了评估。他们发现，弥漫性重度牙周炎患者比局限性轻度牙周炎患者所摄入的乳酸类食品量少。

与自称从不吃乳酸类食品的人相比，每天摄入酸奶或其他乳酸饮品55 克或更多的人有严重牙周病症状的情况较少。

上班族自带午餐的注意事项

选择食物注意营养 午餐最大的作用就是为身体补充足够的能量，可以合理选择米饭、牛肉、鸡肉、豆制品、各种蔬菜、酸奶、新鲜水果等。米饭是最好的主食，能给人体提供足够的碳水化合物，有条件的话可以吃些五谷杂粮；牛肉和鸡肉可以补充优质的动物蛋白；含优质植物蛋白的豆制品可以更全面地补充营养；蔬菜则能补充大量维生素、矿物质以及膳食纤维；新鲜水果可以弥补饭菜中损失的一些营养素。

从食品卫生角度来讲，熟海鲜、凉拌菜、生鱼、生虾不宜当作自带午餐，因为海鲜在隔夜后易产生蛋白质降解物，凉拌菜加工污染环节多，生鱼、生虾易变质。绿叶蔬菜中含有硝酸盐，烹饪过度或存放时间过长，不仅蔬菜会发黄、变味，其中的硝酸盐还会经细菌作用变成亚硝酸盐甚至亚硝胺，对人体有害，也不宜带。此外，不要带剩饭剩菜，因为它们更容易变质。

烹调过程注意卫生 烹调需要存放一定时间的饭菜，必须比烹调现做现吃的饭菜更注意卫生。首先，开始做饭前，由一项工序转到另一项工序时都要洗手，要保证桌面、用具卫生。其次，要注意检查食品质量，挑选新鲜的食物，清洗干净再加工。第三，要将干净、不干净的食物，以及生、熟食物分开，防止交叉污染。第四，要将食物充分加热，防止外熟内生；豆类必须煮熟，以免中毒。最后，烹调好的饭菜，必须盛放在干净的饭盒中。

选择饭盒注意安全 常用的饭盒材质有塑料、不锈钢、搪瓷、玻璃等。从安全卫生的角度来看，不锈钢、搪瓷、玻璃饭盒比较好；但从使用角度来看，不锈钢比较重，搪瓷易剥落，玻璃易碎，因此塑料饭盒更容易被人们接受。塑料饭盒品种比较多，宜选用标有“微波炉用”字样的饭盒，这种饭盒在微波炉里加热比较安全。

及时冷藏，食用前加热 制备完成后的饭菜要先冷却，晾凉之后加盖，放在冰箱中冷藏保存。第二天上班带到办公室，再放入办公室的冰箱中。即使在寒冷的冬季，也要将食物冷藏保存，因为现在的办公室大都有空调，室温较高，不冷藏的话食物同样会变质。午餐时用微波炉充分加热后食用。需要注意的是，热饭时，最好不要盖盖子。吃的时候，可以从颜色、性状、味道等方面辨别饭菜是否变质，若有异样一定不要进食。

超市购买食品窍门多

大型超市的一站式购物为广大消费者提供了极大的方便，但要提醒消费者的是，在关注销售商经营资质证明、食品包装标志等的同时，仍需慎重购物。

擦亮眼睛看生鲜

水发产品 水发产品一般为本色，如果过白且体积肥大或有刺激性异味则不要买；容易捏碎的多为劣质产品。问题水发食品嫩、胖、白，入锅缩水大，易化渣。

鱼　质量好的鲜鱼，眼睛光亮透明，眼球突起，鱼鳞光亮，并且肉质坚实有弹性，肛门凹陷。

虾　质量好的对虾，头、壳、体紧密相连，外壳与虾肉紧贴。质量不好的虾则体软，体色黑紫。

蟹　质量好的海蟹，背面为青色，腹面为白色并有光泽，提起有重实感。

猪肉　新鲜猪肉有一层微干外膜，呈淡红色，有光泽，切断面有黏性，用手指挤压凹陷后会立即复原，肉面无明显黏液感。劣质猪肉表面能闻到轻微的氨味、酸味。

买果汁饮料看浓度

果汁饮料瓶上的标签中都会标明浓度。目前市场上大致有4种浓度的果汁饮料：10%、30%、50%、100%，其中大部分饮料的浓度为10%。以480毫升10%浓度的果汁为例，其原汁含量只有10%，即48毫升，其他则是水和食品添加剂。

果汁饮料瓶上还会标明配料，购买时要仔细看看。

四种萝卜各有"强项"

萝卜不但营养丰富，而且性味甘、辛、平、微寒，具有吸气、消食、止咳、化痰、生津、除燥、散淤、解毒、利尿的功效，有较高的食疗价值，因此民间有"秋后萝卜赛人参"的说法。萝卜的品种也有很多，我们常见的主要有胡萝卜、白萝卜、青萝卜和水萝卜，这些萝卜中到底哪种更好呢?

胡萝卜中含有大量胡萝卜素，还有丰富的丙氨酸等九种氨基酸和钙、磷、铁等矿物质。胡萝卜中含有的胡萝卜素对保护视力、促进儿童生长发育效果显著。生吃胡萝卜养血，熟吃则补身。胡萝卜素是脂溶性物质，用油爆炒是胡萝卜最好的食用方式，其营养物质可以被充分吸收。将胡萝卜洗净削皮剁成块，与鸡或猪骨煲成汤，营养倍增。

白萝卜中含有蛋白质、脂肪以及丰富的钙，还富含维生素和磷、铁等矿物质。生吃白萝卜促消化，熟吃则补气。生吃时其辛辣成分可促进胃液分泌，调整胃肠机能，还有很好的消炎作用，也可止咳。白萝卜跟鸡肉、猪肉、羊肉等炖着吃，可补气顺气。

青萝卜中淀粉酶、蛋白质和钾等矿物质的含量都很高，具有健脾、防治痰多及口干舌燥等功效。每100克水萝卜中含有8克蛋白质、45毫克维生素C，以及丰富的膳食纤维，具有利尿、消食等功效。这两种萝卜一般宜生吃，甜辣相间，爽脆宜人。

四种萝卜中的营养都不俗，各有各的“强项”。从中医角度讲，白萝卜可补气、顺气；胡萝卜可补心、活血养血，心脑血管患者可以多吃；青萝卜可清热舒肝，而水萝卜的利尿功能特别好。大家可根据自己的体质，选择食用其中最合适的一种。

你了解垃圾食品吗

很多人都听说过“垃圾食品”一词，一些人认为这是一个形容洋快餐食品的贬义词。但真正了解“垃圾食品”原意的人却极少。

垃圾食品的概念最初是被用来形容汉堡、热狗类食物，因为这类食物中的肉饼、肉肠，有些是用屠宰厂的“垃圾肉”制成的。这类垃圾肉往往是将牛身上可以制作牛排、烤肉的组织剔出后剩下的杂碎肉，如脖子、牛蹄附近、各种骨头上刮下来的含有肉、筋、脂肪、血管的杂碎组织。这类垃圾肉价格很便宜。汉堡发明者将这类垃圾肉绞碎后制成烤肉饼，涂上蛋黄酱并与少量生菜叶一起夹在面包片中，这样的快餐食品不仅价格低廉，味道也很好。

然而，我国肉馅类食品中的肉料质量参差不齐也是事实。有些小店制作的包子所选用的肉料质量可能比洋垃圾食品的肉料质量还差。有时不但能吃出杂物，而且尽管有浓重的调料味掩盖，仍能闻出很明显的异味。

在一些食品检查中曾发现，极个别的经营者将含有甲状腺的血脖肉或是含有淋巴结的花子肉用于制作馅料，这类包子对人体健康的危害性较大。食用未摘除甲状腺的血脖肉可引起中毒。甲状腺素非常耐热，一般的烹调方法不能消除其毒性。人误食过多的动物甲状腺，会出现头晕、头痛、胸闷、恶心、呕吐、便秘或腹泻等症状，还有人会出现局部或全身出血性丘疹，皮肤发痒，间有水疱、皮疹，甚至面部水肿。动物体内的淋巴结往往含有大量的病原微生物，如果误食可能会危害健康。鸡、鸭等禽类的臀尖是淋巴组织，有害成分含量较高。

总之，一般正规的餐馆制作的馅类食品的安全性应该是比较好的，但是，喜爱吃包子、饺子等肉馅食品的人，千万要注意馅中的肉料质量，特别是用浓重调料调制的肉馅，应该仔细辨闻是否有异味。如果对某家经常食用的肉馅食品质量有所怀疑，可以自己做一下检测。将肉馅放在杯中，用热水搅拌、冲洗几次后，仔细观察肉馅的真实面目。如果发现“肉末”颜色深浅不一、软硬质地不均、明显有很多杂质，说明这类馅料的质量较差，应当避免经常食用。但偶尔食用一两次这类食物，一般不会对人体健康构成明显的危害。

高血压的饮食治疗原则

据《美国高血压》杂志报道，按照美国心脏协会和国家科学研究院标准制订饮食方案的患者比自行选择饮食的患者血压下降显著。这说明标准饮食比患者自行准备的饮食更有益于患者。同时研究人员还注意到，饮食中的矿物质可对高血压患者起到显著的降血压作用，这些矿物质包括钾、镁、钙等。

饮食治疗一直是控制高血压的一项重要方法。高血压患者的饮食治疗，是以减少钠盐、膳食脂肪摄入并补充适量优质蛋白、钙和钾，多吃蔬菜和水果，戒烟戒酒，科学饮水为原则。

控制能量的摄入 提倡吃复合糖类，如淀粉、玉米；少吃葡萄糖、果糖及蔗糖，这类糖属于单糖，易引起血脂升高。

限制饱和脂肪的摄入 烹调时，选用植物油；少吃高油脂肉类食物，多吃海鱼。海鱼含有不饱和脂肪酸，能降低血浆胆固醇，抑制血栓形成，防止脑卒中；还含有较多的亚油酸，对增加微血管的弹性、防止血管破裂及高血压并发症的发生有一定的作用。

适量摄入蛋白质 高血压患者每天蛋白质的摄入量应以每千克体重1克为宜。每周吃 2 ~ 3 次鱼类蛋白质，可改善血管弹性和通透性，降低血压。但高血压合并肾功能不全时，应限制蛋白质的摄入。

多吃富含钾、钙而含钠低的食品，如土豆、茄子、海带、莴笋等 含钙高的食品包括牛奶、酸牛奶、虾皮等。应少喝肉汤，因为多喝肉汤会促进体内尿酸增加，加重心、肝、肾脏的负担。

限制盐的摄入量 每天食盐的摄入量应逐渐减至 5 克以下。这里的食盐摄入量包括烹调用盐及其他食物中所含钠折合成食盐的总量。适当地减少钠盐的摄入，有助于降低血压、减少体内的钠水潴留。

多吃新鲜蔬菜、水果 每天吃新鲜蔬菜不少于400 克，水果 100~200克。

适当增加海产品的摄入 多吃些海带、紫菜、海产鱼等。

另外，研究证实，香菇可降低血内胆固醇，防止动脉硬化和血管变性，是预防心血管疾病发生的理想食物；牛奶中含有较多的钙，也可降低人体对胆固醇的吸收；生姜内含有一种类似水杨酸的有机化合物，对降血脂、降血压、防止血栓形成有很好的作用。

吃淀粉食物减少肠癌发生风险

可别小看面条、土豆这些不起眼的主食，它们对预防疾病大有益处。英国剑桥大学一项最新研究表明，吃香蕉和土豆等富含淀粉的食物，可减少肠癌发生风险。研究发现，中国人的淀粉消耗量是世界上最高的，比英国人多一倍以上，而中国的结肠癌发病率比英国少一半。同样，以肉类食物为主食的澳大利亚人，结肠癌发病率是以淀粉类食物为主食的中国人的 4 倍。

在日常饮食中，人们应该注意多摄入富含淀粉的食物，一日三餐每顿饭中都应该保证有淀粉类食物。一般来说，每天摄入淀粉类食物的总量应占每天总能量的 50%~60%。淀粉类食物除了我们常吃的富含碳水化合物的主食（如大米、玉米、小麦等）以及根茎类食物（如土豆、山药、地瓜）之外，还包括豆类和含淀粉比较多的水果（如香蕉、火龙果等）。建议大家经常食用以下几种比较健康的淀粉类食物：鲜榨果汁、蒸白薯、蒸山药、蒸南瓜、全麦面包、燕麦片、煮玉米、大枣粥、豆豉等。当然，也有一些淀粉类食物吃多了反而不利于身体健康，应尽量少吃，比如炸薯条、炸薯片、含人造黄油高的点心、各种精致的谷类甜点等。

松仁粥治便秘

将松仁 50 克洗净晒干，用微火炒香，加入粳米 100 克及适量清水，煮沸后改用小火煨成稠粥，早晚分服。同时配合腹部按摩，2 周后见效。

中医认为，松仁具有滋阴润燥、滑肠通便之功效。现代研究证明，松仁因含有丰富的脂肪、棕榈碱、挥发油等，能润滑大肠而通便，缓泻而不伤正气，尤其适用于年老体弱、产后、病后的大便秘结者。粳米能益胃生津，与松子仁煮粥食用，既营养又能帮助润肠通便。而腹部按摩有利于改善肠胃功能、增强肠蠕动。因此，食粥结合按摩，能起到增强通便的效果。

鸡精与味精有什么区别

味精和鸡精是“兄弟” 味精的化学名字叫谷氨酸钠，它以粮食为原料，是粮食经过发酵后提纯的结晶产品。吃适量味精除了能增加鲜味、促进胃酸分泌、提高食欲外，在胃酸的作用下味精还会分解为谷氨酸，而谷氨酸是人体需要的营养物质，是合成蛋白质的原料之一。

鸡精是一种具有鸡肉风味的复

合鲜味剂，它的主要成分也是谷氨酸钠（味精），再加上肌苷酸二钠、乌苷酸二钠和鸡肉粉（鸡精中的鸡肉粉是采取特殊的发酵工艺，从鸡肉、鸡骨、鸡蛋中提取汁液，再将这种汁液经浓缩加工而成，其最大的特点是能溶入水，而其营养成分与真正的鸡肉相比差多了），复配后的鸡精鲜味大大增加，其鲜度可以是普通味精的20~30倍。

味精、鸡精都是增加鲜味的调料，但如果不注意科学的使用方法，不仅达不到理想的调味效果，甚至会产生副作用。

味精的使用要点

1.味精经不起高温处理，当烹调温度超过130℃时，谷氨酸钠会转变成焦谷氨酸钠，它没有鲜味，甚至有一定的毒性。因此，应待菜肴烹饪完成后，把火关掉，在起锅前再加入味精，切勿在烧煮、焖炒时放入，更不要在油煎、油氽时加入。

2.不宜在糖醋鱼、糖醋排骨等酸性食物中添加味精，因为谷氨酸钠呈碱性，在酸性食物中添加会引起化学反应，使菜肴走味。

3.注意咸淡适度，适量的盐有增鲜作用，但如果菜太咸，就可能吃不出味精的鲜味了。若将食盐与味精的比例控制在3:1或4:1范围内，可达到鲜美的口感。

4.做凉拌菜时宜先将味精用开水溶解后再加入。因为味精的溶解温度为85℃，低于此温度，味精难以溶解。

5.儿童勿食。为了安全，世界卫生组织规定1岁以下儿童的食品中禁用味精，我国则规定12岁以下儿童的食品中不得加味精。

6.日本研究人员认为，长期过量食用味精可能导致视网膜变薄、视力下降，甚至失明，因此味精不应该用得太多。

鸡精的使用要点　鸡精的主要成分是味精，因此也应遵守上述注意点，除此之外还需做到：

1.鸡精中含有10%左右的盐，因此在加鸡精前就要控制食物中盐的加入量。

2.鸡精含核苷酸，它的代谢产物是尿酸，因此患有痛风的患者应慎用鸡精。

3.鸡精溶解性比味精差，如在凉菜中使用时，更应先经溶解后再加入，只有这样才能被味蕾更好地感知。

4.鸡精中含有较多的盐，其吸湿性强，更适合细菌繁殖，保质期短于味精，因此用后应盖紧容器，防止受潮。

防职业病从“吃”入手

从事不同职业的人，在饮食上要

有所侧重，科学饮食能弥补由于职业原因对身体造成的伤害。

摄影、X线拍片和计算机操作人员 应多吃高蛋白食品，以补充因放射线损害引起的组织蛋白质分解；多饮绿茶，多食富含碘的食物，如海带、紫菜等。

汞矿开采作业及气压表、油墨、石英灯、整流器制造人员 由于经常接触汞，应常食用柑橘、胡萝卜、玉米等食物，因为这类食物内含有大量的果胶物质，能与汞结合，降低血液中汞离子的浓度，加速排出体内的汞离子。

印刷、铸造、电焊、玻璃、搪瓷等作业人员 由于与铅物质接触较多，应多吃含酸较高的鸡蛋、瘦肉、鱼类等食物，多吃碳水化合物，以及富含钙、铁等矿物质的食物，如骨头汤、虾、豆制品、发菜、动物血等，减少铅蓄积。

陶瓷、干电池等生产人员 由于常与锰接触，应多吃富含铁的食物，以免引起缺铁性贫血。

炼油工人及油漆、染料等生产人员 因经常与苯接触，应多吃高蛋白及富含维生素C的食物。

纺织工、翻砂工、教师等与粉尘打交道的人员 应多吃动物血。纺织业等接触纤维的人员还应多吃黑木耳，可清肺。

振动、噪声环境中工作的人员 其体内的维生素B_1消耗量很大，应多吃富含维生素B_1的食物，如米糠、麦麸，以提高工作人员的听力，预防听觉器官的损伤。此外，振动及噪声通过自主神经系统，能抑制胃肠功能及消化腺的正常分泌，使人的消化功能下降、食欲减退、腹胀等，故应多吃易于消化、能促进食欲、营养丰富的食物。

在高温环境下劳动的人员 由于机体大量出汗，体内钾、钠大量流失，除了补充足量的水和盐分外，最好多吃一些含钾较丰富的食品，如黄豆、青豆、绿豆、马铃薯、菠菜、柿饼、香蕉等。高温环境中，人体维生素消耗量加大，大多数水溶性维生素可从汗水中流失，其中以维生素C流失较多，应多吃一些绿叶蔬菜、枣和柑橘类水果。

脑力劳动者 宜多食蛋黄、动物脑、禽类、牛奶、莲子、苹果、金针菇等，多摄取蛋白质、糖、卵磷脂、钙、铁、B族维生素等，以利于补充脑力消耗、增智健脑。

食物没有“精品”与“草根”之分

从营养学角度来讲，世界上没有

"精品食物"。人们所说的"精品食物"只是制作工艺或质量上乘的食品。这种食品(如蛋白质粉)既要达到制作标准、安全无公害,又要符合口味、感官等的要求,价格上可能比普通食品高一些,这与珍贵稀有、包装精美的特殊食品或营养保健品(如燕窝、鱼翅、鲍鱼、海参、冬虫夏草、人参、蜂胶等)有着相似之处。我们姑且将它们一并称为"精品食物"。

"草根食物"的保健功能不容忽视 与"精品食物"不同,那些成本低廉、来源广泛、制作简单、人们司空见惯的"大众食品"或"草根食物",更受百姓青睐。民间曾有"青菜豆腐保平安"之说。在日常生活中,百姓接触最多的还是"草根食物",如稀饭、豆浆、烧饼、包子、鸡蛋、各种蔬菜等。

就拿最不起眼的红薯、萝卜、白菜来说,从遥远的古代一直吃到现在,其富含的膳食纤维对便秘、高脂血症和某些肿瘤疾病具有一定的预防和辅助治疗作用。研究还表明,一些普通蔬菜对肿瘤具有明显的抑制效应,如红薯、菜花、卷心菜、芹菜、茄子、甜椒、胡萝卜、雪里蕻、番茄、大葱、大蒜、黄瓜、大白菜等。大豆及豆浆、豆腐等豆制品中所含蛋白质质好、量多,所含脂肪以人体必需而有益的多不饱和脂肪酸为主,不含胆固醇,还有降脂作用,是值得向心血管疾病和糖尿病患者推荐的有益食品。

所以说,只要合理搭配丰富多样的"草根食物",完全可以满足人体的营养需求。

每日三餐离不开"草根食物" "精品食物"与"草根食物"的关系如同特殊与一般,应用得当,可以互相补充、相得益彰。说实话,"精品食物"与"草根食物"的最大差别就是价格。"精品食物"价格昂贵与原料稀有程度、制作工艺成本、营养素浓度,以及特殊功效等有关,其价格与保健功效不成正比。因此,老百姓千万不要盲目推崇价格昂贵的"精品食物",更不要看不起"草根食物"。毕竟,我们的日常三餐离不开"草根食物"。当然,在有特殊需要时,如果经济条件允许,也可科学地应用"精品食物",使其充分发挥作用。

草莓洗净饭后吃

草莓清洗起来比较困难,因为其外表粗糙,而且皮很薄,一洗就破。很多人为了省事,简单地将草莓用水冲冲就吃,而吃了没有洗干净的草莓,可能会出现头晕、腹泻等症状。

要把草莓洗干净,最好用自来水不断冲洗,流动的水可避免农药渗入果实中。洗干净的草莓也不要马上吃,最好再用淡盐水或淘米水浸泡5分钟。淡盐水可以杀灭草莓表面残留的有害微生物;淘米水呈碱性,可促进呈酸性的农药降解。

洗草莓时,注意千万不要把草莓蒂摘掉,去蒂的草莓若放在水中浸泡,残留的农药会随水进入果实内部,造成更严重的污染。另外,也不要用洗涤灵等清洁剂浸泡草莓,这些物质很难清洗干净,容易残留在果实中,造成二次污染。

草莓最好在饭后吃,因为其含有大量果胶及纤维素,可促进胃肠蠕动、帮助消化、改善便秘、预防痔疮及肠癌的发生。

晨起第一杯水

健康的肌体必须保持水分的平衡,人在一天中应该饮用7~8杯水。很多人都知道,起床后空腹喝下第一杯水有益健康。但是,这一杯水到底该怎么喝才正确呢?

喝什么?

白开水　新鲜的白开水是最佳选择。白开水是天然状态的水经过多层净化处理后煮沸而来,水中的微生物已经在高温中被杀死,开水中的钙、镁元素对身体健康是很有益的,且含有钙、镁等元素的硬水有预防心血管疾病的作用。白开水还能使血液得到迅速稀释,纠正夜间的高渗性脱水。

蜂蜜水　清晨起来喝一杯蜂蜜水也是不错的选择。人经过一夜睡眠后,体内大部分水分已被排泄和吸收,这时空腹饮一杯蜂蜜水,既可补充水分,又可增加营养。

柠檬水　每天早上起来,在尚未进食之前,空腹喝下一杯加了新鲜柠檬片的热开水。这杯排毒水不仅是身体最好的酸碱中和剂,还能起到清除宿便、排除毒素的功效。此外,如果你有口气不佳的困扰,它也能帮你改善。

不喝什么?

鲜榨果汁——加重肠胃负担　不少人误认为早上起来喝上一杯鲜果汁既解渴又有营养,其实这是错误的。起床后第一杯喝的是果汁,并不能提供此时身体最需要的水分,反而是在缺水的状态下就让胃肠进行工作,不利于身体健康。

淡盐水——并非有益健康　有不少人觉得喝淡盐水有利于身体健康,于是在晨起后就喝淡盐水,这种认识是不科学的。人在整夜睡眠中滴水未饮,但呼吸、排汗、泌尿却仍在进行中,这些生理活动要消耗许多水分,喝盐水反而会加重高渗性脱水,令人更加口干。另外,早晨是人体血压升高的第一个高峰,喝盐水会使血压更高。

碳酸饮料——加速钙和水分流失　汽水和可乐等碳酸饮料中大多含有柠檬酸，在代谢中会加速钙的排泄，降低血液中钙的含量，长期饮用会导致缺钙。而某些饮料有利尿作用，清晨饮用非但不能有效补充机体缺少的水分，还会增加身体对水分的需求，反而造成体内缺水。

牛奶——营养白白流失　空腹喝牛奶不过是“穿肠而过”，胃来不及消化，小肠来不及吸收，牛奶的营养价值也就无从体现，还有人会出现胃肠胀气等过敏反应，更是把好事变成坏事。因此，早上不能将牛奶作为“第一杯”饮品。

什么温度最适宜？　喝与室温相同的开水最佳，天冷时可喝温开水，以尽量减少对胃肠的刺激。煮沸后冷却至20~25℃的白开水，具有特异的生物活性，比较容易透过细胞膜，并能促进新陈代谢，增强人体的免疫功能。

晨起第一杯水关键词

空腹　清晨喝水必须是空腹喝，也就是在进餐之前，否则就起不到促进血液循环、冲刷肠胃等效果。

慢饮　要小口小口地吞咽，因为饮水速度过快对身体非常不利，可能引起头痛、恶心、呕吐。

300毫升　清晨起床时是新的一天身体补充水分的关键时刻，此时喝300毫升量的水最佳。

你了解氨基酸的保健作用吗

氨基酸是构成蛋白质的基本单位。人体共有22种氨基酸，其中属于必需氨基酸的有8种，它们是亮氨酸、赖氨酸、苯丙氨酸、异亮氨酸、缬氨酸、苏氨酸、蛋氨酸和色氨酸。

亮氨酸　可促进睡眠，降低身体对疼痛的敏感性（如缓解偏头痛），缓和紧张和焦躁情绪，减轻因饮酒过多而引起的生化失调症状，并有助于预防中毒。失眠症患者、疼痛症患者、情绪不佳者、工作紧张者、嗜酒或急慢性酒精中毒者，均可多吃富含亮氨酸的食物，以起到预防或治疗作用。富含亮氨酸的食物有脱脂奶酪、牛奶、猪肉、牛肉、鸡肉、羊肉、兔肉、鱼肉、火鸡肉、香蕉、花生、玉米以及大豆等。

赖氨酸　能防止或减轻单纯性疱疹感染（如热病疱疹、口唇疱疹）的发生，还能使注意力高度集中，对儿童生长、发育、增加体重和身高均有明显作用。有患疱疹、多动症、体重不增、身高增长缓慢者，可多吃富含赖氨酸的食物，以起到预防和治疗作用。富含赖氨酸的食物有鱼肉、牛奶、豆类、酸奶酪、啤酒酵母、蛋类及豆制品等。

异亮氨酸 为血红蛋白形成所必需的氨基酸，可调节血糖和能量水平，帮助提高体能，帮助修复肌肉组织，促进伤口愈合。富含异亮氨酸的食物有动物肝脏、鸡蛋、鸭蛋、黄豆、黑豆、玉米、黑米、糙米、杏仁、花生、全麦、鱼肉及各种奶制品等。

缬氨酸 可加快创伤愈合，治疗肝功能衰竭，提高血糖水平，增加生长素。富含缬氨酸的食物有大豆、黑米、蛋类、花生、肉类等。

苏氨酸 可协助其他蛋白质被人体吸收、利用，防止脂肪在肝脏中累积导致脂肪肝，促进人体抗体生成，增强机体免疫系统功能，预防感冒。脂肪肝患者，以及免疫力低下、易患感冒、对多种蛋白质吸收不良者，可多吃富含苏氨酸的食物。富含苏氨酸的食物有动物肝脏、脑髓、肉类、蛋类、蘑菇及灵芝等。

蛋氨酸 有很强的抗氧化作用，可促进脂肪分解，预防脂肪肝、动脉硬化、心血管疾病和肾脏疾病的发生，并有助于清除人体内有害物质（如铅、汞、锡等重金属），防止肌肉软弱无力，防治风湿热，治疗妊娠尿毒症等。脂肪肝、动脉硬化、冠心病、肾炎、风湿病、妊娠尿毒症患者，可多吃富含蛋氨酸的食物。富含蛋氨酸的食物有黄豆、黑豆、青豆、鸡蛋、鸭蛋、鱼肉、猪肉、牛肉、大蒜、番茄、洋葱及酸奶等。

色氨酸 能促进睡眠，减轻人体对疼痛的敏感性，缓解女性偏头痛，缓解紧张和焦虑情绪。如患有神经衰弱、失眠症、女性偏头痛、情绪欠佳、心情抑郁及考试前紧张等，可多吃富含色氨酸的食物。富含色氨酸的食物有糙米、大米、玉米、小米、肉类、鱼类、牛奶、羊奶、香蕉及苹果等。

咖啡因能缓解阿尔茨海默病

一个日本和美国联合科研小组的动物实验证实，咖啡因不仅能改善实验鼠的部分阿尔茨海默病（俗称老年痴呆症）症状，同时还能让堆积在鼠脑中的异常蛋白质难以再次形成。

据报道，日本研究人员以18个月大且出现阿尔茨海默病症状的高龄实验鼠为研究对象，给它们喂混有咖啡因的水。实验鼠摄取咖啡因的量相当于人每天喝5杯咖啡所摄取的量。

研究人员还发现，摄取咖啡因的实验鼠，其脑内掌管记忆的海马部位及大脑皮质部位堆积的异常蛋白质没有增加。进一步分析显示，实验鼠摄入的咖啡因能抑制某种酶发挥作用，而这种酶可以促进与阿尔茨海默病有关的异常蛋白质产生。

此前研究者根据人类流行病学调

查结果推测，咖啡因有缓解老年性痴呆症状的功效，此次研究揭示了其中的部分机制。虽然这项研究尚处于动物实验阶段，但为探索抑制人类阿尔茨海默病症状发展的方法提供了依据。

慧眼识油

豆油、花生油、芝麻油、葵花籽油、玉米油……超市里食用植物油的种类繁多、琳琅满目。它们在营养价值上有什么不同？究竟该如何选择适合自己的植物油呢？营养专家将为您揭开谜底。

豆油：阻止血脂升高 豆油中含有高达85%的不饱和脂肪酸，其中亚油酸约占50%，亚麻酸约占10%，它们都是人体生长、发育和维持机体生理活动的必需脂肪酸。在脂类和胆固醇代谢过程中，可以增加胆固醇和胆酸的排泄。豆油中还含有25%的单不饱和脂肪酸，有阻止血脂升高、降低血胆固醇的作用。

花生油：增强免疫力 花生油中含有80%的不饱和脂肪酸，其中亚油酸含量是26%。不饱和脂肪酸可降低血清胆固醇和三酰甘油，有效防治心脑血管疾病。此外，花生油中还含有维生素E、B族维生素和微量元素（锌、硒等），有助于增强人体免疫力，更好地抗病、抗感染、抗癌和抗衰老。

橄榄油：植物油"皇后" 橄榄油的使用在地中海沿岸国家有几千年的历史，在西方被誉为"液体黄金""植物油皇后""地中海甘露"，原因就在于其极佳的天然保健功效、美容功效和理想的烹调用途。可供食用的高档橄榄油是用初熟或成熟的油橄榄鲜果，通过物理冷压榨工艺提取的天然果油，是世界上唯一以自然状态的形式供人类食用的木本植物油。

葵花籽油：保护心血管 葵花籽油中的不饱和脂肪酸含量高达88%，其中亚油酸的含量占66%，还含有较多的维生素E，可帮助人体调节新陈代谢，降低血脂，保护心血管。

玉米胚芽油：中老年人的专用油 玉米油中的不饱和脂肪酸含量高达80%，还含有丰富的维生素E，且极易消化，人体吸收率高达97%，是高血压、动脉粥样硬化患者和中老年人的健康食用油。

山茶油：肝功能不好人群首选 山茶油中的不饱和脂肪酸含量高达90%，其中油酸含量为80%~83%，亚油酸含量为7%~13%，并富含蛋白质和维生素A、B族维生素、维生素D、维生素E等，尤其是其所富含的亚麻酸是人体必需而又不能合成的。山茶油极易被肠胃吸收，可减轻肝脏负担，是肝功能不好人群的首选。

调和油:营养更均衡 调和油是根据使用需要,将2种以上经精炼的油脂(香味油除外)按比例调配制成的食用油。调和油一般选用精炼大豆油、菜籽油、花生油、葵花籽油、棉籽油等为主要原料,配有精炼过的米糠油、玉米胚油、山茶油、红花籽油、小麦胚油等特种油脂。调和油综合了多种油品的有益成分,营养更均衡。

如何识别伪劣食品

识别受污染的水产品 鱼类目前受污染程度不太严重,因为淡水鱼主要是养殖的,海鱼相对污染比较少。江河湖沼中受污染的鱼较多,但也比较容易通过以下方法识别。

1.看鱼形。受污染严重的鱼,形体显得比较怪异,与正常同类鱼相比,往往显得头大尾小,脊椎出现弯曲甚至畸形。如果出现外皮发黄,尾部发青,则更值得怀疑。

2.看鱼眼。眼睛混浊、黯淡、无光泽,甚至向外鼓出,表示该鱼处于病态中。

3.看鱼鳃。大量毒物容易蓄积在鱼鳃,受到污染的鱼鳃表面较粗糙,可呈暗红色。

4.闻气味。正常鱼有鱼腥味;受污染的鱼则气味异常,可呈煤油味、氨味、大蒜味、火药味等。

辨别注水肉 注水肉在市场上经常出现,要想将其鉴别出来也比较容易。正常瘦肉外表呈风干状,颜色略微发乌;注水后的瘦肉像洗过一样,看上去发亮。注水肉粘刀,未注水的肉不易粘刀。

有一个简单的区分办法:用干净的餐巾纸贴在瘦肉表面,稍压片刻,待纸略湿后揭下来。正常猪肉上的纸只是略湿,能基本完整地揭下来,并且可以点燃;若是注水猪肉,由于餐巾纸吸水过多,不容易揭下来,成为湿碎纸片且不能点燃。

识别"加料"面粉 很多人以为面粉越白越好,殊不知特别白的面粉往往使用了工业染料"吊白块",对人体有害。从色泽上看,未使用增白剂的面粉和面制品为乳白色或微黄本色;使用增白剂的面粉及其制品则是雪白的。从气味上辨别,未使用增白剂的面粉有一股面粉固有的清香气味;而使用增白剂的面粉淡而无味,甚至带有少许化学药品味。

识别掺假食用油 一般高品质食用油颜色浅,透明度好,无沉淀和悬浮物;低品质食用油颜色深(香油除外)。

另外,还要看食用油有没有分层现象,若有分层,则可能是掺假的混杂油。将油加热到150℃倒出,如果是优质食用油，应无沉淀。

识别硫黄熏过的银耳 从色泽上看，正常的银耳是很自然的淡黄色，如果颜色很白就要小心了。

从气味上看，好的银耳气味应该是自然芳香的，如果能闻到刺激性气味，建议不要购买。

银耳本身应无味，选购时可取少许试尝，如感觉舌有辣味，很可能就是用硫黄熏蒸过的。

识别甲醛水发货 为了有好的“卖相”，一些摊贩会用甲醛溶液（福尔马林）浸泡虾仁等水发食品。食用这些水发货，会损害肝、肾功能，甚至诱发癌症。甲醛溶液浸泡后的虾仁蛋白质凝固，因而整个虾仁变得坚韧、富有弹性，不易破碎，嗅之有淡淡的药水味，而且虾仁表面晶莹透亮，食之脆如海蜇，缺少海鲜特有的美味。此外，还有用甲醛溶液浸泡的蹄筋等。为了安全起见，在不了解底细的情况下，水发食品应尽量少吃。

识别化肥豆芽 用化肥或除草剂催发的豆芽生长快、长得好，但须根很少，无清香脆嫩的口味，残存的化肥等物质在微生物的作用下可生成亚硝酸胺，有诱发食管癌和胃癌的危险，尤其是有些除草剂还含有致癌、致畸变的物质。在选购豆芽时，先要闻闻其有无氨味，再看看其有无须根。如果发现其有氨味且无须根，就不要购买和食用。

识别色素葡萄酒 假的“红葡萄酒”实际上是用各种香精、色素，加入酒精、黏稠剂勾兑而成，多喝对身体有害。购买时，首先要看看酒体是否通红透明，好葡萄酒是通红透明的。还有一种简易的辨别方法：取一张干净的白色餐巾纸铺在桌面上，把装有葡萄酒的酒瓶晃动几下，然后将少许酒倒在纸面上，如果倒在纸面上的酒的红颜色不能均匀地分布在纸面上，或者纸面上出现了沉淀物，那么所谓的“红葡萄酒”就是“色素葡萄酒”。

减肥的关键——改变情绪化饮食

“把痛苦溺死在食物里。”当我们遇到不高兴的事情时，总会这样自我安慰。不仅如此，当我们感到无聊、压力太大时，也会不自觉地想吃东西，最后愕然发现自己已成为肥胖一族，于是又懊恼不已。

那么，该如何打破这种恶性循环呢？美国饮食心理学家专门针对四大类情绪化饮食，给出了建议：

高兴而食：寻找替代方式

1.寻找适当的替代方式。当你遇到开心的事情时，发明一种新的宣泄法。如果你升职了，不一定非得和老公大吃一顿，而是可以请个半天假，好好陪陪他；假如女儿考了第一名，你可以带她去滑冰或者郊游，而不是请她吃大餐。

2.学会自我暗示。每次开吃之前，你必须明确告诉自己，只能吃多少，这样才能有效控制住自己的嘴。比如在看电影时，你在吃掉一大袋爆米花前，告诉自己只吃两把，那完全有可能只吃两把。

3.在聚会上控制自己。如果你和朋友们聚会，记得只选两种你最爱吃的食物去吃，且其中必须有一种是蔬菜。

担忧而食:学会放松自己

1.出门快走。美国加州大学的一项研究认为，爱吃零食的人如果在担忧时能快走上5分钟，他们对零食的注意力就会被大大分散，因为快走能提高血液中的复合胺含量，使人心情愉悦，从而有效地缓解焦虑。只需要短短5分钟，就能抑制住自己暴食的冲动，何乐而不为呢?

2.学会放松自己。美国俄勒冈大学健康与科学系的最新研究发现，超重的女性如果每天通过各种方式放松一下自己，比如冥想、做瑜伽或者写日记，可以起到减肥的作用。

3.掌握好易过度饮食的时间。美国北卡罗来纳大学查普希尔分校的一个专门针对暴食者的研究项目认为，人最容易暴食的时间是清晨和快到傍晚的时候，因为这段时间通常是人体紧张和压力感最强的时候。因此，想要控制饮食，这段时间最好离厨房和一切能找到食物的地方越远越好。

伤心而食:让自己感到振奋 补充维生素，多晒太阳。华盛顿大学护理学院的学者们认为，摄取足够的维生素和充分日照能够使人感到振奋。该学院进行了一项试验，让112名有轻度抑郁症的女性，坚持每星期有5天进行20分钟的快走运动。同时，让她们每天吃一定剂量的维生素，包括维生素B_1、维生素B_2、维生素B_6、叶酸、维生素D和硒。另外，这些参加者都延长了每日的光照时间。8个星期后，几乎所有人沮丧的情绪都有所舒缓，其中25%的人体重下降，虽然她们并没有刻意节食。

无聊而食:选择耗时食物

1.选择吃耗时久的食物。如果你只是因为觉得无所事事而想吃东西的话，那么可以选择一种需要花很多时间和精力才能吃到的食物，比如需要剥皮的坚果类食品。美国匹兹堡大学医疗中心专门研究体重控制的学者认为，在吃耗时较长的食物时，人们会吃得相对少一些，也更加清楚自己已经吃了多少，这样他们就不会无止境地吃下去。

2.早睡早起身体好。事实证明，晚睡的人更容易吃过量。据美国得克萨斯大学一项研究指出，晚上吃东西的人，会比白天吃东西的人吸收更多的脂肪和热量。美国多项相关的研究也表明，肥胖和缺少睡眠之间确实有很大联系。因此，明智的选择是早点上床睡觉，每天保证至少7小时睡眠时间。

厨房里的15个小窍门

1.烹调蔬菜时加点淀粉，使汤变得浓稠，不但可使烹调出的蔬菜美味可口，而且由于淀粉含谷胱甘肽，对维生素有保护作用。

2.米饭若烧煳了，赶紧将火关掉，在米饭上面放一块面包皮，盖上锅盖，5分钟后，面包皮即可把煳味吸收。

3.煮饺子时要添足水，待水开后加入少许食盐，食盐溶解后再下饺子，这样能增加饺皮的韧性，饺子不会粘皮、粘锅，饺子的色泽会变白，汤清饺香。

4.饺子煮熟以后，先用漏勺把饺子捞出，随即放入温开水中浸涮一下，然后再装盘，饺子就不会互相粘在一起了。

5.煮饺子时，饺子皮和馅中的水溶性营养素除小部分因受热损失之外，大部分都溶解在汤里，因此，吃水饺时最好把汤也喝掉。

6.烧荤菜时，在加入料酒后，再加点醋，菜就会变得香喷喷的。烧豆芽之类的素菜时，适当加点醋，味道好营养也好，因为醋对维生素有保护作用。

7.炒鲜虾的窍门：炒鲜虾之前，可先将虾用浸泡过桂皮的沸水冲烫一下，然后再炒，这样炒出来的虾味道更鲜美。

8.蔬菜尽可能做到现炒现吃，避免长时间保温和多次加热。另外，为使菜梗易熟，可在快炒后加少许水焖熟。

9.豆腐一般都会有一股卤水味。豆腐下锅前，先在开水中浸泡10多分钟，便可除去卤水味，这样做出的豆腐不但口感好，而且味美香甜。

10.煮鸡蛋时，可先将鸡蛋放入冷水中浸泡一会，再放入热水里煮，这样煮好的鸡蛋蛋壳不破裂，且易于剥掉。

11.用微波炉做菜时，首先要用调料将原料浸透。这是因为微波烹饪过程快，原料若不浸透则很难入味，且葱、姜、蒜等增香的作用也难以发挥。

12.煮饭不宜用生水。自来水中含有氯气，在烧饭过程中会破坏米中所含的维生素。若用开水煮饭，维生素可免受损失。

13.做菜或做汤时，如果做咸了，可拿

一个洗净的土豆切成两半放入汤里煮几分钟，这样，汤就变淡了。

14.如果用陈米做饭，淘过米之后，可在向米中加水的同时，加入相当于加水量 1/5 或 1/4 的啤酒。这样蒸出来的米饭香甜且有光泽，如同新米一样。

15.煮排骨时放点醋，可使排骨中的钙、磷、铁等矿物质溶解出来，利于吸收，营养价值更高。

由多宝鱼“嗑药”引出的水产品安全隐忧

“苏丹红鸭蛋”事件还在热头上，“毒多宝鱼”又游上了食客餐桌。在上海查出的“毒多宝鱼”含有硝基呋喃类代谢物，且呋喃唑酮代谢物最高检出值为 1 毫克 / 千克左右；部分样品还分别检出有恩诺沙星、环丙沙星、氯霉素、孔雀石绿、红霉素等禁用渔药残留。专家指出，上述渔药虽然不会对人体产生急性、亚急性危害，但长期大量摄食，既会使人体产生耐药性，又存在致癌可能。

记者调查发现：违禁鱼类添加剂可以轻易买到，而且“嗑药”的不止多宝鱼。

海鲜餐馆老板娘“供出”北美虾吃药 在一家打出“海鲜种类齐全”招牌的海鲜餐馆内，正忙着招呼客人的老板娘一听记者提起多宝鱼，话匣子就打开了。老板娘说：“我这儿开业五六年了，从来没卖过多宝鱼，我们这儿也没人吃。那鱼刚引进时，每 500 克要 200 多块钱，没什么人吃得起。三四年前，养的人多了，用药的事儿也传出来了，大家又不敢吃了。和多宝鱼一样的，还有北美虾。在我们这儿，大人小孩都知道，北美虾就是在药水里泡大的。”

甲醛投进养殖池，娇气虾苗不闹病 随后，在当地人的指点下，记者来到一家养殖北美虾的私人养殖场。“确实，我自己也不吃这北美虾。”面对提问，养殖场的老板很痛快地说。老板从门后的角落里用脚踢出了两个深色的空药瓶，“效果好得很，只要连续投十几天药，就连免疫力最低的幼苗也很少再犯病了。”老板称，为了节约成本，通常虾池内养殖的北美虾密度很高，而这种虾又很娇气，经常闹病，因此从它还是幼苗时，就要每天投放两瓶甲醛到池子里。

氯霉素等长期用，老板不知是禁药 “这不是禁用药！”采访中，这位老板一再强调，“我们村附近的几家养殖场，不论是多宝鱼还是北美虾，都用甲醛，效果很好，价钱也便宜。另外，氯霉素、硝基呋喃也用过。”这位老板不知道的是，在此次多宝鱼事件中，多个城市抽检的多宝鱼样本中，甲醛含量均已超标。他更不知道的是，氯霉素可以抑制人体骨髓造血功能，从而引发再生障碍性贫血、粒细胞缺乏症；呋喃西林、呋喃唑酮等药品，则具有致突变及致癌作用。但他知道的是，他养殖的“被药水泡大”的北美虾，已经卖出去500多千克了。

腌渍海蜇：白矾掺在盐里用 海蜇虽不是养殖水产品，但每到夏天，很多渔民都会下海打捞，将海蜇肉腌渍后再出售。长期腌渍海蜇肉的陈老板一直处在矛盾中，担心自己卖出的海蜇会对人体有害。“海蜇腌过后，皮变薄了，也香了，热炒凉拌都不错。但在腌渍过程中，因为海蜇容易化掉，所以很多人都用白矾掺在盐里，然后一起抹到海蜇上，就可以避免海蜇化掉。我也知道白矾是化工产品，人吃多了没好处，但实在没办法，大家都这么用。如果有更好的办法，我是不会这么干的。”陈老板无奈地说。

专家支着：购买水产品的注意事项 专家提醒说，在购买鱼类时要看体表、鱼鳞、鱼鳃、鱼眼、鱼肉的新鲜程度。一般鲜鱼眼饱满、无下陷，角膜光亮透明；鳃盖紧合，鳃丝鲜红或紫红，黏液透明，无异味；体表鲜明清亮，表面黏液不粘手，鱼鳞完整或稍有掉鳞，紧贴鱼体不易剥落。用手指按压，一般多坚实有弹性，外观光亮、光滑。对于冷冻鱼，活鱼冷冻后眼睛清亮、角膜透明、眼球略微隆起，鳍展平张开，鳞片上覆有冻结的透明黏液层，皮肤天然色泽明显。死后冷冻的鱼，鱼鳍紧贴鱼体，眼睛不突出。在选购冷冻初加工水产品时，消费者应注意：个别不法生产者在加工冷冻水产品（如冻虾仁、冻鱿鱼等）时，将其较长时间浸泡于碱水中，一方面使其增重，另一方面用来改变产品的质量，以至于产品酸碱度大大超过8.4。因此消费者在选购时要注意产品是否由专业生产厂生产，是否在保质期内。在烹饪前加少许食醋浸泡，可以中和过量的碱。

假盐侵害人体健康

真盐和假盐几倍的利润差异，刺激着商贩们铤而走险，贩卖严重危害人体健康的假盐。盐业部门人士透露，绝大多数假盐是通过非法渠道流入市场的私盐。

这些假盐中很多是有毒的工业用盐，由非正规盐厂生产，均没有加碘。众所周知，不含碘的假盐流入市场后，会损害人体健康。更为严重的是，食用含有亚硝酸致癌物和大量汞、铅等多种对人体有害的重金属的工业用盐，不仅损害人体脏器，还会直接导致食用者死亡。这些假盐从外包装上看几乎和真盐一模一样，包括生产厂家和防伪密码都样样齐全，很难识别。

那么，对于普通消费者来说，如何辨别真盐和假盐呢？有关专家提供了三种辨别方法：

一查 真盐的包装袋上有防伪商标及防伪码，市民只需要拨打电话就可以知道所买食盐是真是假。

二看 假盐的包装袋两侧都有褶皱，而真盐的包装上没有；假盐的包装袋背面中间的封口处是胶死的，而真盐的包装上则不是这样。

三验 用碘盐快速检测液也很容易分辨出真盐和假盐。加碘盐在滴过检测液后会变为蓝色，而没有加碘的假盐则不会变色。

小心反式脂肪酸吞噬你的健康

酥皮面包、薯条、甜甜圈……你是否难以抗拒这些诱人的食物？但你不知道，在这些诱人的美食背后，隐藏着一个隐形的健康杀手——反式脂肪酸。大家都知道，摄取过量的饱和脂肪会影响人体健康，殊不知另一个危害因子“反式脂肪酸”也正影响着你我的健康。但什么是反式脂肪酸？它从何而来，又如何防范呢？

反式脂肪酸“出没之地” 目前，反式脂肪酸被广泛地应用在日常生活中，例如：

涂抹油、饼馅油、沙拉酱 增加口感及润滑度所用的油脂。

油炸用油 用于炸鸡块、薯条、甜甜圈、油豆腐、油条等。

烘焙用油 用于面包、西点、饼干或糕点。

酥油 用于酥皮点心。

人造奶油 用于铁板烧。

奶精、奶精粉 用于咖啡、奶茶等。

糖果类

速食及各类酥炸食品 如微波加热爆米花、速食面等。

反式脂肪酸的危害 反式脂肪酸对人体健康的危害是大家关注的重要生活议题。反式脂肪酸的坏处与饱和脂肪酸不相上下，甚至高于动物性饱和脂肪酸。摄取过多反式脂肪酸更容易产生心血管病、糖尿病等。科学研究指出，反式脂肪酸会降低体内好的胆固醇（HDL）含量，提升坏的胆固醇（LDL）含量及甘油三酯含量，进而增加发生心血管病的危险，也可能是造成血管硬化的危险因素。

反式脂肪酸的防范之道 如何减少反式脂肪酸摄取量，别让反式脂肪酸吞噬您的健康，下面几条建议供您参考：

1.购买时记得看标识，减少购买

食品包装上有标识“精制植物油”“氢化”“半氢化”“硬化”“植物性乳化油”等字样者，此外食品包装袋上成分种类的标识是依含量高低排序，若以上名称出现在成分表的前列，可推测反式脂肪酸含量高，更应减少使用。

2.减少摄取以氢化油脂炸制的食物，包括多层、酥脆的糕饼或西点、面包。

3.减少食用含有反式脂肪酸的食物。

4.喝奶茶或咖啡，务必确定加的是牛奶，而不是奶精或奶精粉。

5.选用脱脂奶、脱脂优酪乳。

6.减少在外面就餐的次数，并注意烹调方法，避免长时间高温油炸、油煎，尽量选择低油烹调食物。

功能饮料不可盲目饮用

盲目饮用功能饮料有损健康 功能饮料是通过调整饮料中营养素的成分和含量，以适应某些特殊人群营养需要的饮品。例如，一些功能饮料中含有咖啡因、牛磺酸等刺激中枢神经的成分，成年人饮用可以提神抗疲劳，但儿童应该慎用。而对于心脏病和高血压患者来说，功能饮料通常含有钠元素，会增加机体负担，引起心脏负荷加大、血压升高。因此，在没有运动流汗的情况下，患有心脏病和高血压的人群也不适宜饮用。

专家还提醒说，喝饮料不等于饮水，饮料中的糖分能抑制人体的摄食中枢，使人产生饱腹感，而且还容易造成脱水，因而喝饮料只能解一时之渴，不能代替饮水。另外，儿童、老年人长期饮用饮料，容易影响摄食和食物的消化吸收，造成营养不良。儿童摄入大量含糖的饮料，很容易发胖，过度肥胖也是营养失衡的一种表现。

花草茶混搭超过3种易中毒

不同的花草有不同的属性，或性寒凉，或性温热，或性平，人们要根据自己的体质进行选择。热性体质的人，宜选用药性寒凉的花草，而虚寒体质的人适用药性温的花草，性平的花草则大多数人都可选用。药性寒凉的食用花草主要有夏枯草、金银花、菊花、槐花等，药性温的食用花草主要有梅花、茉莉花、玫瑰花、月季花等，药性平的花草主要有合欢花、玉米须、芙蓉花、薰衣草等。

药性温的花草最好不要和药性寒凉的花草搭配饮用。在搭配时，最好在中医师的指导下合理饮用。由于每种花草都具有各自的性味，这些不同的性味很有可能相克，这就很容易产生对身体有害的物质，甚至产生毒性，严重者可引起心慌、头晕等不良反应。

花草茶搭配得越多其功效越多，同时对身体造成的不良影响也就越多。例如，由风寒引起的感冒和女性月经期间本就不能饮用药性寒凉的花草茶，若将大量药性寒凉的花草搭配在一起饮用，势必引起感冒的久治不愈，对经期女性而言则会影响其经血的正常排出，日久引起经血淤滞等。

下面推荐6种合理的花草茶“混搭”方式：

玫瑰花加蜜枣　可有效排除体内多余油脂，使身材苗条。

马鞭草＋柠檬草　能分解脂肪、利尿、瘦身。

玫瑰花＋苹果花　可调经、补血、去粉刺、美白。

玫瑰花＋枸杞＋杭白菊＋乌梅　可以调节内分泌，消除疲劳。

玫瑰花＋茉莉花　养颜美容，对肝脏和胃有滋补功能，更可缓和紧张情绪。

不宜放入冰箱的食物

有些食物放在冰箱中反而会缩短其保质期，也有些食物即使不放在冰箱里也能长期保存。你知道不宜放入冰箱的食物有哪些吗？

具体来说，饼干、糖果、蜂蜜、咸菜、黄酱、果脯、粉状食品、干制食品等，都是无须放入冰箱的。它们或者是其中水分含量极低，微生物无法繁殖；或者是其中糖和盐浓度过高，渗透压很大，自由水分很少，微生物也无法繁殖。既然如此，放在冰箱里又有什么意义呢？岂不是白白浪费电，占据空间么。

蜂蜜放入冰箱，还会促使它结晶析出葡萄糖。这个变化并不影响蜂蜜的安全性，也不影响它的营养价值，但是会影响到口感的均匀程度。

奶粉、咖啡之类的干制品放入冰箱，如果密封不严，反而会使冰箱中的气味和潮气进入食品中，既影响风味，又容易生霉。

巧克力放入冰箱，时间长了，容易发生脂肪结晶的晶型变化。巧克力适合放在十几摄氏度到二十几摄氏度的室温下。

还有一些水果不能放入冰箱，比如香蕉等热带水果，适合在12℃左右保存，通常放在室温下阴凉处即可。如果放入冰箱，反而会让它们受到冷害，提前变质。

馒头、花卷、面包等淀粉类食品如果一两餐吃不完，放在室温下即可。放在冰箱冷藏室里，反而会加快这些食品变干变硬的速度。

也有一些食品可以暂时放入冰

箱，比如各种饮料、啤酒等。但它们实际上并非必须冰箱保存，放入冰箱只是为了降低其温度，让其口感更为凉爽。不妨将其平日储藏在室温下，饮用前半天再放入冰箱。如此可以节约不少电力和空间。

总的来说，买来的食品，一定要认真看一下包装上要求的储藏温度是多少。如果买的时候是从室温下拿取的，而包装上也没有写明需要储藏在低温环境中，那么就没有必要一直放在冰箱里。

勿让“临保食品”损害健康

当我们在商场或超市购物时常常看到特价食品的促销活动，这些特价食品实际上大多是临近保质期的食品，被称为“临保食品”。

“临保食品”究竟有何隐患呢？保质期短的食品多是裸露的或者包装简单的，容易受潮、受污染，温度稍高易发生霉变，食后可能引起胃肠不适，或有潜在的危害。保质期长的食品可能因为包装容器而出现问题。例如，饮料长期储存在塑料瓶或金属罐中，虽然看似密封，但随着时间的延长，饮料中的成分在发生化学变化，其营养价值随之降低，包装材料中的某些有害物质还可能转移到饮料中。有些食品在制作的过程中是经过油炸或高油脂处理的，包装材料（如塑料）也可能透气，存放一段时间后，油脂会发生氧化变质，即油脂酸败。油脂酸败后食物会有哈喇味或麻口的感觉，这种食品进入体内对健康不利。

激素食品中看不中吃

不少人都会有这样一种感觉，近几年的西瓜不甜了，蔬菜没有味道了，猪肉、鸡肉不香了，鱼肉也没有那么鲜美了……人们对经济效益的过度追求，导致了各类激素、化肥的滥用，也宣告着“低营养食品时代”的来临。

激素食品外观好但营养差 现在有越来越多的蔬菜和水果提早上市，它们大都是在接近成熟期时被提前采摘，上市销售前再采用大量的膨大剂、催熟剂和增红剂等激素，使其熟得更快、个头更大、颜色更好看。不过，膨大剂的使用会使果蔬的细胞非正常撑大，有的形状会因此变得比较奇特，而其中所含的一些成分（如氨基酸、糖分等）则不够，导致口感较差，营养价值也会降低。如长着尖头的番茄，个头较大、切开后却有空腔的草莓或西瓜，叶子为空心双层的韭菜等，都是使用了膨大剂的结果。催熟剂（如乙烯等）的使用则会加快果蔬成熟，缩短其生长期，最后出来的产品虽然外表看起来与正常生长者无异,甚至优于正常生长者,但是同样存在口感差、营养价值低的问题,如一些看起来已经熟透、吃起来却没有什么味道的香蕉或菠萝等。尽管如此,目前很多果蔬仍被不同程度地使用催熟剂。常见的使用激素的果蔬有荔枝、猕猴桃、西瓜、草莓、樱桃、番茄等。

长期摄入激素食品危害健康 有可能存在以下三种危害:一是可能出现过敏反应,二是会导致腹泻,三是在身体内残留的激素浓度过高会引发肿瘤。另外,过多地食用含有化学激素的食品,会造成儿童的性早熟。对成人来说,激素会破坏肠道内的有益细菌,还会影响甚至损害肝脏、肾脏等人体器官,而且激素食品营养含量普遍偏低,长期过多食用会造成营养不良,还有可能导致佝偻病。

巧妙识别激素水果 首先,不要购买尚未到成熟期的水果,如果是在成熟期之前半个月至一个月上市的水果,且颜色好看,就很有可能使用过催熟剂,即使没用催熟剂,水果也不好吃,而且营养价值低。

其次,选购时要看水果的外形、颜色。尽管经过催熟的果实呈现出成熟果实的性状,但是果实的表皮或其他方面还是会有不成熟的表现。例如,自然成熟的西瓜,由于光照充足,瓜皮花色深亮,条纹清晰,瓜蒂老结;催熟的西瓜,瓜皮颜色鲜嫩,条纹浅淡,瓜蒂发青。

第三,可以通过闻水果的气味来进行辨别。自然成熟的水果,大多在表皮上能闻到一种果香味。而且,购买水果时最好是先尝后买,淡而无味或吃起来有生味的水果千万不要买。另外,催熟的水果还有个明显的特征,就是分量比较重。

勿被食品标签上的信息迷惑

迷惑一:模糊还是精确? 对于食品商来说,如果要说自己的产品能治疗某种疾病的话,就需要提供比较确切的证据,才能取信于消费者。因此,更多商家选择泛泛地宣称某类食品有助于健康,比如商家可能不会说自己的产品能"降低胆固醇",而是用诸如"帮助维持心脏健康"这样的话来替代。

而事实上,这一食品的保健价值可能非常小,或者从整体上来说,对人体并没有太多的好处。

如果没有明显的证据表明某一种产品能对某一种疾病有较大的功效,而标签说明中仅仅用诸如"提升、维持"这样的模糊字眼的话,就不要轻信。此外,即便产品中含有某种营养成分,也需要注意这种成分的具体含量。

迷惑二:全麦的就是健康的? 我们都知道全麦面包相比精细的白面包含有更多的膳食纤维、维生素E及锌、钾等矿物质。可是,你买到的全麦面包果真就是全麦的吗?有些人可能会从颜色上进行判断,认为颜色深的就是全麦食品。但对于食品厂商来说,这些颜色是非常容易制造的。有些面包生产商在白面包里添加了焦糖或糖浆,将其染色后,看起来也很像全麦面包。

那么,是否标签上写着全麦就能确保不买错呢?这也不一定。市面上的许多所谓全麦面包是在白面粉内添加胚芽、麸皮(麸糠)制成所谓的全麦面粉,然后加工制作而成的。

在购买全麦面包之前,一定要先看清包装袋上的成分标识,看见全麦面粉几个字,再掏钱付账。另一个判断标准是看纤维含量,一般而言,纤维含量高的更可能是全麦面包。

迷惑三:100%就是纯的? 100%天然果汁,这样的宣传语对于我们来说已经不稀奇了。那么,市面上号称100%天然果汁的产品的确是100%纯的吗?其实,100%天然这个标语不一定代表产品内含的就是水果原汁,充其量只能说明这个果汁没有添加防腐剂或人工调味料等东西。有时候,100%天然的果汁产品里只含有10%或25%的水果原汁。

在购买前先把成分看清楚,确认这种果汁含有多少水果原汁。此外,在选择果汁时,尽量购买果肉果汁,这样能获得更多的营养。

迷惑四:低脂高钙奶制品可信吗? 对于许多中老年人来说,可能只会选择低脂的奶制品。但是,市面上的低脂奶制品就一定是低脂的吗?其实很多号称低脂的产品根本达不到低脂的标准,充其量属于中脂的产品。至于商家宣称的高钙,营养专家认为牛奶本来就是钙含量高的食物,根本没有必要进行额外的强调。

你最好不要轻易相信“低脂高钙”的字样。比较保险的方法是,花几十秒时间,看一下营养成分表中的脂肪含量到底是多少。

看清鲜榨果汁的真面目

高朋满座的酒席上,当木瓜汁、玉米汁等种种诱人的鲜榨果汁端上餐桌时,有多少消费者能看清它的真面目?

1个木瓜可榨出4扎木瓜汁?“鲜榨果汁”居然有诈 记者与工商执法人员随机走访了2家大型连锁酒店。在某酒店刚刚落座,服务员就热情地推荐酒水饮料。她声称酒店果汁都是用新鲜水果现榨的，果汁富含营养，又健康又开胃。记者等人点了一扎木瓜汁后，当即悄悄来到酒店鲜榨果汁的操作间。只见被人称为“果汁妹”的女性工作人员正在榨汁操作。她在搅拌机中仅放入三、四片木瓜，随后从白色的没有任何标签的塑料瓶中倒出橘黄色的液体加入搅拌机，又用汤匙从三盒粉末中舀出少许粉末加入，最后加水搅拌，一扎木瓜汁就完成了。榨出的木瓜汁，香味扑鼻，颜色诱人，果肉碎末均匀分布，如果没看到它是怎么生产出来的，一般顾客会真的以为这就是用纯木瓜现榨出来的。

对此，该酒店的“果汁妹”称，对于木瓜等汁水并不丰富的水果来说，用两三个也榨不出一扎果汁来，加一些东西的话，1 个木瓜就可榨出 3~4 扎木瓜汁了。若是西瓜等汁水多的水果，通过添加配方，1 个西瓜可以榨出 20 多扎西瓜汁。

一扎果汁兑入 10 种添加剂？揭秘鲜榨果汁“化妆术” 记者与工商执法人员进入某酒店的鲜榨果汁专用仓库，桌面上密密麻麻摆放着 17 个白色塑料瓶，上面贴着各种水果口味标签，如“柳橙”“玉米”“奇异果”“红枣”等。“这些都是鲜榨果汁伴侣，在榨汁时添加。”承包该酒店果汁业务的负责人李某称。

记者将两家酒店使用的部分“鲜榨果汁伴侣”送到省质检所，经专家检测确定，这些都是浓缩添加剂。例如，木瓜汁伴侣含有酸度调节剂、安赛蜜、香精、苯甲酸钠、柠檬黄、日落黄、诱惑红等添加剂。奇异果汁伴侣包含酸度调节剂、增稠剂、安赛蜜、苯甲酸钠、甜蜜素、柠檬黄、日落黄、亮蓝色素、香精等。

李某称，只需要添加 20~30 毫升“鲜榨果汁伴侣”，就可生产出一扎（1250 毫升）果汁。然而，实际添加多少全靠“果汁妹”目测。此外，多使用一些添加剂，就可以少使用一些水果，而且做出来的果汁颜色更好看、口味更香甜。

“另外，在榨汁中还要使用三种白色粉末，”李某称，“分别是优果粉、糖和奶精。”优果粉其实是一种稳定剂，添加以后果肉和水不会明显分层，果肉分布均匀，消费者会认为这些饮料中含有大量水果。

检查发现，销售的鲜榨果汁一般都要添加数种甚至十余种添加剂，如奇异果汁要兑入十种添加剂。现场一位执法人员感叹：“不知道消费者喝的是果汁，还是色素、糖精、香精等兑出的‘三精水’。”

“潜规则”瞒住众多消费者，工商责令相关酒店整改 记者在酒店中随机采访了几位消费者，大部分人对“鲜榨果汁”的“潜规则”毫不知情。

在某酒店消费的钟女士接受记者采访时称，酒店的鲜榨果汁卖得比较贵，一直都以为它们肯定是现榨的纯天然果汁，没想到竟然是色素、香精等勾兑成的。旁边另一位消费者许先生称，往鲜榨果汁里面掺点水还能接受，但是加色素、糖精等就太离谱了。

工商局相关负责人表示，商家在销售时宣称或者标注为“鲜榨果汁”，但实际上则是在果汁中添加了色素、甜味剂等而并未告知消费者，涉嫌侵犯消费者知情权。工商部门当日已责令相关酒店整改。

不仅是鲜榨水果汁，对于目前流行的玉米汁、黑米汁、红枣汁等杂粮现榨汁，这些“黑心”酒店也采取了几乎同样的操作手法。

就餐习惯中的七大误区

人们就餐的地点和方式与所吃的食物一样重要，因为有些环境会引诱人吃得更多，有些就餐方式则不利于消化。美国营养学协会列出了各种就餐地点和不良饮食习惯的弊端，提醒人们要注意健康饮食。

厨房 厨房是天然的就餐地点，同时也是最易让人胃口大开的地方。若不想吃得太多，应远离厨房。

办公室 早饭在办公室吃，午饭匆匆解决，下午吃些点心，不停地喝咖啡或碳酸饮料，这些饮食习惯均对健康不利。

餐馆 有研究显示，去餐馆吃饭的女性往往比在家里吃得更多。

电视机前 纽约大学的一项研究显示，儿童边看电视边吃饭会让吃饭时间延长、饮食质量下降，因为他们的注意力集中在电视上，对吃的东西根本不在意。

在黑暗环境中 人往往在黑暗环境中会吃得更加毫无节制，昏暗的光线容易让人无所顾忌地吃。

不加咀嚼 多份研究显示，细嚼慢咽有助于消化，可以防止噎着、打嗝和心脏病发作。食物的块头越大越难消化，必须把食物咀嚼成近似液体状。

狼吞虎咽 狼吞虎咽会摄入更多的热量。研究人员让两组人在不同的时间吃同样多的馅饼，发现吃得快的人摄入的热量多，而吃得慢的人摄入的热量少。

营养学专家表示，不仅食物的质量对健康很重要，如何消化和吸收食物也很重要。在办公室、学校或大街上吃东西容易消化不良。通常在这些地点就餐容易摄入更多的饱和脂肪和糖分，水果、蔬菜或含纤维的面包则摄入不足。

食不宜过烫

“口腔食管都怕烫，热饮热食有损伤，上皮增生会恶变，吃饭喝汤不要忙。”

温度对人体具有诸多微妙的作用。生物在进化过程中有其自身最适宜的温度，进化程度越高，对适宜温度的要求越严格。人体正常体温为36.0~37.4℃。在这种环境下，机体代谢活动处于最佳状态。人体细胞对高温的耐受性比对低温的差。肿瘤细胞的致死温度临界点为42.5~43.0℃，在此温度范围内，延长加温时间可以抑制肿瘤细胞生长，由此产生了肿瘤的温热疗法。

但是，事物都具有两面性。流行病学调查发现，一些地区的食管癌、贲门癌、口腔癌发病率可能与喜食热饮、热食有关，也就是说，有些黏膜上皮的肿瘤有可能是被“烫”出来的。当然，肿瘤的发生原因复杂，并非由单一因素引起。流行病学调查发现，太行山区的食管癌高发，除与热食有关外，还与饮食粗、硬等有关。

研究发现，人体温度在37℃左右的情况下，口腔和食管的温度多在36.5~37.2℃；最适宜的进食温度为10~50℃；一般能耐受的温度最高为50~60℃；当感到很烫时，温度多已在70℃左右。经常吃“烫”食的人，在温度很高的情况下也不会觉得烫，但是在吃75℃左右的热食、热饮时，娇嫩的口腔、食管黏膜会有轻度灼伤。

热饮、热食不但与肿瘤的发生有关，而且对食物的消化吸收也不利。食物太烫，在口腔中存在的时间偏短，唾液分泌减少，唾液与食物混合过程不充分，不利于饮食的消化和吸收。另外，温热刺激还能阻碍味觉的充分体验，往往让人难以细品食物的美味。

饮食过烫，不论从防癌或一般饮食卫生的角度看，都属于不良生活习惯，应努力纠正。清淡温凉吃美味，食不过烫保平安。

卤味食品加热太久易产生致癌物

卤汁未必煮得越久越好。相反，卤汁反复加热或煮的时间越长，产生的致癌物——胆固醇氧化产物就会越多。

虽然各国都没有对食品中胆固醇氧化产物的含量做出限定，但是，如果反复卤煮，或数十年不换卤汁，就可能产生过量的致癌物质。食物经高温加热会有氧化现象，时间太久会产生过氧化物，破坏血管、细胞膜及DNA等。食物卤煮太久会使营养流失，且卤制品通常太油、太咸，多吃易患心血管病并会增加肾脏负担。而且，酱卤肉制品为了增鲜和增色，往往还要加入少量亚硝酸钠，这是一种潜在致癌物，长期过量食用可能致癌。

把零食当早餐伤肠胃

许多人为了方便省事，选择吃零食来当早餐。零食多以干食为主，谷类比较多，很少有优质蛋白。人体经过一夜睡眠消耗了大量的水分和营养，清晨已处于半脱水状态，且各种消化液分泌不足，吃干食会难以吞咽，对食物的消化和吸收也不利。单纯以谷物食品和面包为主的早餐会导致人在一天中精力不足，因为碳水化合物虽然可以使人在短时间内充满能量，但很快会再次感到饥饿，临近中午时血糖水平会明显下降。另外，早餐仅吃零食也不能够给身体补充足够的营养素。

早餐与中餐间隔时间以4~5小时为好，也就是说7—8点吃早餐最合适，因为这时人的食欲最旺盛。如果早餐时间较早，那么进食数量应该相应增加或者将午餐时间相应提前。

早餐前应先喝水　早上起床不要急于吃早餐，而应先饮500~800毫升温开水，既可补充生理缺水，又可对人体器官起到洗涤作用，从而改善器官功能，防止疾病的发生。

热量供给要适当　早餐食谱中各种营养素的量，一般应占全天供给量的30%左右。早餐最好是热稀饭、热燕麦片、热牛奶、热豆浆，切忌喝冰咖啡、冰红茶、冰牛奶等，油炸食品要少吃。

酸碱食物不可偏废　不少人早餐习惯吃馒头、油炸食品、豆浆，也有人喜欢吃些蛋类、肉类、奶类，虽然上述食品富含碳水化合物及蛋白质、脂肪，但均为酸性食物，若酸性食物在膳食中超量，容易导致血液偏酸性，引起人体生理上的酸碱平衡失调，常可出现缺钙症状。因此，还应吃点含碱性物质的蔬菜、水果，以便达到膳食酸碱平衡及营养素的平衡。

浓茶不能解酒反而有害

亲戚朋友聚会时难免会“喝高”，这时人们习惯喝浓茶解酒。消化内科专家指出，“浓茶解酒”是一种错误认识，酒醉之后喝浓茶非但不能解酒，反而对身体有害。

浓茶对胃黏膜具有刺激性，会诱发胃酸分泌，因此喝浓茶对酒精损伤胃黏膜起着“推波助澜”的作用。此外，酒精使血液流动加快、血管扩张、心跳加速，而茶中的茶碱同样具有兴奋心脏的作用，因此喝醉之后又喝浓茶，会更加加重心脏负担。

香蕉具有清热、滑肠、解毒的功效，其实是解酒的佳品。

蔬菜烹调不当 增加脑卒中发生风险

赤橙黄绿青蓝紫，缤纷蔬菜登上桌。《中国居民膳食指南》建议，成年人每天应吃蔬菜300~500克，可是事实往往是你吃够了数量，却吃不够营养。

专家指出，蔬菜烹调不当导致叶酸、维生素等流失，一个直接的后果是可能导致脑卒中的发生。

新鲜蔬菜含65%~95%的水分，以及纤维素、果胶、淀粉等，还是胡萝卜素、维生素 B_2、维生素C、叶酸、钙、磷、钾、铁等的良好来源。多吃蔬菜可保持肠道的正常代谢，提高免疫力，降低发生肥胖、糖尿病、高血压等慢性疾病的风险。

烹调误区：营养素的杀手 蔬菜应该提供的营养可能会因为小小的偷懒情绪、不必要的节约思想而流失。下面检讨一下我们日常生活中的不良习惯，大家对照一下自己是否有进入这样的误区。

误区一：工作忙，没时间买菜，一次采购够一周食用。

解析：蔬菜放置时间长了，营养素会流失，绝大多数维生素特别是维生素C，遇到空气容易氧化分解而流失。许多B族维生素和脂溶性维生素对光敏感，受日光直射会发生流失。

误区二：剩菜舍不得扔掉，反复加热。

解析：反复加热，会导致蔬菜中的维生素大量流失。

误区三：先切后洗，用水浸泡切过的蔬菜，或切好后放置很长时间再炒。

解析：蔬菜经水浸泡后，其所含的水溶性维生素容易流失。蔬菜切过后，接触空气，维生素易被氧化而损失。

误区四：老年人为了便于咀嚼，长时间炖煮蔬菜，将蔬菜做得烂熟。

解析：蔬菜炖煮时间过长，其中的维生素会遭到高温破坏。例如，蔬菜中的叶酸在高温和强光的环境中均不稳定，反复加热后的流失率为50%~90%。

危害：增加脑卒中发生风险 这些误区如果长时间存在，很可能影响人体对维生素等营养素的吸收，长期营养素吸收不足极有可能对健康造成危害。这里举例说明：很多人认为高血压、高血脂、喝酒、吸烟是引起冠心病、脑卒中等疾病的元凶，但临床上也有一些脑出血、脑栓塞患者的血压、血脂指标都正常，也没有吸烟、喝酒的不良嗜好，唯独血浆中的同型半胱氨酸增高。

同型半胱氨酸是动脉粥样硬化的独立致病因子，而动脉粥样硬化也是引起脑卒中的重要因素。同型半胱氨酸增高的原因一方面是遗传因素，另一方面是饮食因素。饮食当中维生素 B_{12}、维生素 B_6、叶酸的缺乏，可导致血浆中同型半胱氨酸升高，有可能引起脑出血、冠心病等，还可引起糖尿病患者发生并发症等。

因此，除了科学合理地食用蔬菜外，还要按照《中国居民膳食指南》的要求，做到食物多样、饮食结构合理。

建议：科学烹调重在刀功 上面所说的几个误区可以改正，但对牙口不好的老年人来说，既能咬得动又能最大限度地保存营养的吃蔬菜方法是什么呢？在刀功上下功夫，尽可能将蔬菜切碎，不要烹调加热时间过长，就可以做到这一点。

饭后喝茶有损健康

茶叶中含有较多的鞣酸和茶碱。鞣酸进入胃肠道后，会抑制胃液和肠液的分泌，而胃液和肠液都是消化食物所不可缺少的。鞣酸还会与肉类、蛋类、豆制品、乳制品等食物中的蛋白质产生凝固作用，形成不易被消化的鞣酸蛋白凝固物，吃的蛋白质越多，喝的茶越浓，这一情况就越严重。

大量的鞣酸对胃黏膜有较强的刺激作用，会引起胃功能失常，导致消化不良，还会刺激肠道黏膜，从而阻碍肠道对营养物质的吸收。此外，茶叶中的茶碱具有抑制小肠吸收铁的作用。

红酒兑雪碧会伤胃

酒加上饮料是什么味道？近年来，这股“混搭”风吹遍全球。一开始是常见的红酒兑雪碧，后来是威士忌兑冰红茶、伏特加兑红牛、啤酒兑可乐……各种组合数不胜数，慢慢演变成时下的一种饮酒时尚。但有关专家提醒，这种时尚并不健康，不仅会导致人在不知不觉中摄入过多酒精，可乐等饮料中的二氧化碳还会“助纣为虐”，增强酒精对胃的伤害。

其实，由于饮料中含有大量的糖分和能量，喝酒时掺入饮料无形中会增加人体对糖分和能量的摄入，长期饮用还会影响健康，导致肥胖和其他慢性病的发生。如果觉得酒实在“太呛人”，可以加点冰块。

从消化系统的角度来说，碳酸饮料在胃里释放出的二氧化碳气体，会迫使酒精很快进入小肠。而小肠吸收酒精的速度比胃要快得多，从而加大了酒精对人体的伤害。营养专家表示，最常见的红酒兑雪碧、可乐等，也最容易对人体产生伤害，因为酒精在碳酸的作用下，很容易通过血脑屏障进入脑内，造成伤害。此外，兑了饮料的酒口感较好，人不由自主地就会喝多，从而导致酒精摄入过量而造成伤害。

四种食物不宜当作下酒菜

胡萝卜 其所含的胡萝卜素与酒精在肝脏酶的作用下会生成有毒物质，危害健康。

凉粉 其在加工过程中会加入适量白矾，而白矾具有减缓肠胃蠕动的作用。

熏腊食品 其含有较多的亚硝胺和色素，与酒精产生反应，不仅伤肝，而且损害口腔、食管与胃肠黏膜，还会诱发癌症。

烧烤 在烧烤过程中，食物中蛋白质的利用率降低了，同时产生致癌物质苯并芘。而且，肉类中的核酸经过加热分解产生的基因突变物质，也可能导致癌症的发生。酒精能降低肝脏的解毒功能，促使致癌物发生作用；酒精还能抑制人体的免疫功能，加强致癌物的活化。

健康下酒菜的做法

做下酒菜时宜放些糖 糖对肝脏具有保护作用，下酒菜里最好有一两款甜菜，如糖醋鱼、糖醋藕片、糖炒花生米等。

选择富含蛋白质的菜 酒水入肠，会影响人体的新陈代谢，易出现蛋白质缺乏。因此，下酒菜里应有含蛋白质丰富的食品，如松花蛋、家常豆腐、清炖鸡、烧排骨等。

备几款碱性食品 鸡、鸭、鱼、肉等多属酸性食品，为了保持体内的酸碱平衡，下酒菜里应有碱性食品，如炒豆芽、菠菜、苹果等果蔬食品。

空腹别吃糖葫芦

有不少人喜欢饭前吃糖葫芦，觉得酸酸甜甜的山楂能开胃，其实这样做是错的。据消化科医生介绍，空腹最好不要吃过多的山楂。

由于山楂味“酸”，空腹吃容易伤害脾胃。健康人在饭前胃部已经处于空的状态，而进食山楂对胃部是一个刺激，久而久之可能会造成胃酸分泌较多，甚至引起胃溃疡。

月饼当早餐易引发疾病

中秋过后，不少医院消化科出现了“月饼患者”。专家称，吃月饼存在各种误区，有人以饼充饥，有人以之当早餐，有人配冷饮吃，有的糖尿病患者也大块进食无糖月饼……

医生指出，月饼属于高脂肪高热量食品，中老年人绝不可多食，糖尿病、肝胆胰疾病患者和有胃肠疾病的患者均要慎食月饼。另外，有十二指肠炎或胃炎的患者切忌空腹吃月饼，即使是健康人群也最好是在半空腹的状态下将月饼当小点心分着吃；同时，吃时切忌配冷饮，因为月饼甘甜油腻，含高糖和高脂肪，进食冷饮后易凝滞，加重胃肠消化负担，且会使血液黏稠度增加。

吃月饼的小窍门

最佳馅料　京式月饼含糖含油最低，馅料以茶叶、豆沙为佳。

最佳分量　大块月饼的四分之一即可，最多不超过一半。

最佳时间　早上吃最佳，如果是晚上吃，一定要在晚饭之前。

最佳搭配　月饼宜与高纤维和高蛋白低脂肪食品搭配，如各种蔬菜、低脂奶、豆腐、豆粥、海带、蘑菇等。

月饼的保存　未吃完的月饼最好保存于冰箱中。如月饼有不新鲜油脂的味道，一定要及时丢弃。

吃外卖——方便中藏隐患

外卖给人们带来方便的同时，也暗藏着诸多食品安全隐患。

无证、无照经营带来的诸多隐患　目前，市场上无证无照经营的外卖加工单位多由于加工场所和卫生设施不过关而无法办理食品卫生许可证。

包装普遍不符合要求　目前，外卖膳食的饭盒多为一次性塑料盒。由于这种塑料盒在盛放膳食时无法做到完全密封，因此膳食很容易在送餐过程中受到污染。另外，这种塑料盒遇高温或油脂会释放出对人体有害的化学物质。

膳食质量难以保证　为了控制成本，有些不法单位会使用价格低廉、质量差的原料，如“垃圾肉”，有些黑心店主甚至会使用垃圾蔬菜、地沟油、变质肉，还会把没卖完的饭菜留到下一餐甚至第二天再卖。

维权困难　人们在订外卖食品时，往往不能索取到发票等有效凭证，一旦发生食物中毒事件，将很难维权。

白米惹的“祸”

米越白，米表层被机器打掉得越多，而维生素主要存在于米表层里。在大家都在庆幸生活好了，能吃上白白的大米的同时，脚气病却开始悄悄地流行起来。

营养专家们呼吁关注维生素 B_1 缺乏的问题，并呼吁政府立法，在面粉中强制加入维生素和矿物质。

吃得科学吗？　太白的米缺少维生素，许多人可能都已认识到。但现实中，仍存在许多错误的认知，比如:“多吃蔬菜和水果,维生素就充足了。”“饭量大,就不缺维生素。”

其实,蔬菜水果里所含的维生素主要为维生素C。维生素C只是维生素大家庭里的一个成员。多吃蔬菜水果虽可补足维生素C,但其他维生素仍可能缺乏。饭量大的人也不一定不缺维生素。许多维生素缺乏者饭量都很大。要讲究科学饮食,合理均衡的饮食结构才是最重要的。

据营养专家介绍,不少人的饮食结构不合理、不均衡,导致维生素和矿物质摄入不足,这已是严重的社会问题。

我真缺吗? 中国人普遍缺乏多种维生素和矿物质,这已是不争的事实。但许多人仍顽固地认为:“别人也许缺,我才不缺呢!”“不补充维生素,我不也活得好好的?”这是毫无根据的侥幸心理。

1.全国第三次营养调查结果显示,与中国营养学会制定的国家标准比较,我国人均钙摄入量仅为49.2%;维生素A摄入量仅为61.7%;维生素B_2摄入量仅为58.4%;维生素B_1、锌、硒、铁摄入量明显不足。可见,维生素及微量元素缺乏的状况比较严重。

2.中国营养学会研究得出的补充维生素和矿物质的配方已公布,并在局部地区推广。调查报告显示,约有80%的使用者相关的缺乏症消失或好转。

3.随着生活水平的提高,某些维生素和矿物质的缺乏状况还会进一步加重。比如维生素B_1,所吃的米加工得越精细,就越缺乏维生素B_1。

绿皮土豆不能吃

市场上的土豆各式各样,如何买到好吃又营养的土豆?专家介绍,一般要选择购买外形圆整、表皮光滑结实的土豆。具体来说,首先要选择个头适中且整齐均匀的;其次是皮面光滑不要过厚,芽眼较浅便于削皮;除此之外,还要注意不要购买脱皮太多、颜色暗淡、起皱、变软、多结节、有霉味、发芽、变绿的土豆。

吃土豆一定要削皮,因为土豆中有一种叫生物碱的有毒物质,多集中在皮里。人体摄入大量生物碱,会引起中毒、恶心、腹泻等反应。此外,发了芽的土豆会产生龙葵素,可抑制呼吸中枢,因此食用时一定要把芽和芽根挖掉,并放入清水中浸泡。炖煮时宜大火。还要注意的是,皮层变绿的土豆,即绿皮土豆,也不要食用。这种土豆的生物碱毒性大大高于土豆芽眼窝中毒素的毒性。

住

室内污染已成为人类健康的隐形杀手。家居装饰材料会挥发多种有害健康的化合物，如甲醛、苯、二甲苯等；室内封闭的环境，也易导致细菌、病毒等微生物的大量繁殖。这些都危害着人类健康。如何拥有环保、健康的居住环境？请阅读本章内容。

室内装修不宜大量使用花岗石

人们对苯、甲醛等室内污染已逐步重视,但对建筑材料的辐射污染还认识不足。专家指出,辐射污染最大的隐患来自石材,因地壳中含有放射性物质,天然石材也一样存在辐射。

石材的放射性对人体的危害有两种,一种是石材中的放射性核素衰变释放出 X 射线,对人体造成外照射,但是这种情况发生的概率非常低;另外一种是氡气的释放,对人体造成内照射。氡是地壳中放射性铀、镭和钍的蜕变产物,氡被列为 19 种致癌物质之一,可诱发肺癌。

根据检测,不同色彩的石材,其放射性也不同。放射性最高的石材呈红色和绿色,白色、黑色的石材放射性最低。因此,消费者应谨慎选择红色、绿色或带有红色大斑点的花岗石品种。专家表示,花岗石不宜在室内大量使用,尤其不要在卧室、儿童房中使用。

巧扮居室,小中求宽

现代家庭住宅的居室以小的居多,狭窄的居住面积常常令人感到烦恼。其实,只要你从色彩、照明、空间利用等方面入手,就可以轻而易举地减少这种困扰。

浅色,尤其是白色,能使人产生膨胀的感觉。因此,针对这一特点,可将原本狭窄居室的墙面、天花板刷成白色或乳白色、浅米色、蛋青色,尤其要注意将有窗的这面墙刷得比其他墙面更亮些,以消除有窗这面墙的暗影,如此便能产生宽敞的感觉。小房间的窗框颜色一定要漆成白色,切忌用墨绿色、深蓝色、黑灰色,以便增加房间的明亮感。

在狭小的房间里,许多家庭往往"一房数用",既是卧室、书房,又兼作客厅、饭厅,因此,各种物品难免混杂在一起。在这种情况下,应充分利用可以利用的空间。如床的下部可以做成多个抽屉或槽箱;走道的上部空间可以立个壁柜;不常用的门扇上可以架起搁板;还有沙发和茶几的下部空间等,都可以用来存放物品。如果各种物品到处乱堆,充满整个房间,会使本来就狭小的房间变得更加拥挤。

还有一点使房间看起来比较宽敞的要领,是让窗帘与墙面的色调基本一致,如果无法做到,那么使窗帘和家具的色调相近亦可。

利用照明也可以改变空间感觉。比如,低矮的房间应该使用槽灯或吸顶灯，而不能用吊灯，这样便可提高包括天棚在内的室内亮度，使人感觉房间更加宽敞。再如，在长沙发的两侧设置立灯，在双人床或长方形案桌的两旁放置台灯，都有扩大空间感觉的作用。

在狭窄的居室内，床上的被子最好放进被柜（或衣柜、床下柜）或平铺在床上，然后罩上床罩，床上整整齐齐，可使人感觉房间更加宽敞。

此外，在墙上装面大镜子，可以使人感觉房间增大；悬挂大幅风景画（山水、园林等），也可使人的视线通过画面的景深而延长，从而达到在视觉上扩展空间的目的。

二手房入住前要消毒

二手房包括出租房大多被人住过，有的被人居住的时间很长，有的甚至几经易主，因此其室内或多或少都会留有一些病菌。如果原住户家人中曾有人患过病，尤其是传染性疾病，那么留在居室内的病菌、病毒就更多。据许多基层卫生监督及疾病预防控制部门检测反映，有不少二手房、出租房内不仅留有病菌与病毒，其种类数量还很多。特别是房间的墙壁、天花板、地面、门窗把手处，以及厨房、卫生间内，都可能存留大量的乙肝病毒、结核杆菌、大肠杆菌、破伤风杆菌等。而且这些病菌和病毒有的能存活多年，例如：破伤风杆菌形成芽孢之后可以数年不死，结核杆菌在干燥的痰中也可存活半年之久。即使原住户中没有传染病患者，也不可能排除他们中没有健康带菌者。这些病菌和病毒很有可能使新入住者得病。因此，基层卫生监督与疾控部门认为，二手房包括出租房正逐渐成为一个传播疾病的途径。他们要求购买二手房的住户以及租房者，在入住前应对房子的室内室外进行一次全面彻底的打扫与消毒，尤其是彻底的消毒灭菌处理。

除去室内异味的妙招

在日常生活中，人们都希望自己的居室空气清新，可是由于一些原因，室内总会出现一些异味。若不消除异味，既影响居室空气，又影响人体健康，同时也会给居住者带来不好的心情。下面介绍几种常见的居室异味消除法。

霉味 每年的梅雨季节，屋内都很潮湿，居室内的衣箱、壁橱、抽屉等常常会散发霉味，可往里面放一块肥皂去除霉味，也可将晒干的茶叶渣装入纱布袋，分放各处，不仅能去除霉味，还能散发出一丝清香。

香烟味 室内吸烟，烟雾缭绕，

有碍健康，用蘸了醋的纱布在室内挥动或点支蜡烛，烟味即除。

厨房异味 在厨房中做饭做菜，饭菜的各种味道混杂，在锅中放少许食醋加热蒸发，厨房异味即可消除。

油漆味 新油漆的墙壁或家具有一股浓烈的油漆味，要去除油漆味，可在室内放两盆冷盐水，1~2天漆味便除；将洋葱浸泡于盆中，同样有效。

炖肉异味 炖肉时，加入几块橘皮，可除异味或油腻，并增加汤的鲜味。

鱼腥味 炒菜锅里有鱼腥味时，可将锅烧热，放一些用过的湿茶叶，鱼腥味就会消失。

花肥臭味 在室内养花，若用发酵的溶液做肥料，会散发出一种臭味，这时可将新鲜橘皮切碎掺入液肥中一起浇灌，臭味即可消除。

家居清洁好帮手

市售的清洁剂是日常家居中最常见的化学品，不仅会刺激皮肤，还存在二次污染的问题。不过，充满智慧的主妇们自有妙招，她们会请来“家居好帮手”。

洗衣绿色帮手——冬瓜、盐 主妇们总是头痛白色的衣物容易变黄，尤其是领口或袖口的汗渍成了“老大难”问题，用漂白剂不仅味道刺鼻，还很伤衣物，这种情况下，可以用冬瓜代替漂白剂。先把衣物浸湿，然后取一小片冬瓜，来回在衣物的汗渍处摩擦几分钟，之后再按平时洗衣的步骤继续洗衣服，就能轻松祛除黄色斑迹。

如果衣服上沾染了酒精或者果汁，先把盐涂抹在污迹处，稍等片刻之后用清水轻轻地来回搓洗，就能轻松地把酒精或者果汁留下的痕迹洗干净。

卫浴绿色帮手——苏打、醋 卫生间里白色的台盆、浴缸以及瓷砖，一旦变脏就很容易被发现，这时万一有客人使用卫生间，一定会大减印象分，主妇们可得把好这一关。除了可用苏打粉洒在表面进行清洗外，还可以洒上硼砂液体，然后用旧牙刷或者海绵清洗污垢。

除此之外，马桶的清洁也不容忽视，洁厕剂不但味道难闻还会污染水质，不如用高浓度的醋酸来代替洁厕剂，厨房里的食醋就是最方便取材的醋酸液体，经过醋的浸泡，污垢就会渐渐消融，如果再用马桶刷来刷，清洁效果会更佳。

地板绿色帮手——蜂蜡加橄榄油 以1:2的比例将蜂蜡与橄榄油混合，搅拌均匀，即成地板蜡。用报纸和旧棉布蘸上自己动手做的地板蜡擦地板，地板马上变得光亮起来。如果把蜂蜡换成柠檬汁，还具有清洁的效果，而橄榄油也可以用植物油代替。

选家居锁不应忽略的细节

在家装五金配件中，锁是其中种类最繁多、结构最复杂的。面对林林总总、各式各样的锁时，你该怎么选择呢？

选择你需要的种类 就门锁而言，常用锁可以分为门户锁、通道锁、浴室锁、卧室锁和阳台锁。

门户锁 必须保证安全，多重保险。

通道锁 无保险功能，适用于厨房、客厅、餐厅及儿童间等不需要上锁的通道门。

浴室锁 门内部分有保险装置，另配备急用钥匙，在门外用钥匙能将门打开，发生意外时可从外部进入浴室内。

卧室锁 在里面锁上保险，外面必须用钥匙开启，适用于卧室及阳台门。

阳台锁 也称庭院锁，室内部分有保险装置，室外部分无钥匙孔。锁舌具备自动回弹功能，保证人在阳台或庭院中时，门不会自动上锁。

选择你需要的材质

不锈钢材料 不褪色，强度好，耐腐蚀性强，适用于频繁使用的房门。

铜材材料 机械性能与加工性能好，适用场所比较宽泛。

锌铝合金材料 常见的门锁材料，质软且轻，材料强度较低，市场上具有较复杂图案的锁具很可能是锌铝合金材料，适用于卧室、厨房等场所。

铝或铝合金 质轻，现代风格较多，可用于对锁具重量有限制的场所。

如何清除室内甲醛污染

怎样减少和降低室内甲醛的污染？首先是保持室内空气流通；保持居室清洁干爽，避免使用含挥发性有机污染物的日常用品，在家中最好不要吸烟，在厨房烹煮食物时要使用抽油烟机。板材中甲醛的释放期为3~15年，不是通过养绿色植物或者开窗通风就能解决得了的。因此，对各类人造板材进行甲醛清除，是解决装修污染的重点，也是真正有效的方法。

其次，目前市场上出现了一些净化室内空气中甲醛的设备和技术，消费者可以根据室内空气污染情况选择使用：

空气净化器 对室内甲醛等污染物质有一定吸附作用。

有害气体吸附器、家具吸附宝 可以对室内甲醛等有害气体进行催化分解。

除味剂和甲醛捕捉剂 在装修过程中使用，可以有效降低人造板中的游离甲醛。

甲醛封闭剂 涂刷于未经油漆处理的家具内壁板和人造板，减少甲醛释放量。需要说明的是，这些产品都是在某种程度上降低和减少室内空气中的甲醛污染，而且与室内空气中甲醛的污染程度有关，最好在了解室内空气中甲醛含量的基础上，有针对性地选择使用。

橱柜选购要“六看”

一看封边 优质橱柜的封边细腻、光滑、手感好，封线平直光滑，接头精细。

二看打孔 现在的橱柜都是靠三合一连接件组装，这需要在板材上打很多定位连接孔。孔位的配合和精度会影响橱柜箱体的结构牢固性。

三看裁板 裁板也叫板材的开料，是橱柜生产的第一道工序。大型专业化企业用电子开料锯通过电脑输入加工尺寸，由电脑控制选料尺寸精度，而且可以一次性加工若干张板，设备的性能稳定，开出的板尺寸精度非常高，公差单位在微米，而且板边不存在崩茬。而作坊式小厂用小型手动开料锯，尺寸误差大，而且经常会出现崩茬。

四看门板 小厂生产的门板由于基材和表面工艺处理不当，容易受潮变形。

五看效果 生产工序的任何尺寸误差都会表现在门板上，专业大厂生产的门板横平竖直，且门间间隙均匀。而小厂生产组装的橱柜，门板的缝不平直，间隙不均匀，有大有小。

六看滑轨 虽然是细节，却是影响橱柜质量的重要部分。由于孔位和板材的尺寸误差造成滑轨安装尺寸配合上出现误差，会造成抽屉拉动不顺畅或左右松动的情况，选购时还要注意抽屉缝隙是否均匀。

怎样购买床上用品

人生 1/3 的时间在床上度过，与被子、枕头密切接触，选择合适的、健康的床上用品很重要。究竟该购买什么样的被子、枕头？如何养护床上用品？听听专家怎么说。

面料决定床上用品舒适度 床上用品一般采用纯棉、涤棉等作为面料，各种面料都有各自的特点，价格也不一样，业内专家介绍了以下几种面料的特点以及鉴别方法。

材料 1：纯棉很柔软 纯棉手感好，使用舒适，易染色，花型品种变化丰富，柔软暖和，吸湿性强，耐洗，带静电少，是床上用品中广泛采用的材质。

但是其容易起皱，易缩水，弹性差，耐酸不耐碱，不宜在100℃以上的高温下长时间处理，因此熨烫棉制品时最好将其喷湿，这样易于熨平。

材料2：提花纯棉更厚实　高支高密提花纯棉织物的经纬密度特别大，织法变化丰富，因此面料手感厚实，耐用性能好，布面光洁度高，是纯棉面料中较为高级的一种。

材料3：涤棉价格实惠　涤棉品牌产品一般采用65%涤纶、35%棉配比的涤棉面料，涤棉分为平纹和斜纹两种。

材料4：真丝最滑爽　真丝外观华丽、富贵，有天然柔光及闪烁效果，感觉舒适，强度高，弹性和吸湿性比棉好，但易脏污，对强烈日光的耐受性比全棉差。

选购床上用品认真识别优劣　专家提醒，在选购床上用品时要认真识别优劣，可以从以下几方面加以注意。

方法1：查标志，看包装　产品使用说明中必须注明制造者的名称和地址、产品名称、规格型号、采用原料的成分和含量、洗涤方法、执行标准、质量等级、质量合格证明等内容，不同说明形式的内容应一致，且规格型号、采用原料的成分和含量、洗涤方法必须采用耐久性标签。

方法2：选名品，看厂家　消费者应尽量在大型商场、超市选购正规厂家的产品，知名厂家的产品在产品品质方面有较好保证。

方法3：查外观，看做工　质量比较好的产品布面平整均匀、质地细腻、印花清晰、富有光泽、缝纫均匀平整。如产品布面不匀、质地稀疏、花纹紊乱、缝纫粗糙，则质量就难以保证。

方法4：闻味道，挑花色　如果产品散发出刺激性异味，就可能有甲醛残留，最好不要购买。在挑选颜色时，以选购浅色调为宜，这样甲醛、染色牢度超标的风险会小一些。

认识被子的特性

羽绒被最轻盈　羽绒被的主要填充物是鹅绒或鸭绒。两者相比较，鹅绒被要比鸭绒被好一些。一般来讲，含绒50%以上的为优质羽绒被。

优点：保暖性好，并具有良好的吸湿性、透汗性，比较干爽。因羽绒被还具有轻、柔、软的特点，其重量要比棉被等轻很多，使用时不会对人体造成压迫感，因此适宜患高血压、心脏病、血液循环不良的人，以及老人、孕妇、儿童等使用。

蚕丝被最环保　最好的蚕丝被应该是用100%的桑蚕丝做填充物。蚕在生长过程中不能接触农药等化学物品，因此蚕丝被应该是“绿色”环保的被子。

优点：蚕丝的主要成分是动物蛋白纤维，含十几种氨基酸，对人体有益。

羊毛被很贴身　羊毛被是最新推出的产品。羊毛纤维具有良好的卷曲特点，因此羊毛的保温性不容置疑；而羊毛又具有很好的悬垂性，因此贴身性好。

优点：贴身，舒适。

牛皮沙发的选购与保养

牛皮沙发色泽典雅、柔软舒适，是集装饰、实用于一体的高档消费品。消费者在选购时可采取“看、摸、坐”的方法。

看　好的牛皮光洁细腻、纹理和毛孔清晰。现在市场上有些打着“牛皮”旗号的沙发，其面料取自猪皮、羊皮。猪皮皮质粗糙、光泽度差，辨认容易；羊皮虽轻薄柔和，但强度不及牛皮，而且由于皮张较小，加工面料往往需要拼接，影响美观。

摸　通过触摸了解皮张的厚薄是否均匀，手感是否柔软，来辨别其是否为牛皮。牛皮的加工技术对其成品的质量有很大的影响，工艺控制得好，熟皮柔软细腻，反之则生硬板结。

坐　上等的牛皮沙发，每一部分都依据人体工程学原理精心设计，人的臀、背部都能得到较好的依托；构思巧妙、造型美观、垫衬物适宜，人坐在上面，身体感觉非常舒适。倘若沙发坐得不舒服，即使外观再漂亮，质地再高级，也是不适用的。

清洗的方法：先用干净的布料蘸有微量洗涤剂的清水，擦去灰尘和污垢，接着用清水抹一至两遍，待水八成干，能使皮革内层保持一定的水分后，再均匀抹上从市场购回的皮革去污上光剂，从而让沙发皮革整洁如新，光亮如初，并且能避免牛皮因日久而变得干燥脆硬，甚至开裂损坏。

室内放置植物也要“因地制宜”

室内养些植物可减少压力、缓解疲劳和预防疾病。美国《预防》杂志撰文建议，在不同的房间放置不同的植物，会收到不同的效果。

厨房　迷迭香或天竺葵。英国一项对144名受试者的研究发现，迷迭香的气味可有效缓解紧张情绪，促进消化，增强身体免疫力。此外，天竺葵不仅香味沁人心脾，还可以被当作香料食用。

卧室　薰衣草。英国南安普敦大学的研究发现，对于轻度失眠的人，尤其是女性，薰衣草更能促使她们入眠。把薰衣草的干花瓣撒在床边，也能起到同样的作用。

书房 开花植物和大绿叶植物。美国研究人员发现，在桌子上摆放一个插满鲜花的花瓶，或在办公室放置大叶植物，能使人的创造力明显提高。因此，不妨在书房放些杜鹃花、仙客来、长寿花，或放几盆巴西铁树。

浴室 芦荟。华盛顿的研究者发现，当环境给人们带来压力和不适时，看看绿色植物，可以防止血压升高。因此，研究者建议，浴室里放上一盆芦荟，可以帮你缓解温度上升带来的不适，同时，也能让你在洗澡后清洗浴室时感到舒服。

客厅 大丁草等开鲜艳花朵的植物。俄罗斯大学的研究者试验发现，大丁草能让人们变得更善于交谈，相处得更为融洽。

冬季养盆植物防“暖气病”

老年人身体抵抗力差，长期待在暖气房里，容易诱发“暖气病”，即发生鼻咽干燥、胸闷、头晕眼花、出汗、血黏度增高、血压改变、尿量减少、软弱无力等症状。

为了避免“暖气病”的发生，要增加室内空气湿度。当空气湿度低于40%时，空气相对干燥，各种细菌繁殖速度会加快。除了传统的用加湿器、在床前摆盆水来加湿外，在室内多养些绿色植物，也是一个不错的办法。

有关专家推荐，有些绿色植物可以帮助不常开窗通风的房间改善空气质量，预防“暖气病”，如会“吐”氧气的仙人掌类植物，可以在夜晚呼出氧气，在清新空气的同时，可使室内湿润温和；而巴西木、发财树等大叶绿色植物可以从叶子中蒸发出更多的水分，增加室内湿度；吊兰、富贵竹、百合、水仙等观赏植物也有很好的“消毒”功能。

需要注意的是，植物也不宜太多，一般一个房间 1~2 盆即可，并且要常给植物浇水，也可以在大叶植物的叶子上喷一些水。

秋冬怎样晾晒被褥

秋冬季御寒的棉质被褥、羊毛衫等都含有角蛋白，是蛀虫卵孵化为幼虫的理想食物。蛀虫在衣柜里生产繁殖会产生大量的病原体危害人体健康，因为被褥中难免会存留一些人体的皮屑、汗液、油脂等，即使是干净的被褥，连续 3 个月不晒，里面也会滋生不计其数的螨虫。由于人们在睡眠过程中散发出的汗渍，时间一长会让被褥变得比较潮湿，容易发生霉变，不但气味难闻，而且容易产生棉虱、毛霉孢子。因此更要注意经常晾晒，及时除掉棉絮中的水分和病菌，这样既可增加被褥的使用寿命，又能增加其弹性和保暖能力，且有利于人体健康。

但是，晾晒被褥应讲究科学，尤其是以下几个方面要多加注意：

首先，要选择风和日丽的天气晾晒被褥，尽量避免大风天，以防空气中的飘尘和花粉等落在被褥上，把被褥弄脏。还要选择在空气干净的地方晾晒被褥，以免被褥在晾晒过程中受到“二次污染”。

其次，久存不用或新购被褥，用前都要进行一次晾晒，以利干燥卫生；正在使用的被褥每周晾晒一次即可。

第三，冬日气温虽然不高，但午后温暖阳光中的紫外线相对较强，再加上冬日空气比较干燥，仍能满足人们驱潮除霉杀菌的晾晒需求。一般来说，以每天中午11点到下午2点晾晒被褥最为合适。

第四，在晾晒过程中，还要不时适度拍打被褥，以去除空气中落下的粉尘和人体皮肤掉下的皮屑，使被褥更干净。

第五，羊毛被褥和羽绒被褥不要在日光下暴晒，只要在阳台等通风处晾一小时就可以了；如放户外晾晒，最好在其上面盖一层薄布，尽量避免或减少阳光直照对其纤维造成损害，以延长使用寿命和维护良好的保暖性能。

哪些植物有驱蚊功效

驱蚊主要选用一些有气味的植物，有些是香的，有些是臭的。当然，这些味道的香臭是人体所感觉的，对蚊子来说，也许都是“不受欢迎的”。

番茄 吃过番茄的人都知道番茄好吃，可是它绿色的柄和蒂的味道却十分呛人，当然蚊子也不喜欢。

夜来香 又名夜香树，叶片心形，边缘披有柔毛。每逢夏秋之间，会绽开一簇簇黄绿色的吊钟形小花，当月上树梢时即飘出阵阵清香，这种香味却令蚊子害怕，是驱蚊佳品。

薰衣草 薰衣草本身具有杀虫效果，人们通常把用薰衣草做成的香包放在橱柜中，也有的把它放在卧室，用于驱蚊。

猪笼草 是典型的食虫植物，它长有奇特的叶子，并且顶端挂着一个长圆形的“捕虫瓶”，瓶口有盖，能开能关。

天竺葵 天竺葵具有一种特有的气味，能使蚊蝇闻之而逃。

七里香 其叶片有浓浓的甜香味，驱蚊效果很好。

食虫草 只要有小蚊虫落在食虫草上面便会被粘住；若有灰尘散落在上面，数天后也会被消化得无影无踪，摆放一盆在家中，捉蚊又吸尘。

驱蚊香草 驱蚊香草散发的柠檬香味主要来自有驱蚊功效的香茅醛、香茅醇等多种芳香类天然精油。

夏秋防蚊叮咬有秘诀

蚊子是人类的天敌，是四害之一。被蚊子叮咬除了传播疾病(疟疾、乙脑等)外，还会使人出现过敏、瘙痒等症状，甚至使人彻夜难眠。因此，夏秋季节重视灭蚊、防蚊是一项十分重要的工作。然而，看似渺小的蚊子却十分强大，无论人类用什么方法，都难将其完全消灭。因此，在现实生活中，预防蚊虫叮咬以减少其危害也是十分重要的。

蚊虫叮人有选择 研究表明，雄蚊都不吸血，只吸花果的汁液，叮咬吸血的都是雌蚊，它们吸血是为了在产卵时提供给后代更多营养。

蚊子一般在每年5月出动，到8月中、下旬达到活动高峰。夏季、初秋和中秋都是蚊子的活跃时期。最适合蚊子生存的温度是28~30℃，阴雨天蚊子更加活跃。35℃以上时，蚊子就会到防空洞、地下室以及阴凉之地去，这一现象叫“夏蛰”。因此，天气太炎热时，蚊子的活力反而会减弱。

蚊子具有敏锐的感觉，能觉察出谁是它最佳的叮咬人选。研究表明，蚊子最喜欢追逐体内含有较多乳酸和二氧化碳(也就是酸性体质)的人。因此，一些容易排汗，又很少洗澡换衣、身上充满酸臭汗味的人，是蚊子首选的进攻对象；二是洗澡后，使用肥皂、香皂后冲洗不彻底或喜欢抹花露水以及擦头油的人；三是喜欢穿深色衣服，佩戴闪光饰物的人；四是吃水果后，没有擦嘴洗手，留有果香味的人；五是皮肤柔嫩、皮下脂肪丰富的肥胖者。因此，女人比男人、儿童比老年人、胖子比瘦子、脑力劳动者比体力劳动者被蚊子叮咬的机会更多。

蚊虫爱叮咬儿童，儿童由于大多爱动，玩时也不避开蚊子多的地方，加之出汗也比成人多，因此被叮咬的机会自然就比大人多。

杀灭和驱除蚊子的方法 除大家所熟悉的消灭蚊虫滋生地、采用药物熏杀等方法外，还可采取下列方法以减少蚊子的叮咬。

1.要少到蚊虫多的庄稼地、花园、树林中去玩耍，特别是在晚间。

2.加强防护，窗子装纱窗、居室安装蚊帐。在夏季，人们应当少用香水、头油和除臭剂，少穿深色衣服，吃水果与糖果后一定要刷牙，并将嘴擦洗干净。

3.吃些大蒜，因为蚊子不喜欢人体分泌出来的大蒜味。

4.服用适量的维生素 B_1,因为 B 族维生素经过人体代谢后,会从汗液中产生一种让蚊子厌恶的气味。

5.蚊子的头部有特殊的测温“天线”,能测出 0.005℃的变化。气温在 36℃以下时,人体表温度一般都比气温高,因此蚊子在飞翔时就会直奔它的目标。因此,经常洗澡(但一定要将香皂、肥皂味冲洗干净)不但可使体表温度低于酷暑炎夏时的外界气温,还会使蚊子的“天线”失灵。同时,汗腺分泌减少,不再散发出更多的酸臭汗味,也就削弱了对蚊虫的引诱。

6.若夜晚在室外工作,可在身体外露部位涂些清凉油、风油精或驱蚊霜等,使蚊虫不敢接近。

7.可在居室养几盆罗勒、薄荷和夜来香等花卉,也可在窗口摆一盆万寿菊,窗前栽 1~2 棵番茄,这些花卉能散发出一种特殊的香味,均有很好的驱蚊作用。

被蚊子叮咬后,要尽量避免搔抓,以防感染。可适当涂擦一些止痒的药物,如清凉油、风油精、炉甘石洗剂、10%的氨水、花露水及碘酒等。

干燥冬季,静电不可不防

进入冬季,许多人感到在工作和生活中被“电到”的次数越来越频繁,在开车门、开灯、开水龙头的时候都可能会被闪光带响的静电吓一大跳,甚至有时会有一种强烈触电的刺痛感觉。有相关研究曾经做过测定,在绝缘良好的情况下,摩擦所产生的瞬时电压有可能高于一万伏特。有的专家甚至认为,静电会在瞬间干扰心脏的正常工作。

对付静电,我们可以采取“防”和“放”两种方法。“防”是指我们应该尽量选用纯棉制品作为衣物和家居饰物的面料,尽量避免使用化纤地毯和以塑料为表面材料的家具,以防止摩擦起电。尽可能远离诸如电视机、电冰箱之类的电器,以防止感应起电。“放”就是要增加湿度,使局部的静电容易释放。当你关上电视,离开电脑以后,应该马上洗手洗脸,让皮肤表面的静电荷在水中释放掉。在冬天,要尽量选用高保湿的化妆品,常用加湿器。有人喜欢在室内饲养观赏鱼和种植水仙花,这也是调节室内湿度的一种好方法。

细菌潜伏的九大死角

真空吸尘器 50%的真空吸尘器被测出含有大肠埃希菌等粪便细菌。由于细菌在真空环境中能存活 5 天,因此,每次用完吸尘器后,应该往吸尘器的刷子上喷些消毒水。

超市手推车 2/3 的超市手推车

把手上都有大肠埃希菌，甚至比普通公共浴室中的都多。因此，使用前要用消毒纸巾擦拭把手。

健身器械 健身中心63%的器械都携带鼻病毒，这种病毒是导致感冒的罪魁祸首。因此，健身时应避免触摸面部。

饭店菜单 菜单人人都看，因此极易传播各种病菌。在浏览菜品时不要让菜单接触餐盘，点完菜后应立即洗手。

飞机上的卫生间 飞机上的卫生间从水龙头表面到门把手，布满了大肠埃希菌和导致感冒的致病菌。因此，乘飞机时传染上感冒的概率比平时要高100倍。

卧室的床 美国普通家庭中的床超过84%存在灰尘微粒。这些微生物寄生在床单上，以人的死皮为食，其排泄物和尸体很容易引起哮喘或过敏。

饮品中的柠檬片 放在餐馆玻璃杯中的柠檬片，近70%含有可致病性细菌，其中包括大肠埃希菌和其他能引起腹泻的细菌。因此，尽量不要在餐馆的饮品中加水果。

隐形眼镜盒 34%的眼镜盒上布满了沙雷菌和葡萄球菌等细菌，这些微生物易引起角膜炎。应该每隔一个月买一瓶新洗液，即使原来的那瓶还没有用完。

浴帘 肥皂泡挂在浴帘上不只不美观，一项研究还发现，用塑料制成的浴帘更容易滋生细菌，繁殖大量病原体，而淋浴喷雾的力量更会使细菌播散至其他地方。因此，最好选用毛料浴帘，并保证每月清洗一次。

门把手和遥控器成感冒病毒温床

你家里是否有感冒患者？如果有，请尽量别接触门把手和遥控器。

美国弗吉尼亚大学研究人员检测感冒患者家中物品后发现，留在门把手和遥控器上的感冒病毒会存活一定时间。此次研究的对象是30名有感冒症状的成年人。其中16人经检测可能患鼻病毒感冒。鼻病毒是普通感冒病毒之一，约75%的普通感冒由它引起。研究人员让这30名感冒患者说出他们接受调查前18个小时接触过家里哪些物品，随后使用脱氧核糖核酸（DNA）技术检测这些物品是否留有鼻病毒。

研究发现，一些患者经常接触的区域，如冰箱门和门把手有40%的概率留有感冒病毒。这些感冒患者家中的调料瓶上同样检测出感冒病毒。其他一些物品也留有感冒病毒，如电视机遥控器、电灯开关、浴室里的水龙头、电话机等。

研究人员还特意把感冒患者的分泌物沾到一些物品表面，以检测当人们完成开灯或接电话等日常动作后，他们手指上是否留有鼻病毒。结果发现，48 小时后，超过一半的实验参与者手指留有病毒。研究人员介绍，这项研究是今后病毒研究的基础，他们希望借此找出使人们远离病毒的方法。

卫生间——全家健康“重地”

美国著名癌症学家曼高斯医生指出：“现代家庭的许多卫生用品应该引起警惕，因为它们有损健康！”

卫生纸 颜色越白的卫生纸，加有越多的荧光增白剂或滑石粉。而这些添加剂多含有化合物苯；有些质量欠佳的卫生纸，还含有甲醛、大肠杆菌等。这些物质长期与皮肤接触可能引发疾病。因此在购买卫生纸时，一定要选用品质可靠、未经漂白的卫生纸，用纸后再用温水冲洗更佳。

清香剂 现在不少家庭喜欢在卫生间放一盒清香剂，使环境变得清新宜人。这些清香剂是化学合成物，建议最好不要放置，想保持空气清新，可经常开窗或使用排气扇。

消毒水 多数家庭都会使用消毒水等清洁用品，并常常将其放置在居室角落或卫生间。消毒水蒸发后，往往会积聚大量有害气体。在浴室沐浴时，其产生的毒性就更强。某些消毒水中还含有二氯苯，会刺激呼吸道，使细胞变异而诱发白血病、肺癌等。因此不要将这些卫生用品堆放在墙角或卫生间里，而应密封后放在通风较好的阳台。

塑料纸篓 许多人家里的卫生间会放一个塑料纸篓。专家说：厕所里放纸篓会大大增加细菌繁殖的速度，使卫生间变成病毒繁殖场和传染源。一般的纸质物品，扔进抽水马桶随水冲掉即可；那些难以冲掉的卫生用品，可自备方便袋，将其带出厕所扔进垃圾桶，这样可使卫生间整洁、减少污染。另外，如厕时间越短越好，喜欢在如厕时看书读报刷手机的人，应该改掉这个毛病。

巧除卫生间异味

卫生间的异味是由硫化氢、甲硫醇、甲硫二醇、乙胺等有害物质产生的。不管气味大小，其有毒物质都是造成家庭污染的“隐形杀手”，是健康的大敌。以硫化氢为例，当空气中硫化氢含量在 30~40 毫克/米^{3}时，人就会感到刺鼻、窒息，引起眼睛和呼吸道不适；当含量在 50~70 毫克/米^{3}时，会引起急慢性结膜炎；即使浓度较低，长期接触也会发生慢性中毒。加上甲硫醇、乙胺、吲哚等有害气体的作用，时间长了，会导致头痛、眩晕、困倦、乏力、精神萎靡、记忆力下降、免疫功能降低，并不同程度地引起神经衰弱和自主神经紊乱等症状。

怎样消除卫生间的异味呢？

1.最简便易行的方法是经常开窗换气，特别是冬天，不要为保暖而紧闭门窗。

2.买两只自己喜欢的广口瓶，将干花插入瓶中，摆放在卫生间里，每隔一段时间滴几滴香水在花上即可。如果条件允许的话，摆放鲜花更好。

3.柠檬是最好的除臭剂，将柠檬切成片状，干燥后放入器皿中置于卫生间，可以防霉除异味。

4.各种调料也是不错的除臭剂，大料、辣椒、香叶、桂皮不仅能够调出上好的美味，也能散发出宜人的清香。

5.绿色植物和水果是最好的除味剂。如洋梨、香瓜、小南瓜等，将它们放在马桶水箱上，既环保好看，香味又自然。

如何清理宠物毛

宠物脱毛时会让人感到很烦恼，因为床上、桌上、沙发上、衣服上，到处都沾满了毛毛，空中飞舞的毛絮更使人“呛”得难受。过敏体质的人在这种环境中还易生病。对付这些恼人的毛毛，可以采取哪些措施呢？

没有工具用清水　化纤类的衣服上面特别容易沾上宠物毛，如果身边没有除毛工具，那也不用着急，只要有水就可以把身上的毛清除干净。方法很简单，先将手在自来水里浸湿，再用手轻轻从衣服上擦过，衣服上的宠物毛就被轻松地沾在手上了。

梳齿套上旧丝袜　除毛梳子用久后，会积存宠物的毛发和灰尘，清理起来很不方便。如果将旧丝袜剪下套在梳子的底部，使用一段时间后取下丝袜，就可以一举清除毛发及灰尘，轻松省事；也可以用皮筋将丝袜固定在梳子柄上，使用起来更方便。

宽胶带代替除毛工具　如果家中没有专门的除毛梳子，可以用宽胶带代替。剪下大约10厘米长的宽胶带，胶面向外缠在手上，用手在有毛的衣物上按压，毛就被沾在胶带上了。一块胶带沾满了再换一块，重复以上步骤。

如何灭蟑螂

1.将新鲜夹竹桃叶、鲜黄瓜、切好的洋葱片、干燥或烤过的橘子皮、柠檬皮等芸香科植物置于蟑螂活动之处，蟑螂便不再靠近此处。

2.热水溶解适量硼酸后，用拖把

或抹布擦拭地板，干燥之后，白色硼酸结晶会渗入地板缝隙，可防蟑螂、蚂蚁等。

3.糖和苏打粉各半，混合在一起，放置在蟑螂出没的地方，3~14 天，蟑螂就会消失不见。

4.取适量洗衣粉加水后稀释，再用抹布蘸一些洗衣粉溶液来擦拭柜子的表面和死角，如此就能使蟑螂逃之夭夭。

5.将一杯肥皂粉加入 4 升的热水中，溶解后的溶液直接喷洒在蟑螂身上，可有效杀灭蟑螂。

自制环保除蟑药

原料　硼酸一盒，250 克洋葱 1 个（约拳头大）切成丁状，面粉 150克，砂糖 1 大匙，奶粉大半匙。

制作　洋葱碎片挤掉一点汁后，混入其他材料中搅拌均匀，水分不要太多。搓成小球状再压平，以不粘手为佳，可做 50 个左右。然后一一摆在纸上阴干，一星期后即可使用。可放在衣柜里，若放置于干燥密闭空间中，效果可维持数月不变。环保专家建议，一般家庭应放置 12~20 个，厨房中应该有 1~10 个，浴室卫生间中至少有 2个。

家有肺结核患者应如何消毒

居室消毒　排菌期间患者应单独居住。居室每天开窗通风是最简单有效的空气消毒方法，一般早晚各开窗通风 1 小时；有条件时每天对居室用化学消毒液（如过氧乙酸）进行喷雾消毒，也可用食醋煮沸熏蒸消毒或用艾叶燃烧熏蒸消毒。消毒时室内人员必须离开房间，消毒后开窗通风半小时后再进入。

痰具消毒　肺结核患者绝对不能随地吐痰。痰最好吐在带盖的玻璃杯内，一方面可以观察痰的颜色和量，另一方面可以防止痰液中的结核菌随时向空气中播散。应急情况下可将痰吐在纸上，并连同擦拭口鼻分泌物的纸张烧掉，不要随处乱扔。有条件时可在痰杯内加 2%的煤酚皂溶液每日消毒 1 次，无条件时将痰液煮沸 15 ~ 20 分钟后倒弃。痰杯用流水冲净，煮沸消毒 20 分钟，或用含 1000毫克 / 升的有效溴或有效氯的消毒溶液浸泡 30 分钟。一次性痰杯用后可焚烧处理。

餐具消毒　患者的餐具应该专人专用，单独放置。用过的餐具在开水中煮沸 20 分钟后晾干，剩余食物煮沸 20 分钟后倒弃。每天将洗漱用品在含有 1000 毫克 / 升有效溴或有效氯的消毒溶液中浸泡 30 分钟并冲洗、晾干备用。

用物消毒　患者的被褥要经常在日光下暴晒消毒，一般每次直接日光暴晒6小时才能达到消毒效果。小的物品如棉质床单、枕巾、衣服等可煮沸10～20分钟，或用0.5%的过氧乙酸浸泡消毒0.5～1小时。化纤织物只能用消毒液浸泡消毒。家具、陈设品、墙壁和地面可用含氯消毒液或碘伏溶液，按照先上后下、先左后右的顺序擦拭消毒。门把手、水龙头、门窗、洗手池、卫生间、便池等很容易受到污染的物体表面，每天用含氯消毒液消毒，再用洁净水擦拭干净。

人员消毒 家属直接接触患者时应戴口罩，护理患者后及时认真洗手消毒，必须用流动的皂液水或碘伏溶液洗净双手。如果条件有限，也可以每次接触患者后用食醋擦拭消毒双手。

家庭救火常识

水火不相容。遇见火灾，很多人会立即想到用水扑救，可是有些火灾却是不能用水来扑救的。

电脑、电视机着火不能用水扑救，因为电脑或电视机温度突然下降，会发生爆炸。电脑、电视机着火后应马上拔下电源插头，使用干粉灭火器扑救。如果发现及时，可以在拔下电源插头后迅速用湿地毯或棉被等覆盖，切勿泼水。

油锅着火不能用水扑救。因为水遇到热油会形成“炸锅”，使火到处飞溅。可用锅盖或大块湿布盖到起火的油锅上，使燃烧的油火接触不到空气，因缺氧而熄灭。

油漆着火不能用水扑救。应用泡沫灭火器、干粉灭火器、1211灭火器或沙土进行扑救。

家居健康的18个细节

在您为自己精心选择、装扮温馨的家时，健康细节一定不能忽视，否则就真的变成“看上去很美”了。请一定留意以下18个健康细节。

卫生间太潮易得病 潮湿的卫生间容易使真菌滋生、繁殖，诱发呼吸道疾病。因此，湿墩布应在晾干后再放入卫生间，保持下水道的畅通，勤开排气扇。有条件者可装备电地暖起到除湿的作用，让卫生间更健康！

巧除家中异味 在花盆中掺入一些鲜橘皮，壁橱、抽屉内放一包晒干的茶叶渣，炒锅中放少许食醋加热蒸发，都能去除异味。最好用自动密封的地漏，防止返味。

屋里花多眼睛累 室内摆放植物要少而精，太多会破坏环境的整体感，不仅难以起到调节心情的作用，还会造成视觉疲劳。

选对窗帘睡个好觉 植绒面料的窗帘较为厚重，吸音、遮光效果好；

选用红色、黑色搭配的窗帘，有助于尽快入眠。

淋浴房，全钢化玻璃最安全 使用半钢化玻璃或热弯玻璃，在冬天用热水或夏天用冷水时，有可能爆裂，钢化玻璃的安全性则较高。

家用瓷砖，太亮伤眼 白色、金属色瓷砖反光较强，可能导致近视和白内障，不适合大面积使用。装修时，最好选择亚光砖。

把阳台当厨房，危险 把灶具放到阳台，冬季容易冻裂管线，引发安全事故；春夏多风季节，火容易被吹灭，造成燃气泄漏。

买家具，样品最环保 家具样品在空气中置放时间较长，甲醛、苯等有害物质释放比较彻底；样品多使用真材实料，有些厂家还会进行除醛处理。

装饰房间，少用油画 油画颜料中含有一定量的可溶性锑、砷、钡、铅、汞、硒等元素，如果被人体过量摄入，会危害健康。

床垫别老睡一面 床垫老睡一面容易导致弹簧变形、床垫凹陷，新床垫最好隔 2~3 个月调换一下正反面和摆放方向。

马桶刷，半年一换 马桶刷用久了刷毛会脱落，容易藏污纳垢，最好半年一换。如果放在不透风的容器里，也容易滋生细菌。

宠物毛发，用茶叶末扫 将喝剩的茶叶末沥干，洒在地上，再用扫帚打扫，很容易卷走宠物的毛发，用冲泡多次的茶叶效果更好。

有抽油烟机也要开窗 抽油烟机虽然能抽走油烟，但并不能抽走燃气燃烧时产生的废气，这种气体对人体的危害更大。

家具长虫，涂点花椒末 对遭虫蛀的木家具，可将尖辣椒或花椒捣成末，塞入虫蛀孔，然后涂抹液体石蜡，连续 10 天即可除虫。

选地漏，最好选自动密封的那种 水封地漏排水量小、流速慢，还会返水、返味；PVC 地漏抗老化性能差，遇冷遇热容易变形。

壁纸，只贴一面墙 壁纸本身及胶黏剂会释放挥发性有机化合物，因此，不妨只用来装饰电视墙、主题墙等视觉点。

出汗多，用竹炭床垫 竹炭多孔结构使竹炭床垫可以吸附皮肤排出的二氧化碳、氨及高湿的汗气，保持睡眠时身体舒爽。

房间颜色也能治病 橙色可以诱发食欲，靛蓝色有助于减轻患者手术后的疼痛，紫色可以安神、消除紧张情绪。

易被忽视的厨房卫生误区

用隔夜自来水 生活中，不少人都习惯清晨一打开水龙头就用水刷牙、洗脸、做饭，更有甚者，直接饮用自来水。最新的研究发现，隔夜水龙头往往窝藏有一种名为嗜肺军团杆菌的细菌，人若感染了这种细菌，就会得一种症状酷似肺炎的“怪病”，医生们也常把它当作肺炎来治疗，到后来才发现治疗无效。患者常有胸痛、嗜睡、烦躁等中枢神经症状，或伴有腹泻、腹痛、恶心、呕吐等消化道症状。当前对此病比较可行的预防办法是正确使用自来水，应把水龙头打开，让停留的隔夜水流出后再使用。

样样都进消毒柜 眼下多数家庭有了电子消毒碗柜，对越来越注重身体健康的人们来说这是件好事。但有的人不管什么东西都往消毒碗柜里塞，这是不对的。如搪瓷制品是在铁制品的表面镀上两层珐琅制成的，而珐琅里含有对人有害的珐琅铅及铜化物，色彩艳丽的油彩通常还含镉，在高温下它们会逐渐分解，附着在其他用具上，进食时就会危害人体健康。

床靠墙容易睡出关节炎

墙壁的温度和室温可以相差3~8℃。如果人和墙之间没有20厘米以上的距离，或者没有木质材料等的阻隔，墙壁的寒气就会对人体造成伤害。人体如果长期受风、寒、潮影响的话，极可能诱发一些病症如关节炎、风湿、类风湿等，在女性还可能导致痛经，严重者甚至可能导致心脑血管、消化道疾病的发作。尤其是在夏季，人的汗毛孔都是张开的，长时间挨着墙睡，受风寒的影响更大。此外，床靠墙放还有另外的隐患，如果墙壁另一边是邻居家，他们又在墙壁背后放置了电视或者电脑，那就有遭受辐射的风险，因为电视机或电脑背后的辐射最强。据有关研究人员测试，显像管电视后面的辐射非常强，隔着10厘米厚的墙壁还有0.9微特斯拉，大大超过安全范围。

因此，床最佳的摆放位置应该是床头不要紧靠与邻居相隔的墙壁，与周围墙壁尽量保持20厘米以上的距离。如果因住房面积所限一定要把床具挨着墙，则可以在床和墙之间加木板或者几层布围等，阻隔凉气的侵袭。

谨防装修不当造成饮用水污染

目前，家庭装修中进行水管改造是比较普遍的装修项目，新房装修和旧房改造装修都会遇到这样的问题。而装修时人们往往会忽视给水管材的选择。饮用水管道污染主要有以下三种情况：

重金属铅污染 主要来自于PVC塑料中的热稳定剂铅盐。

生物污染 主要是由于管材氧渗透和透光，使管内的水介质滋生细菌所致。

化学性污染 主要来自于管道接触材料的渗透。在装修中，防水材料是与管道接触最多的材料。

为防止装修中的饮用水污染问题，首先要注意管道改造时使用材料的选择。装修中安装和更换的饮水管必须满足健康的需求，水管的各项卫生指标必须符合国家标准。在进行家庭装修管道改造时，不要使用国家明令淘汰的建筑装饰装修材料。消费者购买家用塑料管材时，最好向商家索要产品质检报告，别图便宜购买无厂名、厂址的管材。

其次，要注意管道改造的施工工艺。此案中的装修公司在进行地面防水施工时，未能在自来水水管与防水涂料间设置水泥黄沙隔离层，使水管与防水涂料直接接触，导致水源被污染。

“环保装修”四大误区

误区一 家庭装修的有毒物质主要来源于板材和家具，而非胶合剂。

事实：木材本来无毒，而胶水含有大量甲醛和苯，因而有毒物质来源于胶水而不是木材。并且家具板材只占家装的一部分，或者说是家装有毒来源的一部分。

误区二 板材、家具有毒都无法解决，墙面披灰更是小事，不值得一提。

事实：墙面是家装中最重要的环节之一，不但面积大，而且笼罩整个房间。双飞粉本来无毒，但在调制腻子时需加入大量的化学胶水而导致其有毒；并且大家错误地认为披灰是小事，从而大量使用劣质胶水，使房间空气更加恶劣。

误区三 装修完后多开门窗通风就行了。

事实：因为使用了化学胶水而导致板材和家具有毒，胶水中的甲醛释放时间为5~15年，开几个月窗是无济于事的。

误区四 胶水是用甲醛和苯做的，不含甲醛和苯不可能。

事实：随着科技的飞速发展，不含甲醛和苯的健康植物胶已经过国家环保产品质量监督检测中心检验认证，并投入生产，将慢慢取代含甲醛和苯的化学胶。

生活中的十个“最差位置”

生活中哪些地方最脏、对健康最不利？美国《预防》杂志撰文为读者总结如下：

1.放牙刷的最差地点：卫生间洗手池边。洗手池一般都在抽水马桶旁边。专家指出，抽水马桶上每平方厘米有49.6万个细菌，冲马桶时，这些细菌可以被冲到30厘米远处，从而污染你的牙刷。因此，最好把牙刷放在卫生间带门的橱柜里。

2.入睡的最差地点：床上多层毯子下面。身上可以少盖一点，通过手脚帮助身体散热，能更舒适地入睡。

3.冷却食物的最差地点：冰箱。食物做好后最好在桌上冷却1小时，或将它分成小份再放进冰箱，这样会冷却得快点。

4.飞机上的最差座位：机舱后方。整个机舱就像个跷跷板一样，离中部越远，颠簸得越厉害。

5.放手袋的最差位置：厨房餐桌上。研究发现，手袋底部每平方厘米有6.5万个细菌，而多达1/3的手袋都携带大肠杆菌。

6.公共厕所的最差位置：中间的厕位。研究表明，人们在上厕所时，往往喜欢选择中间的厕位，因此，中间厕位的马桶按钮上的细菌比两头厕位按钮上的细菌含量更多。

7.健身操课堂的最差位置：前方和中部。跳健身操时，很多人喜欢靠近镜子看看自己动作是否规范。但研究发现，在装满了镜子的屋里运动会让女性对自己身材的不完美处倍感焦虑。因此，跳健身操时最好站在中间靠后部位。

8.床头灯的最差位置：床头顶部。从床头顶部直射下来的灯光虽然足够明亮，但会阻碍人体褪黑激素的分泌，从而影响入睡。最好将床头灯放在床侧，这样既不影响你看书又有助于入睡。

9. 用耳机的最差地点：飞机、地铁和火车上。研究发现，在嘈杂的环境里用耳机，你会把耳机音量调得过高。

10.看电视的最差位置：餐厅。如果吃东西时分心，就会不知不觉吃下过多的食物。研究证实，边吃饭边看电视的人比边吃饭边听音乐的人吃得更快，吃下的东西也多71%。因此最好不要在餐厅里看电视。

什么花不宜在室内养

国家室内装饰协会室内环境监测中心指出，11种鲜花不宜在室内种植，如兰花、含羞草、紫荆花、月季、百合花、夹竹桃、夜来香、郁金香、黄花杜鹃等。这些花卉有的会引起失眠、脱发、咳嗽、头痛，有的则会引起皮肤过敏、发痒、肿痛等。万年青中含有一种有毒的酶，它的茎叶汁对皮肤有较强的刺激性，若被儿童误食会强烈刺激口腔黏膜而引起水肿，严重者还会失音。

另外，室内养花不宜过多，因为绿色植物除了进行光合作用外，还要进行呼吸，室内养花过多就会造成二氧化碳超标，导致植物与人争夺氧气，对人体健康不利。

用

高品质的生活是每个人的追求。生活中的一些妙用也能助您拥有健康、优质的生活。例如，挑选好陶瓷餐具避免重金属污染危害家人，大蒜除了调味外还能环保地贮存食物，苏打粉可以用来保洁，等等。打造美好生活，大家行动起来吧！

使用牙签有讲究

用餐后使用牙签剔牙是很多人的习惯，但也有人会担心，使用牙签会让牙缝越来越大，如果掌握了剔牙的“要领”，就可以轻松地解决这个“难题”。

“要领”很简单：在使用牙签时，牙签应与牙间隙中的牙龈呈 45° 角，然后用牙签的侧线沿着牙面依次刮剔，动作一定要轻柔，尤其是刮剔到牙齿凹陷面和牙根处时更要小心，以免损伤牙龈。其实，如果剔牙用力适当，一般不会出现问题。从健康的角度讲，保持牙缝间的干净，远比剔牙所造成的牙缝增大更有可取之处。

当然，牙签对老年人更为适用。因为老年人牙床萎缩，牙根暴露多，牙间隙大，用起来更方便，并且效果更好。而年轻人时牙间隙较小，牙周、牙床也没有出现萎缩现象，为防止牙间隙过大，最好使用牙线清洁。

另外，有些人吃饭后不论是否有食物嵌塞，都要将牙缝剔一遍，才感觉舒服干净，这是没有必要的，还不如饭后漱口来得方便。

挑选陶瓷餐具有学问

要挑到质量好而又对健康无害的陶瓷餐具讲究一看，二听，三试。

看　就是要将瓷器上下、内外细细观察一遍。一看瓷器釉面是否光洁润滑，有无擦伤、小孔、黑点和气泡；二看形状是否规整，有无变形；三看画面有无缺损；四看底部是否平整，是否能放置平稳，有无毛刺。

听　就是听轻轻弹叩瓷器时发出的声音。如声音清脆、悦耳，则说明瓷器细致密实、无裂损，在高温烧制时瓷化完全；如声音暗哑，就可断定瓷胎有裂损或者瓷化不完全。这类瓷器遇冷热变化易开裂。

试　就是试盖、试装、试验。有的瓷器带盖子，有的瓷器由几个配件组合而成，在挑选瓷器时，别忘了将盖子试盖一下，将元件试组装一下，看看是否合适。另外，有的瓷器具有特殊功能，如滴水观音能自动滴水，九龙公道杯在酒斟满到某一位置时会全部漏光。这些功能要试验一下，看其是否正常。

为了降低产品中的铅、镉对人体的影响，选购陶瓷餐具时还需特别注意：

1.对盛装食物的用具，应注意其与食物接触面的装饰。盛装酸性食物的器皿，应尽量选用表面装饰图案较少的产品。

2.选购时注意图案颜色是否光

亮，若不光亮，可能是烤花时温度未达到要求，此类产品的铅、镉溶出量往往较高。

3.要特别警惕那些用手即可擦去图案的产品，这种产品铅、镉溶出量极高。

4.对不放心的产品，可用食醋浸泡几个小时，若颜色有明显变化则应弃之不用。

健康忠告 选陶瓷餐具别太看重外面的花纹图案，特别是不要用内壁带彩绘的碗、盘。新买的餐具可以先放在醋里泡 2～3 小时，以降解彩釉中的有害物质。另外，彩瓷餐具千万不要放在微波炉里使用。

美容巧用橄榄油

橄榄油是一种淡黄色的透明液体，富含维生素A、维生素D、维生素E、维生素K等，这些都是易于被皮肤吸收的脂溶性维生素。尤其是其维生素E含量，每100克橄榄油中含8毫克维生素E，是所有植物中含量最高的。橄榄油俗称“美人油”，可谓用处多多。

护发 洗发前，将适量的橄榄油均匀抹在头发上，20分钟后按照正常程序洗发即可。

上妆 经常化妆的女士一定有这样的体验：工作太疲劳，或者睡眠不足时，不容易上妆。这时，你可求助于橄榄油。方法是在基础化妆品中滴1～2滴橄榄油，揉搓后均匀涂抹于面部，皮肤马上就变得亮泽而生动。

敷面 先用温水把脸上的油污洗净，以干毛巾轻轻拭去水分，再用棉球蘸橄榄油，遍抹于脸上，目的是增加橄榄油的渗透力。10～15分钟后，用热毛巾敷面，最后以干毛巾轻轻擦拭即可。

去除妊娠纹 用一匙橄榄油擦于妊娠纹处，轻轻按摩，长期坚持，可去除妊娠纹或使之变浅。

防眼角皱纹 用橄榄油在眼角皱纹处轻轻按摩。

美白护肤 用一匙砂糖和橄榄油混合可制成美白面膜，每周用3次，不但能收缩毛孔，还有显著的美白效果。

橄榄油减肥法 沐浴时，先将身体洗净，再以棉花浸橄榄油遍涂全身，然后用热毛巾包裹，10 分钟后再用温水冲洗一遍即可。

正确洗碗，先冲再烫

很多时候在家吃饭也会出现肠道感染，可能就是洗碗这一环节出了问题。专家指出，肠道传播疾病的微生物种类很多，像沙门菌、变形杆菌、副溶血弧菌、痢疾杆菌、大肠杆菌等，其中有些细菌很容易附着，洗碗时不注意，细菌就会产生或附着在碗的周围，从而在使用后引起肠道系统感染。即使把碗浸泡在经过过滤和消毒的自来水中，碗筷也必须在水龙头下用流动水清洗。并且，浸泡时间越长，越容易滋生有害细菌。

正确的洗碗方法是，先用洗涤剂将碗内外的油污清洗掉，然后用流动水冲洗，洗完后，再用100℃的开水将碗筷烫一下，这样一来，残存在碗周围的有害细菌才不会对我们的肠道系统和消化系统产生“威胁”。

另外，现在商场里有很多具有红外线消毒功能的碗柜等高新科技产品，也可起到一定的消毒灭菌作用。不过，消费者在购买时需注意产品是否合格。

含氟牙膏究竟能不能用

含氟牙膏的含氟量在安全范围内，可以正常使用，而且氟元素在促进牙质钙化、防龋方面有很好的功效，因此我们绝不能因噎废食。

儿童应在家长指导下学会使用含氟牙膏，而且牢记牙膏无论含氟与否都不能吞食，因为长期吞食牙膏会引起肠道淋巴细胞增生，导致多发性肠息肉，还会引发过敏反应，如皮疹、过敏性皮炎、慢性咳嗽、腹痛、腹泻等。因此，儿童牙膏的含氟量应少于成人牙膏的含氟量，并且在牙膏包装上明确标出“禁止吞食”的警示字样，让含氟牙膏扬长避短，更好地为人们的牙齿健康服务。

洗涤剂溶于水后再使用

洗涤用品放得太多，或者直接倒在被清洁物的表面，会使部分化学物质残留在衣物、餐具甚至食物上，很难彻底漂洗干净。而合成洗涤剂常用的表面活性剂——烷基苯磺酸钠，对皮肤有一定的刺激作用，会造成皮肤粗糙脱皮。

洗涤剂的浓度在0.1%~0.3%最适宜。比如，在5千克水中加入5~15克洗衣粉；使用餐具、瓜果洗涤剂时，在一盆水里滴数滴即可，而且用后要彻底清洗，这样不但能减少残留，还能减少对皮肤的伤害。需要注意的是，尽量不要把洗涤用品直接涂抹或喷洒在物品上，这样会造成局部用量过大，容易在衣物上留下痕迹或在果蔬、餐具上残留，很难清洗干净。

由于少量的残留很难避免，最好尽量用肥皂或专用的洗涤液清洗贴身衣物，而不要用合成洗衣粉。清洗时不要使劲揉搓衣服，洗后在阳光下晾晒，都可以减少洗涤剂的残留。清洗餐具、水果，也要彻底漂洗干净，有条件的话，可以选用天然植物型的环保洗涤剂。

蒜的妙用

蒜是调味品，可是又有多少人知道它其实还是生活中的“万金油”呢？

1. 家里如果贮存豆类或是大米，最怕的就是竹篮或米桶等容器里生虫。那么，您不妨在这些容器里放进几瓣大蒜，就可以保护豆类和大米长时间不生虫。

2.想要长时间地贮存鱼干、海带等海货，首先要把这些海货进一步晒干或烘干，放进一个密封性较好的罐子里，再在罐子里放上几瓣大蒜，最后把盖子密封起来，每次需要时取出一些，海货就不会那么容易变质了。

3.家庭烹调使用的酱油，放置时间长了可能会逐渐变质。如果想要解决这个问题，让酱油的保质期更长一点，您只需要剥出几瓣大蒜，切成薄薄的蒜片，然后在酱油瓶里放进那么几小片，酱油就不太容易变质了。

4.夏季，花盆里常会有蚯蚓悄然出现，这时可以用水浇透花盆后，把几只大蒜捣烂成汁后加水稀释，再把溶液倒入花盆里，蚯蚓便会自动钻出。植物上的各种害虫，也可以用大蒜汁加水稀释后喷洒在植株上，即可杀灭害虫。

选择蚕丝被、羽绒被还是棉被

走进时下的床上用品商店，各种类型的被子花样繁多：羽绒被、羊毛被、蚕丝被、九孔被……有些商家甚至声称其产品具有杀菌防病的功效。这些不同材质的被子究竟有何不同呢？

中国家用纺织品行业协会资料表明，按填充物来分，目前我国被类产品主要有喷胶棉、中空纤维（包括四孔棉、七孔棉、九孔棉）、棉花纤维、羽绒、羊毛、丝棉、驼绒等种类。专家指出，新材质的被类产品改良了传统棉被纤维容易板结、回弹性较差、不易清洗等缺点。例如，蚕丝被以天然蚕丝为材料，透气、轻软、触感舒适；以七孔棉、九孔棉为主的多孔纤维具有较好的弹力、蓬松性好，可以机洗；羊毛被、驼毛被等具有较好的保暖性，且不易板结；羽绒被重量非常轻，不易变形。

有研究表明，被窝内的温度在32~34℃时人最易入睡，那么，挑选什么样的被子才能让被窝内达到最佳温度呢？

被子的重量　专家认为，被子的重量是一个关键因素。被子过重会压迫胸部，导致肺活量减少，使人易做噩梦；一味追求被子轻也不好，可能会让睡觉的人有不踏实的感觉。因此，专家建议大家选择有点重量的被子。

被子的厚薄 从医学角度讲，如果被子太厚会使人在睡眠时的体温过高，新陈代谢加快，汗液排出后容易引起血液黏稠，从而增加心血管梗阻的风险。春秋季节，应选用蚕丝被、七孔被等轻薄一些的被子。

被窝内的湿度 睡觉时，因汗液蒸发，被窝内的湿度常常高于60%，使皮肤受到刺激，影响睡眠。但被子营造的小环境也会受地域、季节的影响。南方气候较潮湿，透气性好的被子会给人舒适感，最好选择蚕丝被、七孔被等。而在干冷地区，透气性好并不适用于人体对环境湿度的要求，不妨盖棉被。

被子的材质 对于市面上出现的有杀菌、磁疗功效的功能性被类产品，专家表示，目前国家还没有关于功能性纺织品的标准，新材料被子的功效很难评定，而传统棉被的适用性更强，大多数人对棉制品也不会产生过敏反应。因此，一般来说，老人和儿童最好选用普通棉被，平时多拿出去晾晒，即可让人睡得香甜。

常为菜板消消毒

有关部门对一些家庭菜板进行抽检，发现每平方厘米的菜板上藏匿有40多万个细菌，有的还含有多种致病菌，因此对菜板的清洗消毒不能忽视。现将简便易行的菜板消毒方法介绍如下。

日晒法 先将用过的菜板表面刮洗一遍，然后放在烈日下暴晒30分钟以上，利用阳光中的紫外线可达到消毒的目的。

洗烫法 用硬刷和清水将菜板刷洗一遍，病菌可减少1/3，若再用沸水烫一遍，残存的病菌就少多了。

刮板撒盐法 每次使用菜板后，将菜板上的残渣余汁刮净，并保持每周往菜板上撒一次盐。

化学消毒法 1千克水加入新洁尔灭5毫升，浸泡菜板15分钟左右，然后用清水冲洗干净。

如何在家清洗首饰

纯金首饰 为保护黄金饰品的光泽，可以在上面薄薄地涂上一层指甲油。如果表面已有黑色的膜，可用食盐2克，小苏打7克，漂白粉8克，清水60毫升，配制成“金器清洗剂”，把金首饰放在一只碗中，倒入清洗剂，2小时后，将金首饰取出，用清水（最好不是硬水）漂洗后，埋在木屑中干燥，然后用软布擦拭即可。用盐和醋混合制成的清洗剂来擦拭纯金首饰，可令其历久常新；用牙膏擦拭或用滚热的浓米汤擦洗金饰，也可恢复其光泽。

纯银首饰 将银饰放在乙醇含量90%的酒精里浸泡12小时，擦净之后将其吹干；或将牙膏挤在布上直接擦拭。

钻石首饰 清洗方法有三种。第一种，清洁剂清洗法。先将钻石浸在一小盘加入了清洁剂的温水中，然后用小刷子轻轻洗刷钻石首饰，再将钻石首饰放在滤网上用温水冲洗，最后用布吸干水分。第二种，冷水浸泡法。取半杯家庭用氨水，加入同等容量的清水，将钻石浸在溶液中约30分钟，然后用小刷子轻轻洗刷钻石首饰周围的镶嵌金属，再放入溶液中轻轻摆动，取出后用纸将水分吸干，无须冲洗。第三种，快速浸洗法。购买一套首饰清洗液，依照说明方法洗涤钻石首饰。

珍珠首饰 清洗珍珠时，可以将其浸泡在无酸性的清水中，千万不能用碱性太强的溶液清洗。另外，日常生活中，应在化完妆后再佩戴珍珠首饰，因为任何美容品都对珍珠有损害，包括香水和发胶。

宝石首饰 对一般的宝石首饰，可取一碗温热的清水，其中加入适量中性洗洁精，然后用棉花（或小毛刷、旧牙刷）蘸水轻轻擦拭首饰。待将污垢清除之后，再把首饰在另一碗清水中漂洗一下，然后放在通风处晾干，首饰便可恢复其光亮的本来面目。

翡翠首饰 翡翠对酸是非常敏感的，强酸可以使翡翠的颜色起变化，弱酸同样也可使翡翠的光泽受到影响。因此在佩戴翡翠首饰时，绝不可接近酸性液体。在清洗翡翠时要用温水，清洗剂以弱碱性为好，但不可用有漂白剂的清洗液。擦拭时，可用软刷、软布，注意浸泡时间不宜过长。

醋的妙用

1.毛巾用久了会变硬，可以放在醋水中煮一会儿，洗净后即会重新变软。

2.水壶有了水垢，把醋水放到壶里煮，水垢容易去掉。

3.在鞋油里加几滴醋擦皮鞋，皮鞋会变得格外光亮。

4.把鱼放在加有醋的水中泡2小时，鱼鳞容易刮干净。

5.不锈钢壶上的水垢用白醋可以洗掉。

6.在牙膏中滴2~3滴醋刷牙，能除去烟垢，使牙齿洁白，但刷后需用水漱干净。

7.房间充满烟气时，可用毛巾蘸稀释后的食醋在房间里挥动，有很好的除烟效果。

8.写毛笔字时，用醋代水磨墨，写出的字又黑又亮，且不易褪色。

9.新买的锅用醋洗干净后再煎鱼或炸食品，就不会粘锅了。

不同窗帘的清洁方法

软百叶窗帘 清洗时先把窗帘关好，在其上喷洒适量清水或擦光剂，用抹布擦干，即可较长时间保持清洁光亮。

滚轴窗帘 将它拉下成平面，用布擦。滚轴通常是中空的，可用一根细棍，一端系着绒毛伸进去转动，就能除去灰尘。

天鹅绒窗帘 应把窗帘浸泡在弱碱性清洁剂中，用手轻压，洗净后放在架子上沥干，就会使其光洁如新。

帆布、布或麻制成的窗帘 用海绵蘸些温水或肥皂溶液、氨水溶液混合制成的液体进行擦抹，待晾干后卷起来即可。

静电植绒布窗帘 这种窗帘切不可浸泡在水中揉洗或刷洗，只需用棉纱头蘸上酒精或汽油轻轻擦拭就行。如果绒布过湿，切忌用力拧绞，以免绒毛掉落，影响美观。可用双手压去水分或让其自然晾干，保持植绒的本来面目。

奥地利式花边窗帘 清洗时先要用衣物吸尘器吸除灰尘，然后用一把柔软的羽毛刷轻轻扫过，但一定要小心，别将装饰花边弄破或弄歪。

“健康新家电”真的能让你“健康”吗

在热热闹闹的家电促销宣传攻势中，我们总能听到一些新鲜的名词，“银离子”“除菌程序”“负离子”“电子除尘”等功能，令人眼花缭乱。

空调

多种净化过滤网

促销宣传：这种空调可以帮您把家里的空气净化，过滤和吸收掉有害物质，特别适合有老人和孩子的家庭。

专家说法：多种净化过滤网就是采用多种技术(如银离子、光触媒、活性炭等)对空气进行过滤和净化，光触媒、活性炭等对过滤和净化空气的确有一定的效果，但是使用寿命有限，时间长了其过滤和净化空气的功能也会减弱。

负离子送风

促销宣传：负离子对人体好，有保健作用，有这种功能绝对比没有好。

专家说法：所谓“负离子送风”就是在空调上加了一个负离子发生器，在送风时把负离子吹出。环境中的负离子如果达到一定量的确会有保健作用，但是很多家电的负离子发生量很小，很难达到保健所需要的量，因此作用不会太明显。此外,在空调环境里本来氧气就不足,负离子发生器也要消耗一定氧气。因此改善空气质量最好还是开窗通风。

冰箱

0℃保鲜

促销宣传:您家的活鱼、海鲜等鲜活的食物如果不马上吃,可以放在这种0℃保鲜室里,过一段时间再吃还能很有鲜味,而且营养物质也比在普通冰箱中流失得少。

专家说法:普通冰箱分为冷藏和冷冻,冷藏的温度大概在5℃,0℃以下到-18℃是冷冻温度。0℃保鲜技术就是将温度控制在无限接近0℃,这样既不结冰,又有最好的保鲜功能。"0℃保鲜"是个较为新鲜且更值得揣摩的研究课题,其关键是能否将温度精确地控制在调定值范围内。

多重抗菌、循环除臭

促销宣传:将剩菜、开了包装的熟食等放在里面不会串味儿,这种功能还能防止食物中的细菌繁殖,因为用的材料是抗菌的,比普通冰箱抗菌除臭效果都好。

专家说法:目前市场上抗菌除臭的电器产品比较多,有的使用紫外线、臭氧、抗菌材料等。冰箱的抗菌功能主要是使用了抗菌材料,这对抗菌有一定的作用。但是大家别忘了,冰箱永远是冰箱,即便具有抗菌功能,消费者也不可能把它作为消毒柜使用。另外,在10℃以下的环境中,绝大多数细菌的生长速度会放慢。冰箱保存食物的常用冷藏温度是4~8℃,有些细菌在这种温度下仍然会繁殖。抗菌冰箱主要是在冰箱的部分部件材料里添加了专用的抗菌剂,可以抑制冰箱内壁、门把手等表面的细菌繁殖。但这并不等于说抗菌冰箱能抑制食品内部细菌的生长繁殖。

洗衣机

特别设计"除菌程序"

促销宣传:平时您可以时不时地就给家里的衣物消消毒,或者给洗衣机内部除除菌,比您用手擦杀菌强多了。

专家说法:除菌程序就是在你的衣服遇到严重污染时,这个程序能自动将洗涤温度设置在合理的温度(比如60℃),在高温除菌的同时增加洗涤的强度。衣服能不能洗干净,水温的确起着一定的作用,但是60℃的水到底能除多少菌就很难说了。另外,有的衣料并不是耐高温的,因此消费者在使用时要注意根据衣料选择洗涤温度。

强力去污

促销宣传:像这类大品牌的洗衣机基本上都是强力去污的,比普通洗衣机强好多，虽然贵了点，但贵得有道理呀。

专家说法：强力去污是通过在洗衣服时增加揉搓的时间和强度，从而达到去除衣服上污渍的目的，这是对洗衣机的标准模式而言，关于去污多少才算是强力去污，目前国家没有统一的标准。比如说，如果在标准模式洗衣能去除50%的污渍，那么如果设置了强力模式能除60%污渍就叫强力去污，去除70%的污渍也同样叫强力去污。因此消费者要根据自己的实际需求购买。

自动取款机安全取款七招

如今，自动取款机（ATM机）与自助银行越来越多，而不法分子也瞄上了那些缺乏安全用卡意识的市民。理财专家介绍，七招可防范银行卡欺诈。

第一招：安全操作ATM机 在ATM机上查询、取款，要留意ATM机上是否有多余的装置或摄像头；输入密码时，应尽量快速，用身体遮挡操作手势，以防不法分子窥视。

第二招：密码最重要 不要向他人透露密码，也不要设定简单数字排列或本人出生日期作为密码，应注意进入自助银行门时是不需要输密码的。

第三招：回执单妥善处置 选择打印交易单据后，不要随手丢弃，应妥善保管或及时处理、销毁单据。

第四招：遇故障与银行联系 如果ATM机出现吞卡或不吐钞故障时，不要轻易离开，可在原地及时拨打ATM机屏幕上显示的银行服务电话，或直接拨打银行的客服中心电话进行求助。

第五招：对“热心人”留心眼 若对ATM机的操作不很熟练，不要随便接受“热心人”的帮助，应找银行工作人员解决。

第六招：识别银行公告 千万不要相信ATM机旁要求客户将钱转到指定账户的公告，发现此类公告应尽快打电话向银行确认。

第七招：警惕短信诈骗 收到可疑手机短信时应谨慎确认，如有疑问应拨打发卡行客户服务热线进行查询，切勿按照短信提示前往ATM机进行操作。

感冒后换把牙刷

美国口腔病理学专家指出，有的人患上感冒或上呼吸道感染疾病后，经医治仍缠绵难愈，除个体抵抗能力差外，还可能与其使用的牙刷有关。

在很多家庭中，大家的牙刷放在一个牙刷杯里，那么一旦有一个人患感冒，则全家的牙刷都可能受到病毒的影响。若刷牙时造成口腔内黏膜损伤，细菌、病毒就会再次进入血液，导致感染。

因此，如果不换牙刷，感冒更不易痊愈，或容易反复。此外，牙刷应放在通风干燥处，如果患过感冒，最好将牙刷用消毒液浸泡消毒或更换一把新牙刷。同时，家庭成员的牙刷最好不要放置在一起，而是多牙杯放置，这样更有利于预防传染性疾病的传播。

花露水洗内衣更舒适

花露水是以花露油为主体，配以酒精制成的一种用品。它具有添香除臭、提神醒脑等功效。此外，它也具有一定的杀菌、消炎作用。

洗头、洗澡 在水中加几滴花露水，能起到爽身、清凉、祛痱止痒的作用。

清洗凉席 用加了花露水的清水擦凉席，可使凉席保持清爽洁净。

洗内衣 在水中加几滴花露水，将内衣浸泡后，再用肥皂洗，晒干后可使内衣清香舒适。

喷洒居室 将花露水和水按1:40配制，喷洒居室，可使居室更洁净。

需要说明的是，以上所提到的杀菌、消炎作用，并不能等同药物的功效。因为花露水的酒精浓度远小于75%，无法真正杀灭细菌。

苏打粉的保洁功能

清洗水果和蔬菜 用冷水清洗水果和蔬菜时，在里面放入 2~3 匙苏打粉，可以去除自来水留下的某些杂质。也可以在湿海绵或洗菜刷上放少量的苏打粉，然后擦在水果和蔬菜上。不管用哪种办法，在食用之前都要彻底冲洗干净。

除掉手上的异味 切完大蒜或洗完鱼之后，手上会留下异味。用水冲湿双手，用两茶匙苏打粉代替肥皂，用力搓手，然后再用水冲洗，难闻的味道就会随之而去。

清洗婴儿奶瓶 要想使孩子的奶瓶清洁如新，请准备一盆热水，放些苏打粉搅拌均匀，将奶瓶、瓶盖和奶嘴都浸泡其中。过一夜之后，将所有东西好好冲洗，晾干待用。也可以将奶瓶放在一壶水里，加上3汤匙苏打粉，煮沸3分钟，然后冲洗，晾干后待用。

清洗菜板 要想使木质或塑料菜板保持干净，你可以偶尔这么做：用苏打粉、食盐和水各一汤匙，和成糊状物，擦到菜板上，然后用热水彻底冲洗便可。

使冰箱保持清洁 要想除去冰箱里的异味，擦净变干的溢出物，你可以将其中的东西拿出，在一块湿海绵上撒上一些苏打粉，然后洗擦冰箱的里面、食物架和隔离箱。之后再用干净的湿海绵洗擦。

使微波炉保持清洁 要想清除溅到微波炉内侧的油污，你可以用两汤匙苏打粉和一杯水制成苏打溶液，将溶液盛在微波炉专用容器里，放于微波炉中，用高火力煮2~3分钟。然后拿出容器，用潮湿的纸巾揩擦潮湿的微波炉内侧。

除去瓷器上的茶垢和咖啡垢 用一块湿布蘸苏打粉，使湿布上的苏打粉呈膏状，然后轻擦茶杯和茶碟，冲洗干净后晾干，待用。

清洗热水瓶 要想除去热水瓶内侧的水锈，你可以把1/4茶杯苏打粉溶于1升水里，将热水瓶装满该溶液，若有必要也可以拿瓶刷在瓶内侧刷一下，以松动周围的水锈。浸泡一整夜，冲洗干净后待用。

家庭节能有妙招

无纺布做抹布 用女士化妆时蘸爽肤水用过的无纺布替代毛巾类的抹布，擦拭窗户、地板、纱窗效果好，抹布上的尘土和毛发能一次性清理干净，比毛巾类抹布易于清理，且节约清洗用水。

选择功率大的电饭煲 煮同样的米饭，700瓦的电饭煲比500瓦的电饭煲要省电。煮1千克的饭，500瓦的电饭煲需30分钟，耗电0.25度；而用700瓦电饭煲约需20分钟，耗电仅0.23度，功率大的电饭煲，省时又省电。

炖牛肉快熟法 炖牛肉费火费时，炖牛肉时加一小撮茶叶，约为泡一壶茶的量即可，用纱布包好同煮，能使牛肉快速煮烂。

煮烂火腿省火法 全瘦肉的火腿煮烂很费火，可以在煮火腿之前在火腿皮上涂些白糖，只需平时一半的时间就能把火腿煮烂，且味道更鲜美。

炖老母鸡省火法 在锅内加20~30克黄豆与老母鸡同炖，熟得快且味道鲜；或者放3~4枚山楂，鸡肉也易烂。

锅的选择和使用

不同的锅有不同的特点，人们在选用时首先应掌握各种锅的不同特点，做到科学用锅、健康用锅。具体包括以下几点：

铁锅 最安全，但容易生锈，不宜盛食物过夜。尽量不要用铁锅煮汤，以免起保护作用的食油层消失。洗锅时也应尽量少用洗涤剂，还要尽量将水擦净，以防生锈。

不粘锅 不宜高温煎炸。若温度达到260℃，不粘锅中的PFOA涂层就会分解。不过，一般情况下炒菜、煮菜的温度都不会太高，可以放心用。

砂锅 砂锅不宜存放酒、醋及酸性饮料和食物。新买的砂锅，最好先用4%的食醋水浸泡煮沸，去掉有害物质。

搪瓷锅 搪瓷锅表面有硅酸铝一类物质，若有破损，便会转移到食物中去。选购搪瓷锅时要求表面光滑平整、搪瓷均匀、色泽光亮。

不锈钢锅 不锈钢若长期接触酸、碱物质，则会起化学反应。不锈钢食具、容器不应长时间盛放盐、酱油、菜汤等，也不应该用来煎熬中药。此外，不要用苏打、漂白粉、次氯酸钠等洗涤不锈钢用具，以免其被腐蚀。

铝锅 不宜用金属铲在铝锅内炒菜。尽量不要使用铝制的餐具。因为铝在人体内长期积累过多会引起智力下降、记忆力衰退和阿尔茨海默病。铝制餐具更不能和铁餐具搭配使用，否则会导致更多的铝离子进入食物。

喝茶后别忘洗杯

茶叶中除了含有茶碱、咖啡因和黄嘌呤等成分外，还含有茶多酚类物质。而后者在空气和水中极易氧化成棕色的胶状物质黏附在杯壁上，即使只用过一两次的新茶杯（尤其是喜喝浓茶者的新茶杯），只要你仔细观察，也不难发现有这样一层薄薄的茶垢，这就是常说的“茶锈”。要是长时间没洗茶杯，其表面就会被一层厚厚的棕褐色茶锈所覆盖。据分析，茶锈中含有镉、铅、砷、汞等多种有害物质。在人们用开水冲泡茶叶或饮用茶水的过程中，难免会使茶锈掉落在茶水内而被不知不觉地喝进肚里，从而给身体带来不良的影响。茶锈会与食物中蛋白质、脂肪酸及维生素等结合形成沉淀物，阻碍营养素的消化和吸收。特别是茶锈等氧化物一旦被机体吸收，还可使肾脏、肝脏等器官发生慢性病变、炎症，甚至造成组织坏死等严重不良后果。

因此，为了防止茶锈损害身体健康，请喝茶后及时洗杯，至少每天1次。

巧用淘米水

1.从市面上买回的肉，有时会沾上灰土等脏物，用自来水洗不干净。如果用热淘米水洗2遍，再用清水洗1遍，脏物就被清洗干净了。

2.砧板用久了，会产生一股腥臭味。可将砧板放入淘米水中浸泡一段时间，再用点盐来擦洗，然后用热水冲净，砧板上的腥臭味就可以消除了。

3.咸鱼放入1盆淘米水中，再加进50克食用碱面，搅拌均匀，浸泡半天，取出便可以烹调了，成菜味道鲜美。

4.新砂锅在使用前，先用淘米水

洗刷几遍，再装上米汤在火上烧半小时。经过这样的处理，砂锅就不会漏水了。

5.砂锅上积了污垢，可用淘米水浸泡烘热，用刷子刷洗，然后再用清水冲净，砂锅上的污垢就被去掉了。

6.用淘米水清洗猪肚、猪肠，效果很好。

7.用淘米水泡干笋、海带、墨鱼等，既易泡涨、洗净，又易煮熟、煮透。

8.常用淘米水洗手，不仅能去污，而且可使皮肤滋润光滑。

9.菜刀、锅铲、铁勺等铁制炊具，在使用过后浸入比较浓的淘米水中，可以防止生锈。

10.毛巾沾上了水果汁、汗渍等会有异味，并且变硬。把毛巾浸泡在淘米水中煮十几分钟，便会变得又白又软又干净。

11.淘米水去油污力强，且不含化学物质，用淘米水洗碗碟，胜过洗洁精。

12.新买来的漆器有一股漆味，如在淘米水中加少许食醋，用干净柔软的布蘸其擦抹漆器，上面的漆味就可除去。

卸妆小窍门

用透明润唇膏卸除珠光眼影、唇膏 透明润唇膏的滋润度完全可以帮你把附着的彩妆卸干净。只需用棉签蘸点透明润唇膏，轻轻擦拭珠光眼影或是唇部，轻松卸妆的同时，又不会伤害眼、唇部的娇嫩肌肤。

用婴儿油卸除身体彩绘 时尚爱美人士热衷的彩绘，不管是涂在脸上还是锁骨、手腕或是背部，都非常迷人醒目，但是由于颜料材质特殊，很难用普通的卸妆品清洁干净。这个时候，不妨试一下先用湿毛巾擦拭一下彩绘处，再用婴儿油来卸妆，这会帮你把彩绘卸得非常干净。

用润肤乳卸浓密睫毛妆 喜欢浓密卷翘妆效的女士，每次刷睫毛时，总会一次又一次地涂刷，直到睫毛变得很硬，刷不动为止。这会给你卸除睫毛妆带来不小的麻烦。这时你可以用棉签蘸取少许润肤乳涂在睫毛上，一会儿睫毛就会恢复到柔软状态。

用指甲油卸除指甲油 如果你的手边只有一瓶指甲油，又想把指甲上残败的指甲油卸掉，怎么办？可以将指甲油涂在指甲上，迅速用面纸擦掉，你会发现残留的指甲油被卸得很干净。

用婴儿润肤巾卸除淡妆 如果你一直习惯化淡妆，并不需要用专门的卸妆品。市面上有很多材质优良的婴儿润肤巾，不仅性质温和，而且对肌肤无刺激，用它来卸妆效果很不错，在卸妆的同时还能滋润肌肤。

用透明胶带卸除亮片妆 目前流行的亮片妆，看起来很炫酷，但是卸起妆来却有点麻烦，明明卸好了妆，脸上还是会闪闪发亮，少许“顽强”的亮片颗粒附着在眼皮上，让你看上去活脱脱像个孙悟空。这时你可以试一下用透明胶带，将透明胶带卷在食指尖上，就可以轻松地把亮片粘下来。记住动作一定要轻，否则透明胶带粘到眼皮上造成拉扯，会让眼周肌肤变松弛。

怎样去除凉席螨虫

一旦发现凉席有螨虫，可将樟脑丸敲碎，把樟脑丸碎末均匀地撒在凉席上，随后卷起凉席放在床上捂上1小时(可将房门关上)。然后除去樟脑丸碎末，再以清水擦抹凉席(抹2次)，然后将凉席放在阳光下暴晒，使樟脑丸气味尽快挥发。

最好每周清除皮屑1次。在地上铺设一张清洁的报纸，卷起凉席用棒轻轻拍打，将凉席上的头发、皮屑拍下，随后再用水擦洗。

新买的凉席及每年首次使用凉席前，要用热开水反复擦洗凉席，再放到阳光下晒数小时，这样可以将肉眼看不见的螨虫、细菌及其虫卵杀死。秋季存放凉席时也以此法进行，再放入防蛀、防霉用品以抑制螨虫的生长。

剃须刀除螨可抹风油精

很多男士都喜欢使用电动剃须刀，但是使用时间长了刀头上会滋生螨虫。要是螨虫侵害皮肤，会使脸上起疙瘩。那么，怎样才能简单地“除掉”电动剃须刀上滋生的螨虫呢?当电动剃须刀使用两星期左右时，就要对它进行杀螨清洁：拧开刀头，拿出刀片，把胡子茬扫掉，然后在刀头滴上几滴风油精(注意不要把风油精滴在转动轴上)，然后把剃刀头安装好。现在还有可以用水冲洗的剃须刀，但在使用水洗功能后，一定要把剃须刀晾干，这样才不会滋生细菌。

平时要经常清洗刀头，清除毛屑后再喷上清洁消毒的润滑剂，使刀锋保持锐利。

酒的妙用

白酒

1.炒各种肉菜，在温度最高时，滴入少许白酒，可起到去腥增香的作用。

2.剖鱼时若不慎将鱼胆弄破，可在其污染处淋些白酒，然后用水冲洗，其味即除。

3.可去猪腰膻味。将猪腰剖开去筋膜，切块，用清水漂洗后沥干，然后按10∶1的比例加白酒搅拌，再用清水漂洗即可除去膻味。

4.制作腊味时加点白酒，不仅可以防腐，而且制作出来的腊味色鲜味香。

5.宰杀鸡、鸭等家禽之前，先给家禽灌一小匙白酒，拔毛时就会既快又干净。

6.酱油瓶内加一点白酒，可防止酱油发霉。醋中加一点白酒，再加少许食盐搅拌，既可保持原味，还可使醋不生白浮。

7.豆类存放时喷入少量白酒并搅拌，然后密封，可防虫蛀。

8.新胶鞋内喷入少许白酒，晾干后再穿，就不会有臭味产生。

9.皮鞋上有了泥泞，用棉花蘸白酒擦拭，可使皮鞋光亮如新。

葡萄酒

1.煎鱼时，在锅里喷上小半杯红葡萄酒，可免鱼皮粘锅。

2.用电冰箱制作冰块时，在水中兑少量葡萄酒，这种冰块解暑效果更好。

3.外出郊游时，水壶中加1小匙红葡萄酒，可防止水变质。

4.做果冻时，在果冻粉中加入一些葡萄酒，果冻的味道更清爽。

5.烹调菜肴时，在锅里加少量红葡萄酒，能增其色、香、味。

啤酒

1.做葱油饼或甜饼时，在面粉中掺一些啤酒糅合，做成的饼既脆又香，还透点肉鲜味。

2.用啤酒调菱角粉炒肉片、肉丝，可使肉质更鲜嫩，因为啤酒中的酶能分解肉内的蛋白质。

3.将冷冻过的肉放在啤酒中浸泡10分钟，捞出后用清水洗净再烹饪，可消除异味，增加鲜香。

4.制作凉拌菜时，用啤酒作调味添加剂，可增加美味。

5.炖鱼时加些啤酒，能助脂肪溶解，并能产生酯化反应，鱼肉会更加鲜美。

6.以含20%啤酒的水作为清蒸鸡的辅料，将洗净的鸡在其中浸泡20分钟，然后按常法蒸煮，这样加工出的鸡嫩滑爽口，味道纯正。

7.用啤酒代水焖制牛肉，能使牛肉肉质鲜嫩，异香扑鼻。

8.烹饪肥肉时，锅里加上1杯啤酒，可除油腻，食之爽口。

9.烤制面包前，在面团中揉入适量啤酒，烤出的面包既松软又有一股肉的香味。

字画的保养

要保持一定的温度和湿度　画主要由纸和绢、锦等织物构成，十分娇贵。特别是名贵字画，更应该注意珍藏。一般说来，15~18℃的温度和55%~65%的相对湿度对家藏字画的保存最为有利。

要防鼠咬虫蛀和潮湿霉烂 字画一般可以置于长筒形专用布袋中收藏，腾空悬挂，既防鼠咬，又防潮湿。如果在箱内存放字画，应将箱子放在干燥的地方。定期检查所收藏的字画，在晴朗干燥天气里将字画悬挂，去潮气后再收起来。切忌将字画放在太阳光下暴晒，否则会褪色，还要找专业人士进行补救。已经受潮的字画，展开时要特别小心，防止破碎。受潮不久的，展开后应从反面晒干或吹干，然后再裱。如果已经霉烂变色，一般难以重裱，即使请画家加色，也将失去本来面目，就非常可惜了。

正确去除字画上的污垢和灰尘 时间长了，字画上不可避免地会有一些灰尘，用干布或刷子揩拭字画上的积尘。由于其质地较硬，用力揩拭会损伤纸张，并且揩拭时的压力可使一部分微尘钻嵌进纸张孔隙中，反而达不到预期效果。正确的方法是将字画平铺在桌上，用鸡毛掸轻轻拂尘；下垂轴上的灰尘，则可用长羊毛软刷轻轻仔细刷干净。

字画要装裱、加框后悬挂 字画经历长期风吹日晒，易发生风化，使纸质发脆。可以先将字画托裱好，四周用绫或绢镶边，再根据字画大小配上镜框，然后再悬挂，避免风化和灰尘污染。

巧用冰箱

1.种子放在冰箱中可延长保存期，调整开花时间。方法是把花种子、植物的球根或扦插用的枝条装入塑料袋，再放入冰箱冷藏室里，适当的时候拿出来种植。

2.将生姜放入冰箱冷冻后姜味更好。

3.真丝衣服一般难以烫平，若把衣服喷水后装进尼龙袋内放入冰箱，几分钟后取出熨烫，就很易烫平。衣服若沾上糖类物质，也可放入冰箱，糖遇冷变脆，即可刮掉。

4.香烟、新茶放入冰箱可长期不变味。

5.鞋油放入冰箱内可防止变干变硬。肥皂受潮而软化，放入冰箱内可恢复坚硬。新买来的蜡烛，放入冰箱24小时后，点燃时不会滴蜡烛油。

6.染发剂在高温时会失去部分效能或改变色泽，将其放入冰箱内可长期保持其原有效能，不至于变质。

7. 干电池不用时将其放入冰箱可延长使用寿命。

8.将啤酒、红酒和白兰地倒在制

冰盒中，可制成一块块固体冰酒块，吃起来别有一番风味。

9.绿豆、黄豆、赤豆等豆类一般不易煮烂，但只要先煮一下，等冷却后放入冰箱冷藏室，半天后取出继续煮，即可煮烂。

10.栗子煮熟后不易剥壳，只要将其冷却后在冰箱内冻 2 小时，就可使壳肉分离，剥起来速度既快，栗子肉又完整。

按摩器进家细思量

按摩椅、电动按摩器等按摩产品并非像广告中夸的那么神奇，更不像推销员口中所说的“老少咸宜”，甚至还可以治疗各种疑难杂症。医学专家指出，按摩产品对人体充其量只能起到舒缓和放松的作用，没有明显的治疗作用。如果使用不当，不仅会加重疾病，就连一些隐藏的尚未发作的疾病都会被诱发出来。

除了不能把按摩器材当成治疗手段之外，在使用时还要注意循序渐进。初次使用按摩器的时间不宜过长，最好先试 10~15 分钟。如果在第一次使用后身体没有出现什么不适，那么可以适当地延长按摩时间，但每次使用的时间最好不要超过半小时。其次，身体瘦弱的人最好不要随便使用按摩器，尤其不要直接按摩关节部位，因为这些人的皮下脂肪较少，按摩容易直接刺激骨膜，引起损伤和无菌性炎症。电动式按摩器由于振动频率较高、振动强度较弱，而比较适宜于保健按摩及中老年人使用；而电磁式按摩器由于振动频率低、振动强度较高，则比较适宜于运动按摩及中青年人使用。

使用电动按摩器时还应注意：①在空腹、饱食、醉酒和剧烈运动后，严禁使用电动按摩器；②有疮、疡、痈、疖及肿瘤的部位，不宜使用电动按摩器按摩；③在骨折和关节脱位的早期，不能使用电动按摩器；④皮肤病、传染病、淋巴发炎、血液病患者要慎用电动按摩器。

怎样选购家庭健身器械

如今，随着人们生活水平的不断提高和观念的更新，一些原本在体育馆才有的健身器械，也逐渐进入了百姓家庭，并且器材的品种在增多，功能、用材、质量也在进步。如果你是一位健身爱好者，掌握一些健身器械的学问，有助于你获得更理想的健身效果。

家庭健身器械的分类　根据器械结构复杂程度，可以分为三类。

第一类是简单型器械。它利用器械本身的重量作为负荷，价钱也比较便宜。如杠铃、哑铃、壶铃等。主要用于发展和增强肌肉力量。

第二类是单功能器械。对发展某一块或几块肌肉及其素质(如柔韧性、灵活性)具有特殊的效果,常见的有跳绳、体操棍、健身球、握力器、拉力器、跑步机、划船器、卧举床、坐式屈臂训练器等。由于健身单项多,此类器械种类也较多,价钱亦不贵,使用者可以根据自己的情况选用。

第三类是多功能器械,功能综合,结构复杂,价钱较高。它还可以分为多功能健身器 (功能从十几种到几十种不等)和多功能健美器。

家庭常用健身器械介绍

杠铃　用于锻炼斜方肌、三角肌、肱二头肌、肱三头肌、前臂肌、胸大肌、背阔肌、臀大肌、大小腿肌群等诸多肌块群,以及踝关节、腰关节等。

拉力器　主要用于增强力量、强健肌肉。作用部位有斜方肌、三角肌、胸大肌、背阔肌、肱二头肌、肱三头肌、前臂肌等。

橡皮带　主要用于增强力量,锻炼上、下肢和上身的部分肌肉。作用同拉力器一样,使用较安全。

体操棍　是锻炼柔韧素质的理想器材,尤其可提高上肢和肩关节灵活柔韧性。

跑步机　锻炼心肺功能、进行有氧锻炼。对于室外运动环境条件差、没有足够运动时间的健身者更为适用。跑步机可以根据个人的锻炼要求和素质状况进行功能调挡。

登山机　锻炼上下肢力量及全身的协调配合能力,还可以根据个人要求进行功能调挡。也适合攀登爱好者进行室内练习。

手握器　锻炼前臂和手腕力量。能随意进行,训练时人还可以进行其他活动。

健身车　用于有氧呼吸训练、增强心肺功能,以及提高腿部力量、柔韧性和协调能力,可调挡。可分为坐式和卧式,卧式较舒适,适合臀部肥大的人使用。

划船器　锻炼胸肌、背阔肌、三角肌、斜方肌和上肢肌肉。对肩周炎也有一定疗效。单功能划船器有两种机型,一是单轨划船器,可锻炼上身;二是双轨划船器,能锻炼下肢、腰腹和背部。

多功能健身器械　品种繁多。以十三功能健身器为例,不仅锻炼的部位遍及全身,而且对内脏器官也有好处。不用时还可以折叠。价钱不贵,工薪阶层也能承受。

正确地购买家庭健身器械的原则　下列这些原则在购买前要重视。

了解器材性能　对健身器材的

质量、功能、价格、使用方法等要有全面的了解。

了解生产厂家信息　了解厂家是否正规、质检手续是否完备，国外厂家产品可能只针对其本国人的身材，购买时也应该考虑。不要只轻信厂家的推销广告。

预测使用后的情况　外观某个部分是否过于容易磨损，噪音是否会越来越大，其他安全防护和调挡设置是否周到，有问题时是否因为器械过于精巧而难以修理。

综合考虑家庭居住空间安排、成员结构和成员爱好，以及家庭收入等情况。

结合个人健康状况，将身体锻炼与防治疾病结合起来，达到一举多得的效果。

电吹风的多种用途

清除木家具蜡渍　可以将家用电吹风设置成慢速最热挡，等蜡软化后，用餐巾纸擦除，用布条蘸醋水擦洗。必要时，可以重复以上步骤。另外，银质烛台上的蜡也可以使用电吹风吹软后清除。

清洁散热器　可将一块大湿布挂在散热片上，将电吹风设置到最高速最热挡，将藏在散热片上的灰尘吹到湿布上。

清除汽车及冰箱贴纸　孩子们喜在汽车或冰箱上粘贴贴纸，随之而来的是贴纸难除的烦恼。此时可将电吹风设置成最热挡，将贴纸吹软。电吹风要慢慢地前后移动，吹几分钟，然后用指甲掀起贴纸一角，慢慢撕掉即可。

清除丝绸花和盆景上的灰尘　丝绸花及人工盆景容易藏污纳垢。这个问题利用电吹风就可以轻松搞定。将电吹风设置最高速最热挡，将丝绸花或人工盆景中的灰尘吹到边上的家具表面或地板上，再用吸尘器清除灰尘即可。

吹干宠物毛　西施犬和约克郡犬之类的宠物，毛较厚、较长，洗澡后犬毛不容易干，可以考虑使用吹风机吹干宠物毛。需要注意的是，切勿用吹风机吹宠物面部。

插花如何保鲜

插花如何保鲜呢？我们给大家介绍一些简单方法。

剪枝法　每隔一两天，用剪刀修剪插花的末端，使花枝断面保持新鲜，可以使花枝的吸水功能保持良好状态，延长插花寿命。

烧枝法　把花枝末端用火烧一下，使花枝末端 2~3 厘米处变色后，及时浸入冷水中，再插进花瓶，这种方法可起到消毒新鲜伤口的作用，又可以增强吸水功能。适用于花枝茎较硬的鲜花，如梅花、桃花、蔷薇花、芙蓉花、白兰花等。

烫枝法 把花枝末端2~3厘米放进开水中浸烫约2分钟后，立即把它浸到冷水中，再插进花瓶。这种方法适用于花枝茎质较柔软的鲜花，如郁金香、大丽菊、牡丹花等。

浸盐水法 先在瓶中加少许食盐，搅拌均匀后，再把鲜花插进去，这种方法适用于喜碱性的山茶花、水仙花等。

浸糖水法 在插花前先在瓶内水中加少许白糖，搅拌均匀后，再把鲜花插进去。这种方法适用于富含糖质的百合花、桔梗花等鲜花。

涂薄荷晶法 在插花前，于花枝末端剪口处涂上薄荷晶，再插进瓶中。这种方法最适用于秋菊花等。

另外，还可以针对不同类型鲜花的秉性，采取不同的保鲜方法：

白兰花 晚上用湿布包裹，白天揭开，可使花的凋谢时间推迟2~3天。

芙蓉花 先插入热水中1~2分钟，再插入凉水中。

大丽菊 剪口浸入热水中片刻，再插入冷水中。

牡丹花 先用热水浸切口，然后再插入冷水中。

山茶花 插入淡盐水中。

百合花 插入糖水中。

栀子花 在水中加1~2滴鲜肉汁。

梅花 剪口切成“十”字形，浸入水中。

杜鹃花 切口用锤击扁，先在水中浸2小时，可保鲜相当长时间。

郁金香 数枝扎束，外卷报纸再插入瓶中。

莲花 折下后用泥塞住气孔，再插入淡盐水中。

水仙花 插养在浓度为1∶1000的淡盐水中。

蔷薇花 在其剪口处用火炙一下，再插入瓶中。

秋菊花 在其剪口处涂上少许薄荷晶。

菊花 在养菊花的清水中加入微量的尿素或土壤浸出液(肥泥土加入水搅拌后过滤而成的溶液)，可使瓶插菊花长达30天才凋谢，比用一般清水延长10多天。

厨房里的“急救药”

厨房里的食材，不仅可以烹调出美味的食物，还是治疗意外伤病的好帮手。

恶心、呕吐吃点姜 姜里含有生姜醇和姜烯酚成分，可以缓和胃蠕动的频率，具有止吐的作用。如果感到恶心想吐，不妨把姜捣碎，将姜汁和姜末含在嘴里，或含一片开水烫过的生姜。

蚊虫叮咬或烫伤用小黄瓜、薄荷和芦荟涂擦 小黄瓜、薄荷和芦荟都有清凉、镇静的功效。将其涂抹在蚊虫叮咬处或烫伤处，就能有效止痒和消肿。具体做法是，将它们切片或者捣成泥状，敷在患处即可。

出荨麻疹用香菜和米酒涂擦 专家指出，浑身出荨麻疹后，将香菜泡在米酒里，然后涂抹全身，能暂时缓解瘙痒等不适症状，因为香菜能帮助发汗，起到祛风解毒的作用，而将其与米酒混合，可快速预防皮疹发炎。

扭伤用芦荟和粗盐敷 轻微的扭伤可敷上具有消肿功能的芦荟，轻轻按摩患处，以缓解不适。或者将粗盐炒热，用布或毛巾裹着敷于患处，起到放松肌肉的作用。

打嗝吃白糖或柿子 如果你在打嗝，可以吃 1~2 茶匙的白糖，这是因为味道甘甜的食品有镇定功能，可以抑制膈神经的反应，以此缓解打嗝症状。此外，柿子的蒂头能促进肠胃蠕动，可取 5~6 个柿子蒂头放入 500毫升的水中煮沸，饮用后打嗝可迅速停止。

腹泻吃点苹果、山药 苹果的鞣酸和有机酸具有收敛作用，将其打成苹果泥或苹果汁都可缓解腹泻。而山药中含有丰富的消化酵素，可帮助消化、稳定肠胃，进而达到止泻的目的。但需要提醒的是，如果是细菌性腹泻或由病毒引起的腹泻，就要马上去医院治疗。

咳嗽喝点大蒜水 新鲜的大蒜汁有抗菌的作用，取 6 瓣大蒜，将其压碎，并加入温水。每天喝 2 次，连服 3 天即可缓解症状。

最后，专家提醒，这些方法只能用作急救，如果症状还是不能缓解，必须马上就医。

水管疏通剂使用有技巧

想要让水管终年畅通无阻，除买一罐疏通剂外，还应该掌握正确的疏通方法。

厨房水管的疏通 由于厨房排水管的阻塞物以油渍和食物残渣为主，必须使用颗粒状的水管疏通剂，利用其中的苛性钠成分及反应时产生的高温，将凝结的油渍变为液体状态。注意，此类疏通剂并不适用于软质塑胶管或橡皮软管、铝管，以免因温度过高而产生软管扭曲变形的情况。软质塑胶管、橡皮软管、铝管应使用“液体快速通乐”。具体的疏通方法是：先清除积水，然后开启瓶盖，将 1/10 ~ 1/5量的疏通剂慢慢倒入水槽或排水口内，再加入250毫升的冷水（排水口需倒入750毫升冷水），静待30分钟后，再大量冲入冷水即可。对于未使用完的疏通剂，记得要盖紧瓶盖，以免因接触到水汽使其发生反应而失效。

马桶水管的疏通 由于马桶的阻塞物以有机排泄物和卫生纸为主，因此，最好使用液体状的马桶疏通剂，才能深入马桶内部清除堆积的有机异物，以快速软化粪便、蛋白质、皂垢等有机物，使其便于被水冲走。具体的疏通方法是：先清除积水，然后开启瓶盖，将1/4量的疏通剂慢慢倒入马桶内，静待30分钟后，倒入大量热水即可。

浴室水管的疏通 由于浴室水管的阻塞物以掉落的毛发为主，一般的水管疏通剂无法清除，因此，必须使用含有高效分解配方的专用浴室疏通剂，才能将毛发中的蛋白质彻底瓦解。具体的疏通方法是：先清除积水，开启瓶盖后，将1/4量的疏通剂慢慢倒入水管内，静待30分钟后，倒入大量热水即可。

使用加酶洗衣粉时要注意什么

加酶洗衣粉有省时、省力、去污力强等优点，但也会因使用不当而产生一些缺点。因此，在使用时应注意以下几点：

1.洗涤一般衣物时，最好不要用高浓度的加酶洗衣粉；衣物很脏时，可先用较高浓度的洗衣粉浸泡2小时左右，然后加温水稀释后再进行洗涤。

2.最好少用手搓洗，尤其不要让手过久地接触较高浓度的洗衣粉溶液。过敏者不妨戴一副橡胶手套，当然最理想的办法是用洗衣机洗涤。

3. 衣服洗涤后一定要漂洗干净，尤其是在洗儿童衣物或对加酶洗衣粉过敏的人的衣物时，更应加倍注意这一点。

选对冰箱，用好冰箱

冰箱是高档耐用品，因此在设计时，从结构、选材、制造工艺等方面，都对寿命做了周密的考虑。从我国发展形势、经济条件和生活水平来看，国产冰箱的设计寿命一般可达到15年。有些家庭的冰箱已经用了10多年，是否考虑将其淘汰买一个新的呢？

电冰箱的选购 要买到一台称心如意的冰箱，可从以下几方面考虑：

冰箱的冷却方式 冰箱的冷却方式分为直冷式、风冷式（无霜）两种，风冷式冰箱已成为市场上的主流产品。两种制冷方式各有千秋。直冷

式冰箱由于完全靠空气对流释放冷气，效率比较低，容易在蒸发器周围结冰，因此要定期除霜。风冷式冰箱制冷比较快，但是加入了电风扇，带来了噪声和额外的耗电量；另外，由于不停吹风，很容易造成食物表面干燥。由于直冷和风冷各有优缺点，有的企业想到了一种集直冷和风冷优点于一身的双制式电冰箱，即冷冻室采用风冷设计，有利于快速冷冻，且不结霜；冷藏室采用直冷设计，可以保证蔬菜在很长一段时间内不被吹干。选择双制式冰箱，价格会高很多；如果只买直冷或风冷的单制式冰箱，价格较低。

容积　容积大小根据你的实际需要和经济能力而定，一般两口之家选择200升左右的冰箱就够用了。

外观结构　多门冰箱不仅更显高档豪华，也使食物的冷藏更科学、更合理、更卫生。还有就是冰箱的开门方向，开门时，如果和墙壁形成一条“弄堂”，取用东西会非常不方便。有的冰箱门是可以脱卸的，两边都可以安装，非常不错。

价格　选择冰箱时要综合考虑价格因素，可从性能价格比的角度选择冰箱。选择售后服务好的产品也是十分有必要的。

购买冰箱3误区

并非无氟冰箱最好　氟利昂对地球臭氧层的腐蚀作用已被科学研究所证实，但它却是迄今为止人类所知的最好的冰箱发泡剂和制冷剂。目前国际上所有的替代物与氟利昂相比，均存在不足。

并非冷冻力越大越好　家用电冰箱最主要的技术性能不是制冷而是保鲜。过大的冷冻力不仅会造成无谓耗电，而且会破坏食品的营养。

冰箱并非越省电越好　冰箱仅仅在减少用电量上做文章还远远不够，必须有最优化的结构和制冷设计。生产企业可以通过加厚保温层(成本相应也有所增加) 之类的简单措施达到省电目的，但最好通过采用新技术成果提高能效比。

使用冰箱5窍门

1.冷藏物品不要放得太密，应留下空隙以利于冷空气循环，减少压缩机的运转次数，节约电能。

2. 在冰箱里放进新鲜果蔬时，一定要摊开放置。如果堆在一起，会造成外冷内热，消耗更多的电量。

3.对于那些分量较大的食物，可根据家庭每次食用的分量分开包装，避免反复冷冻。

4.解冻食物时，可把食物从冷冻室“转移”到冷藏室，其带来的冷气可以帮助保持温度，减少压缩机的运转，从而达到省电目的。

5.在摆放冰箱时，一般应在两侧预留5~10厘米、上方10厘米、后侧10厘米的空间，可以帮助冰箱散热。不要与音响、电视、微波炉等电器放在一起，这些电器产生的热量会增加冰箱的耗电量。

冰箱具有高磁场，别放在客厅里 很多人喜欢将冰箱放在客厅里，这是非常不科学的，因为冰箱工作时会产生高磁场。如果冰箱与电视共用一个插座，冰箱在运转时产生的电磁波会导致电视图像不稳定，这说明冰箱的电磁波是非常强的。

因此，冰箱要放在厨房等不经常逗留的场所，并尽量避免在冰箱工作时靠近它。

冰箱电源插头不得随意拔插 如果强制切断电源，在制冷机有相当高压强的情况下，又立刻接通电源，很容易烧毁电机。

因此，不可随意拔插冰箱电源插头。当必须切断电源时，也应当在断电3分钟后再重新接上电源。

冰箱温控器夏季开弱挡，冬季开强挡 夏季，冷冻室内温度若打在强挡(达-18℃以下)，由于内外温差大，冰箱内温度每下降1℃都很困难，这样会导致压缩机在高温下长时间运转，既耗电又易损坏压缩机。冬季环境温度较低时，若将温控器调至弱挡，内外温差小，将会导致压缩机不易启动。

小抹布，大学问

随着科学技术的发展，家庭使用的抹布也充满了高科技色彩。

尼龙纤维抹布（百洁布） 百洁布去污能力强，是家庭常用的清洁用品。研究人员根据物体表面污垢特点和耐刮伤性能的差异，在百洁布的尼龙纤维上用高强度黏合剂粘上了不同类型的去污粒子。如针对一般餐具的百洁布上采用了中等摩擦强度的刚玉去污粒子；针对不粘锅的百洁布则采用了摩擦强度低一些的PVC（塑料）粒子；顽固污垢表面清洁和角落清洁所使用的百洁布则采用了颗粒更细的刚玉粒子，摩擦力更强；针对水龙头、镜子这样的表面所设计的百洁布没有添加研磨粒子，而是加入了香味微胶囊，以避免去污时产生刮痕。消费者可以根据物品表面材料的差异来购买相应产品。

木质纤维(粘胶纤维)抹布 木质纤维抹布多采用木材、棉花籽、甘蔗渣等木质原料生产，其中以纯木浆纤维的抹布质量最好。这种抹布通常有8层，吸水性、吸油性、手感都很好，油污易冲洗，用来洗碗是不错的选择。其缺点是8层的设计容易残留污物，易缩水，强度低，容易破损，使用寿命短。这类抹布在新的时候是挺括的，那是因为使用了淀粉浆。然而，劣质产品用的是化学固定浆，过白的产品可能添加了荧光剂，有致癌可能。因此，对于这种比较普及的抹布，大家购买时还是要注重品牌，那样才能放心购买。

超细纤维抹布 这类抹布所采用的超细纤维只是普通纤维直径的1/16。另外，超细纤维是铲形纤维，可以把污垢“拾”起来带走，从而擦拭得更干净。由于纤维细，不容易在物体表面产生擦痕。因此，这种抹布不仅容易把污垢带走，粘到抹布上的污垢也很容易被冲洗干净，且快干性比较突出，性能很好，但价格稍贵。

使用注意：

1.建议1个月更换一次抹布。因为实验表明，使用1个月后的抹布，不仅抹布内细菌繁殖速度大大增加，被擦拭的物体表面细菌残留也会增加。

2.抹布应摆放在通风处，最好使用镂空隔板或者挂篮摆放它们。

加“料”洗脸美肌肤

米醋能抑制皮肤细菌滋生 在洗脸水里加点醋是不错的保健方法。醋的种类以纯天然的米醋为最好，其他食用醋也可以，在一盆洗脸水里滴入7~10滴就可以了。长期使用可增加皮肤细胞的水分，恢复皮肤的光泽和弹性，还能使肌肤更洁净，防止痘痘的生成。

绿茶能收敛肌肤、抗辐射 茶叶中含有茶多酚，有抗氧化作用，可防止肌肤衰老。茶叶还能抗辐射，尤其是对于长期使用电脑的女性，可抑制皮肤色素沉着，减少过敏反应的发生。此外，茶叶中的鞣酸可以缓解皮肤干燥，对患湿疹的儿童也非常适用。因此，不妨经常用绿茶水洗洗脸。

蜂蜜可以抗衰老、防干燥 蜂蜜含有大量能被人体吸收的氨基酸、酶、激素、维生素及糖类，不仅能促进皮肤创面的愈合，还能抗衰老，防止皮肤干燥。

中、干性肌肤的人，平时可以将2~3滴蜂蜜加到洗脸水中，洗脸时沾湿整个面部再轻轻拍打、按摩几分钟，可使皮肤光洁、细嫩。油性皮肤的人则不太适合用蜂蜜水洗脸。

食盐能去除角质和油脂 用食盐水洗脸有去除角质、收敛肌肤、安抚潮红肌肤的作用，此外还能清除皮肤的油脂，在一盆洗脸水里加两小勺食盐就可以了。用食盐轻轻摩擦，还有去除“黑头”的作用，比较适合油性皮肤。一般经过一星期左右的食盐美容，面部皮肤就能呈现一种鲜嫩、透明感。

清洁冰箱用酒精

冰箱清洁起来很麻烦，若喷洒酒精后擦拭清洁，则会变得很简单。一般家里都有喷壶，没有的话去买一只也很便宜。把酒精倒进喷壶，拿着它一面喷冰箱内壁，一面用干布擦拭，污垢很容易就没了，而且酒精会蒸发掉，同时去除冰箱里的异味，一举多得。

垃圾桶你用对了吗

首先，在购买垃圾桶时，尽量选择不锈钢和竹编材质的。目前市面上的一些垃圾桶塑料材质来源不清，可能会带有一些放射性物质或有害挥发性物质，存在一定的健康隐患，不锈钢和竹编垃圾桶不仅少有此类问题，还容易清洗。另外，小一点的垃圾桶可以促使人们勤倒垃圾，缩短了病菌滋生的时间。

其次，从数量上来说，家中的垃圾桶放两个就够了。放多了既占地方，又增加被污染的可能。一般厨房、客厅各放一个即可。如果厕所马桶冲水功能较好，便后的卫生纸可以直接用厕水冲走，没必要再放垃圾桶在卫生间。如果觉得实在不方便，可以放一个有盖的小垃圾桶。垃圾桶还要放在通风较好的地方，以便及时散去垃圾产生的气味。

市面上还有带盖和不带盖的两种垃圾桶。厨房因为带水分的垃圾多，易散发气味，最好选带盖的。垃圾丢进垃圾桶前须沥去水分，随时封口。不带盖的垃圾桶可放一些干性、没有气味的垃圾，适合卧室或客厅。干性垃圾中的废电池、废日光灯管、废水银温度计、过期药品等有害垃圾，也需要分装并密封。

最后，由于垃圾袋会破损，从而污染垃圾桶，因此建议最好每天清洗一次。清洗时要用刷子将缝隙刷干净，最好用 84 消毒液消毒，最后冲净晾干。

小窍门：如何去除垃圾桶的异味　将垃圾桶的底部铺上一层报纸，再将两三包干燥剂放在报纸上，干燥剂可以吸收垃圾中的水分，没有水分，垃圾就无法蒸发出气味。同时找一些穿旧的丝袜，在里面装上一些炭做成炭包，把它挂在垃圾桶的盖子上，或者用胶带把炭包粘在上面，炭有除臭的作用。采取这两个措施以后，垃圾桶就再也不是家中不良气味的来源了。

掉色廉价毛巾含强致癌物

如果您家的毛巾掉色，请停止使用，因为它很可能含有强致癌物质联苯胺。我国卫生部门早在20世纪80年代末90年代初就对联苯胺进行了医学研究，发现经常接触联苯胺的人膀胱癌的发生率是正常人群的28倍。联苯胺可以导致膀胱癌、输尿管癌和肾盂癌，并且潜伏期长达20年。

卫生纸不一定卫生

不少人对卫生纸的认识还存在误区，认为卫生纸只要"白点、软点、厚点"，质量就好。其实，卫生纸中可能含有诸多不卫生的因素。

颜色过白　有些生产厂家为了迎合消费者的心理，提高纸的白度，一是在生产中使用荧光增白剂，而荧光增白剂是一种具有致癌作用的复合有机化合物；二是使用大量的漂白粉，造成纸的内部纤维被严重破坏，纸的拉力特别小，没有韧劲，使用数量明显增加。

加滑石粉　有的生产单位为降低成本，在卫生纸生产过程中加入了滑石粉，为了提高滑石粉的留着率，同时会加入淀粉，造成卫生纸重量沉，外观体积小，价格便宜，但非常不好用。

有异味　有的厂家生产卫生纸的原料主要是麦草和三级生活废纸，细菌严重超标，不得不使用大量化学药品进行消毒，但不论采用什么措施也清除不掉纸中的异味，消费者使用以后会引起多种疾病。

因此，消费者在购买"卫生纸"时，应提高自我保护意识，做到"四看"：①看产品包装。是否标明卫生许可证号及厂址、邮编、联系电话，有无执行标准等；②看色泽。纯木浆因为无任何添加剂，颜色为自然的象牙白，纹理相对均匀；③看耐力强度。纯木浆纸纤维长、拉力大、韧性好、不易断，而质量差的劣质纸有不规则的小洞和掉粉；④看火烧的结果。好的卫生纸经燃烧后呈白灰状，而劣质卫生纸燃烧后呈黑灰状。

值得注意的是，有的人认为卫生纸是消过毒的，因而把普通卫生纸也用于擦餐具、水果，甚至给小孩擦嘴。一些饭店甚至将普通卫生纸堂而皇之地放置在餐桌上。但据实验室检查结果显示，许多卫生纸未经消毒或消毒不彻底，含有大量细菌，并不卫生。只有经过严格消毒的高级卫生纸或餐巾纸，才是卫生的。

"保健凉席"不可信

凉席厂商打出"保健"牌　一些商家喊出的"保健凉席""保护皮肤"等口号吸引了不少消费者，他们声称自己经销的"保健凉席"所使用的竹篾或苇篾经过特殊处理，添加了抗菌剂、远红外磁粉，以及对皮肤有益的药物成分；还有的商家声称自己的产品具有活血、消炎、改善睡眠的神奇功效。在服务人员的热情推荐下，不少人都买了这种所谓“保健凉席”，然而，其中有不少凉席除“保健”字样醒目外，厂家、厂址和电话都标识不清。

“保健凉席”说法尚无依据 皮肤科的专家认为，“保健凉席”能够保护皮肤的说法，从医学角度来看还没有任何依据。即使凉席的表面含有对皮肤有益的药物成分，随着消费者的经常使用和对凉席的擦洗清洁，这些药物成分也难以长久存在。

技术监督局的工作人员指出，目前市场上销售的所谓“保健凉席”，并没有经过权威部门的检测检验，“保健凉席”的保健功能还有待验证。

品种繁杂须防三种假冒 如今凉席品种繁杂，产地较多，价格不一。市民选购时须防三种假冒。

一是普通凉席冒充“保健凉席”。有些所谓的“保健凉席”，只不过是在普通凉席里喷了一些较高浓度的杀菌药水，如果买回家未经清洗就使用，反而对人体皮肤有害。

二是用劣质草编席或优劣混编的产品冒充上品草席。比如用手感较硬的普通蔗草席冒充长草编织席等。

三是用马皮凉席冒充牛皮凉席。在各种凉席中，售价最贵的是牛皮席。如今，在路边小店甚至流动摊贩手中出现了一种只卖市场价一半都不到的“牛皮席”，这其实是用马皮或仿皮做成的。

选购凉席手感很重要

1.选购天然的草席、竹席、藤席，首先要进行测量，其尺寸应和床的大小相应，宜窄不宜宽，否则席子容易折损。其次，要看席子的色泽是否统一，是否紧密均匀，还要看其中是否夹有霉点、虫孔、毛刺或枯萎黄草。此外，可以试摸席面，看手感是否光滑。用材新鲜并且当年编织的新货有股自然的清香。

2.纯正的亚麻席，纹路清晰，自然密实，耐拉力强，织物表面光泽自然柔和；而化纤品的光泽过亮，透光照射时能看到云斑，有时还能找到少量的麻粒子。纯正亚麻席手感凉爽，有垂重感，用力握稍有折皱。消费者可以取一点样品的纱线，将其燃烧，如有燃纸味，且灰烬细腻呈白灰色，则证明是麻织物；而化纤织物一般燃烧后都有刺激性气味，灰烬呈球状。

家电辐射：电吹风是“老大”

电吹风确实是高辐射的家用电器，特别是在开启和关闭时辐射最大，且功率越大辐射也越大。”电磁辐射是一种复合的电磁波，人体的生命活动包含一系列的生物电活动，这些生物电对环境的电磁波非常敏感，因此电磁辐射可以对人体造成影响和损害。当人体受到电磁辐射时，会引起中枢神经和精神系统的功能障碍，主要表现为头晕、疲乏无力、记忆力衰退、食欲减退、失眠、健忘等亚健康症状。使用电吹风时，其辐射源——电吹风后端电机部位离头部很近，很容易因电磁辐射而引发头晕、乏力症状，因此在使用电吹风时，应采用正确的方法，例如：开启和关闭电吹风时尽量离头部远一点；使用时，最好让电吹风与头部保持垂直；不要连续长时间使用。

加湿器使用不当
不防病反致病

冬季，为了改善室内的干燥环境，许多家庭都用上了加湿器，而在人们享受着湿润空气的同时，室内的各种细菌也在这样的环境中生长繁殖，这些细菌是引发肺炎和呼吸道疾病的元凶。

关节炎、糖尿病患者慎用空气加湿器 潮湿的空气会加重关节炎、糖尿病患者的病情，故一般不建议该类患者使用。若患者的确需要使用加湿器来减少一些呼吸道并发症的发生，应与专科医生沟通，确定合适的湿度，以稳定原发病的病情。

按照说明书的指导，定期清洁加湿器。如果加湿器本身不卫生，病菌就会随水蒸气飘浮在空气中，对人体的健康造成危害。

不能直接将自来水加入加湿器 自来水中含有多种矿物质，会对加湿器的蒸发器造成损害，所含的水碱也会影响其使用寿命。自来水中的氯原子和微生物有可能随水雾吹入空气中造成污染。如果自来水硬度较高，加湿器喷出的水雾中因含有钙镁离子而会产生白色粉末，从而污染室内空气。

加湿器应每周清洗一次 加湿器应该每天换水，而且最好一周清洗一次，以防止水中的微生物散布到空气中。清洗时用软毛刷轻轻刷洗，水槽和传感器用软布擦拭，水箱装水后晃动几次倒掉即可。若长时间不用，应把水箱中的水倒干后，清洗擦干加湿器的各部分再收藏。选择购买什么样的加湿器应根据家庭需求，如是否有老人、孩子等。

此外，空气的湿度也不是越高越好。一般湿度为40%～60%，人体都会感觉良好；一旦空气湿度低于20%，室内的可吸入颗粒物增多，就容易患上感冒；在空气湿度为55%时，病菌较难传播；但若空气湿度太高，如超过90%，会使人体呼吸系统和黏膜产生不适，免疫力下降，对老年人尤其不利，会诱发老年人患上流感、哮喘、支气管炎等病症。

长期使用加湿器的家庭，使用时最好配置湿度表，将室内湿度保持在一定范围。另外，长时间使用加湿器，并不利于人体健康。

使用人体工学枕还得悠着点

一般人认为，劳累了一天，最能犒赏自己的，就是在舒适的寝具与枕头上美美地睡一觉。于是，人体工学枕近年来大行其道。不过，这种人体工学枕有时却成为脖子酸痛的原因。据某大型综合医院骨科门诊统计发现，颈部疼痛中约有五成是单纯肌肉僵硬造成的，而其中三成的患者使用了人体工学枕。骨科专家说，问题就出在枕头上。

专家解释，如果平躺，这种人体工学枕依照人类的脊柱弧度形状设计，增加人体颈部与枕头的接触面积，确实可以分散压力。但是，人在睡觉时，不可能整晚都是平躺着睡，一旦翻身，肩膀的高度与枕头会产生落差，人体工学枕无法顺着头形而改变，就会导致肌肉紧张，造成颈部疼痛。在这些患者中，严重者脖子不适的症状竟然长达2年，且年龄层分布在40~60岁。

哪一种枕头才不会造成颈部酸痛呢？专家建议，只要是布质、透气、宽大、松软、高度适合的枕头都可以，因为松软、高度适合的枕头会随着头形、颈部弧度的改变而改变，并提供支撑力。如果换了枕头仍有脖子疼痛的问题，最好到骨科门诊进一步诊断，以早日找出病因。

夜间灯光增加患乳腺癌概率

一项研究表明，居住在有大量夜灯照明环境中的女性比住在夜间黑暗环境中的女性更容易患乳腺癌。这一结果为此前的一种假设新增了证据。这一假设认为，夜间暴露于过多灯光之下，会干扰大脑中抑制肿瘤激素的生成，从而可能增加患乳腺癌的风险。

这种联系的作用机制仍不清楚，但许多科学家怀疑其关键在于褪黑素。这种激素由大脑中的松果体分泌，有助于阻碍肿瘤的形成。人体主要在夜晚分泌褪黑素，有灯光时分泌量会急剧下降，尤其是电脑屏幕和荧光灯产生的大量蓝色光谱的光。

夏季防晒的误区

当前，大家越来越重视防晒，可

还是有些粗心大意或者不太在乎放晒的人，一不小心就陷入防晒误区。

误区一：皮肤晒黑了就不需防晒 实际上，肌肤晒黑后更需要防护，因为晒黑的肌肤同样会受到近紫外线 UVA 的伤害。皮肤增厚和黑色素的产生是肌肤自我保护的表现，但黑色素只能部分吸收远紫外线 UVB，却不能吸收近紫外线 UVA。因此，在太阳与皮肤之间营造一道隔离屏障是必不可少的。

误区二：晒伤后等到秋天再修护 晒后护理是要在日晒的当天甚至当时就进行的。时间越早，肌肤受损的程度就越小。这样不仅可以迅速减轻肌肤红肿灼热的反应，而且有利于减缓紫外线的伤害。

误区三：阴天时紫外线很弱 实际上，云层对紫外线 UVA 几乎不起任何隔离作用，所有的紫外线 UVA 都能穿透云层，也就是说 90%的紫外线都能穿透云层，唯有昏暗而又厚重的雨云层才能阻止部分紫外线。

误区四：伞和玻璃可以防晒 打一把遮阳伞就能遮阳了吗？事实上，50%的紫外线可以透过遮阳伞的隔离，伤及肌肤。玻璃也是如此，它只能隔离紫外线 UVB，而紫外线 UVA 可以毫无阻拦地穿透玻璃。

误区五：只在夏天用防晒产品 紫外线在夏天最强烈，但是它在其他季节也同样不弱，仍然会夺走肌肤水分、破坏肌肤组织。因此，防晒是一年四季都要做的功课。

误区六：防晒指数越高效果越好 防晒指数过高的防晒用品，所含的物理或化学防晒成分就越多，对肌肤的刺激较大。且较多的防晒剂容易阻塞毛孔，造成肌肤过度负担。因此，如果是平常上班的话，选 SPF15、PA+ 的产品；如果在户外运动的话，选 SPF25～SPF35、PA++ 的产品；如果是到海边游泳，则选 SPF35~SPF50、PA+++ 的产品。

误区七：只需用含 SPF 值的防晒品 SPF 是指防晒产品抵御 UVB 的指数。UVB 是促使皮肤变黑的紫外线，而促使皮肤晒伤和产生光老化的紫外线 UVA 对我们伤害才更大。它能穿透皮肤的真皮层，使皮肤老化松弛，产生细纹和皮肤癌。因此，抵御 UVA 和 UVB 同样重要，选购产品时也要选择同时含有 SPF 和 PA 值的产品。

误区八：防晒产品涂抹越厚越有效 过厚的防晒霜不但会增加肌肤负担，还容易堵塞毛孔，引发痘痘等肌肤问题。一般而言，将其均匀地覆盖住肌肤表面就可以了。对于那些容易晒伤的部位，比如鼻尖、脸颊、肩膀和手臂等地方，可以适当地增加用量。

误区九：一天只搽一次就足够了 这要具体情况具体对待。因为夏天天气闷热，非常容易出汗，汗水会将皮肤表面的防晒产品带走。此外，一般户外活动，每隔2～3小时就需要补搽一次。在海滩，要保持更高的补搽频率。

误区十：不测肤质就选防晒品 夏季由于油脂分泌的不同，肤质也会有所改变，因此需要先判断一下自己目前的肤质再购买防晒品。油性肌肤宜选择渗透力较强的水性防晒用品；干性肌肤宜选择霜状的防晒用品；中性皮肤一般并无严格规定；而乳液状的防晒霜则适合各种肤质使用，选购率也是最高的。

误区十一：临出门时才涂抹防晒品 防晒品跟一般的护肤用品一样，需要一定时间才能被肌肤吸收，防晒品中的有效成分必须渗透至角质表层后，才能发挥长时间的保护作用。因此，出门前10~30分钟就应涂好防晒产品，每次至少需用1毫升的量，才能达到最佳防晒功效。

误区十二：老年人不用防晒 老年人体内水分比较少，皮肤因失水及皮肤腺分泌减少而干燥，表皮萎缩，皮肤变薄，防护能力差，因此在紫外线照射下，更容易造成老年斑增加，引起日光性皮炎，在面部、上肢还可能出现色素脱失白斑及老年疣，甚至可能诱发皮肤癌等。因此老年人也要非常注重防晒。

哪些日用品可能威胁健康

专家指出，我们平常使用的一些生活用品很可能正在伤害我们的身体。

泡沫剂 如今，不少人喜欢躺在浴缸中洗泡泡浴。泡泡浴中使用的泡沫剂虽然很香，但这种香味剂可能会导致人体皮肤发炎，甚至头晕。长时间躺在浴缸中让身体接触泡沫剂，泡沫剂中所含的有害化学成分“泡沫稳定剂”便会渗入皮肤，并被吸到肺中。

专家提醒：尽量少洗泡泡浴，少使用沐浴露。其实，植物油香皂是一种不错的选择。

洗发水 洗发水是我们日常生活中经常使用的一种日用品，一般都是清洁剂和其他成分的混合物。洗发水一旦被较长时间打开储存，其中的甲醛就会与洗发水中使用的乳化成分产生化学反应，形成一种被称为“N-亚硝基二乙醇胺”的致癌物质，从而给人体带来危害。

专家提醒：购买洗发水时一定要仔细阅读标签中所标明的清洁剂成分的含量，选择含量最少的一种；使用洗发水的剂量尽量减少，并注意不要让洗发水进入眼睛。

啫喱水 啫喱水是可塑性物质

溶解在溶液里，然后放置于加压容器中的一种产品，其中含有一种可以破坏人体激素正常分泌的化学物质——邻苯二甲酰。据统计，经常接触啫喱水的理发师更容易患呼吸道疾病。此外，由于使用啫喱水时一般都是先喷，然后用手抓头发定型，因而有害化学物质会趁机损伤指甲，导致其变形。

专家提醒：尽量不要为了定型而使用啫喱水。如果一定要使用啫喱水，最好不要选择喷雾类型，而应使用固体凝块类型。

止汗剂 止汗剂中大多含有防腐剂等致癌物质，同时还含有导致肝脏受损的人工香味剂。科学研究发现，女性一周抹两次止汗剂，其患癌症的时间要比不使用这类产品的女性提早15年。

专家提醒：尽量不要使用喷雾类止汗剂，可适当选择液体涂抹类止汗剂。

如何识别生活中的有毒塑料制品

首先是看，一般来说，颜色越深的塑料毒性越大。因为深颜色的染料一般毒性很大；给塑料染色还有一个很重要的原因就是其原料是废塑料，为了掩盖原来的颜色而需要染色。

第二是闻，只要塑料有异味，就绝对不能装食物。异味一般是制品中添加助剂、染料等其他辅料或残余单体的味道。

第三是摸，装食物的塑料一般摸起来光滑，如果手感不光滑，甚至发黏，一定不能装食物。

怎样识别有毒的塑料袋

1.无毒的塑料袋一般呈乳白色、半透明或无色透明。

2.用手使劲抖动塑料袋时，发出哗啦哗啦清脆响声的是无毒塑料袋；而声音小而闷的，是有毒塑料袋。

3.把塑料袋放到水里，用手将其按到水底，稍等片刻松手，沉在水底的即是有毒塑料袋。

4.用手抚摸塑料袋表面，发黏、发涩的是有毒塑料袋。

5.无毒塑料袋易燃，火焰尖端呈黄色，局部呈青色，燃烧时像蜡烛泪一样滴落，有石蜡味。有毒塑料袋不易燃，离火即熄，火焰尖端呈黄色，底部呈绿色，软化能拉丝。

此外，从2008年开始，凡食品用塑料袋必须标注“食品用”字样，且应有国家质检总局统一颁发的食品安全许可标志“QS”及编号。

如何选用微波炉专用饭盒

饭盒的材质不尽相同，有的标有微波炉专用字样，但材质却有PP和PP+PS之分；有的则连适用于什么、什么材质等都没有标明。

PP是指聚丙烯，具有极好的机械性能和热性能，应用于各种性能的层合材料和包装材料。PS俗称硬胶，普通硬胶硬而脆，敲打时发出金属般的“叮当”声，响声清脆，俗称“响胶”。这种材料可应用于包装，而且无毒无味，使用起来也很安全。

这些材料在微波炉里加热是安全的，不会释放有毒物质。需要注意的是，一般饭盒都标注是否适合微波炉使用，而有些饭盒的盖子不是PP材质，因此不能放在微波炉里加热，热饭时，最好不要带盖子。

此外，那些没有标注材质的饭盒有可能是劣质饭盒，最好不要放入微波炉内使用。

淋浴的第一注水流有病菌

人们工作一天后，回到家的第一件事或许是洗个淋浴。美国《国家科学院学报》近日刊登的研究报告提醒人们，使用淋浴喷头可能引发肺部疾病。

美国科罗拉多大学研究人员在纽约 5 个州对家庭和公共场所的淋浴喷头进行了取样检测。他们检测从 9 个城市抽取的近 50 个淋浴喷头后发现，30%的喷头藏有大量可导致肺部疾病的鸟分枝杆菌。这是一种非典型结核分枝杆菌。

改善措施 研究人员发现，与塑料淋浴喷头相比，金属淋浴喷头较难附着微生物。选择有过滤装置的金属喷头，能有效减少病菌堆积。

尽管如此，由于淋浴喷头布满小孔和缝隙，很难清洁干净，即使用消毒液清洗，微生物也会很快“回来”。

这里并不强调人们应该用泡澡代替淋浴，但提醒人们，在打开淋浴喷头后，先退到浴室外 1 分钟，可以有效避开伴随第一注水流喷洒而出的大量病菌。

染发剂的危害不容小觑

染发剂造成的健康损害在程度上可分为急性与慢性两大类。急性反应是指过敏反应，大多数染发剂中都含有对苯二胺，部分人会对这种化学成分产生过敏反应，染发后会出现水肿、过敏及皮炎，甚至发生水疱、糜烂、溃疡等症状。染发剂导致的慢性伤害就比较严重了，因为慢性伤害是潜在的，人们无法察觉。专家表示，虽然目前的染发剂生产技术有所提高，铅、汞等有害物质含量降低了，但染发剂是化学合成制剂，毒副作用还是不可小视。制假分子往往将几种化学物质掺在一起，其中铅、汞等有害物质含量非常高，消费者使用时极易中毒。因此消费者应尽量不要到小型美发店染发，即使染发后也要索要发票，更不能到批发市场购买廉价染发类产品。

那么染发时应当注意些什么呢？

第一，应尽量减少染发次数，一年内最好不要超过2次。在染发前48小时，在手腕或耳后进行过敏测试，以确保不会对染发剂中的化学成分过敏。

第二，在洗头和染发过程中，应避免抓破头皮，使染发液浸入引起中毒。

第三，建议消费者最好选用暂时性染发剂，尽量不用永久性染发剂。

第四，要多吃可以给头发和头皮提供养分的绿色和黄色蔬菜，特别是含有胡萝卜素的油菜和菠菜。

正确选购染发剂

1.应选购正规商店销售的包装完好、标识清楚的产品，并在使用前仔细阅读使用说明书和注意事项，标识中应包括产品名称、厂名厂址、生产日期、保存日期或限用日期、批号等。

2.要看生产许可证、卫生许可证、特殊用途化妆品的批准文号及执行产品标准号。无证、无标的产品一旦含有禁用物质，或限用物质超标，将会影响消费者身体健康。

3.在选购进口产品时，要查看进口化妆品卫生批准文号、中文产品名称、制造者名称地址，以及经销商注册的名称地址，以免购买到假冒伪劣产品。

心理

健康是个整体概念，我们追求身体健康的同时，心理健康也不可或缺。然而，繁忙的工作、淡漠的情感、紧张的关系、压抑的情绪早已令现代人身心俱疲。不仅如此，长期心理压力还能诱发多种身心疾病，如胃和十二指肠溃疡、原发性高血压、支气管哮喘等。那么如何进行调适？请看本章内容。

盛夏谨防“情绪中暑”

“情绪中暑”的主要症状是心情烦躁，易动肝火，好发脾气，思维紊乱，行为异常，对事物缺少兴趣。不少人常因微不足道的小事与他人闹意见，自己也觉得内心烦躁，不能静下心来思考问题。专家指出，夏季“情绪中暑”的发生与气温高、出汗多、睡眠缺乏、饮食不足及工作压力大等都有密切的联系。在正常人群中，约有16%的人在夏季会发生“情绪中暑”，尤其是在气温超过35℃、日照时间超过12小时、湿度高于80%时，“情绪中暑”的比例会急剧上升。

合理作息 要顺应夏季昼长夜短的特点，调整好生活节奏，按时就寝，坚持午睡。要适当减轻工作量，减缓工作速度，当环境气温超过33℃时，最好不要多活动。

科学膳食 夏季体能消耗大，应保证充足的营养摄入，日常膳食要做到“三多三少”：多食粗粮食品，多吃“清火”的蔬菜和水果（如苦瓜、黄瓜、丝瓜、绿豆芽、西瓜等），多喝消暑降温的饮料（如绿豆汤等）或白开水；少吃油腻辛辣食品，少喝烈性白酒，少吸烟。

改善环境 要尽量保持居住和办公环境的清洁凉爽。绿色是一种自然冷色，在视觉上使人产生清凉感，不妨多挂一些绿色窗帘，也可在室内养几盆绿叶植物。

调适心理 加强自身修养，提高心理应激能力，做到遇事不焦不躁，不争不怒，保持良好的心态，以达到“心静自然凉”的效果。

精神失调症的新疗法——感觉疗法

焦虑和紧张是当今社会普遍存在的两种精神失调症。人们在激烈的生存竞争中，往往对自己的命运和前途感到惶恐和茫然，由此在心理上产生焦虑和紧张，严重者还会引发其他一些症状，如记忆力下降、失眠、恶心、腹泻、眼花、疲乏、多汗、心悸、气喘、焦虑不安、高血压等。为了对付这些症状，除了请心理医生和医疗专家进行诊治外，目前流行的感觉疗法效果也十分显著。

听觉——音乐疗法 利用自然界中浑厚或清澈的声音以及各种音乐，让人们在听的过程中松弛心灵、缓和心境、消除疲劳、减缓紧张、培养活力的方法，称为音乐疗法。它是紧张忙碌的现代人非常需要的一种松弛性疗法。在生活中不难发现，身体精疲力竭时，听了舒展优美的音乐后，可精神倍增、疲劳消失；节奏欢快的音乐能使人的情绪不再低落;轻松的音乐可以使人胃口大开;抒情歌曲能使人心情平静;古典音乐能使人深思、反省和摆脱烦恼;常听熟悉的音乐,能增强和恢复人的记忆力。

嗅觉——芳香疗法 利用纯天然植物精华液的芳香之气,经由嗅觉器官再经过神经系统,使身心获得舒解,从而达到增进健康的目的。花的香味能刺激人的嗅觉器官产生舒适愉快的感觉。如桂花香气沁人肺腑,能使人疲劳顿消;薰衣草发出的气味能活跃人的情绪;玫瑰花、天竺花香能镇静、消除疲劳,并促进睡眠;菊花香对消除头痛、头晕、视物模糊有一定疗效;丁香花和茉莉花香能使人沉静轻松、无忧无虑。

知觉——放松疗法 练习者用意念逐渐放松全身肌肉,借此获得心理上的松弛。具体做法是:以舒适的姿势靠在沙发或躺椅上,闭上眼睛,将注意力集中在头部,咬紧牙关,然后再松开,咬牙的肌肉就会产生松弛感,依此逐次放松头部各处的肌肉。接着把注意力转移到颈部,尽量使脖子的肌肉变得紧张,感受到酸痛,然后再放松,直到觉得轻松为止。再把注意力集中到双手上,将双手用力握紧,直至发麻、酸痛后再开始放松,然后放至舒适位置,并保持松软无力的状态。最后把注意力转移到胸部,先做深吸气,憋几秒钟,缓缓把气吐出,再吸气,如此反复,让胸部觉得轻松为止。这样反复类推,将注意力依次集中到肩部、腹部、腿部,逐个放松。最后全身处于轻松状态,保持2~3分钟。

视觉——色彩疗法 所谓“色彩疗法”,是指通过观看各种颜色,从而产生心理刺激,以消除不良心理状态的疗法。暖色使人兴奋激动,感到温暖、活泼、开朗。冷色则象征安宁和幽静,如蓝色使人感到宁静、典雅,可以消除紧张情绪,使人反应灵活,思维敏捷。中间色则更容易产生温柔平静的心情。例如,当人们用眼时间太长,导致两眼昏花视物不清,若能看一看绿色植物或绿色物品,则症状会大有改善。

触觉——按摩疗法 按摩疗法是自我或他人通过穴位按摩,加速血液循环,增强机体新陈代谢和通透性,改善肌肤的韧性和弹性,调节气血平衡,促进淋巴液回流,从而消除疲惫的一种方法。例如,双目紧闭,用自己的手指尖用力按摩前额和后颈处,有规律、有意识地向一定方向旋转,可治疗紧张性头痛。

“运动眼球”放松精神

英国曼彻斯特都市大学的研究

人员进行了一项研究，他们给102名学生播放一段录音，包括20组单词，每组单词15个。随后，他们要求1/3的学生左右移动眼球30秒，1/3的学生上下移动眼球30秒，剩下的学生眼球处于平常状态。结果，前两组学生记住的单词比第三组多10%。研究人员认为，“运动眼球”能促进左、右脑之间的互动，可以增强记忆力，提高记忆准确性，并帮助学生在考试中回忆起重要信息。

如何放松眼肌呢？现介绍几种有益的“运动眼球”的方法：

转睛 静坐，双目闭上5~8秒，然后睁开双眼，向上看3~5秒，再向下看3~5秒，再使眼球向左转10次，然后向前注视3~5秒，再向右转10次，前视3~5秒。最后用双掌搓擦两颊及额部30秒。每天可做2次。有强光干扰时可加用两手掌遮于目外，或轻闭双眼转睛。

摩目 先用两手相对摩擦发热，用掌心热熨双目。反复擦熨数次，再把眼球左右各转（运目）100转，最后用两手掌搓擦两颊及额部1~2分钟。每天坚持做2~3次。

眨眼 静坐挺胸，双眼紧闭一会再睁开，利用一开一闭的眨眼来振奋、维护眼肌。如此反复操作，可活动眼球，促进眼内血液循环，解除眼肌疲乏，益眼醒神。经常有意识眨眼，有利于泪液分泌，对预防干眼症也有一定效果。

远眺 在室外空旷处或楼上阳台向远处眺望，最好能避开障碍物，看得越远越好。也可由近处逐步远看，停留片刻后，再把视线由远处逐步移近。夜晚星星高挂时，可以定视或追视远方的星辰，持续数分钟。每天做1~2次。

另外，打乒乓球、放风筝、到郊外观赏景物等，均是“运动眼球”的好方法。

贪吃是为寻求心理满足感

西班牙厌食症和暴食症防治中心的一份研究结果显示，人贪吃不是因饥饿所致，而是为了寻求生理上的愉悦和心理上的满足感。报告说，追求美味享受或心理原因造成的饱餐和痛饮行为，造就了今天西班牙40%的人肥胖。

最近，科学家开始了新的研究，以辨明饥饿感和胃口之间的区别。饥饿感的产生是为了保障个体的生存，胃口则可定义为吃喝食物直到感到满足，而饮食病症的根本诱发因素应该是类似于渴望和痛苦的情感因素。由于寻求愉悦的原因，医生拒绝将暴食症归类为饮食病症，尽管他们也在努力避免暴食症对人体健康造成伤害。为什么人们想吃东西时会选择好吃的糕点、糖果呢？根据研究，人在真正饥饿状态下爱吃咸味食品或乳制品，在悲伤和焦虑状态下则偏爱甜食。美国密歇根大学心理学家肯特·贝里奇说：“抑郁会刺激大脑中的激素机制，促使人们过量吃喝。”

情绪对健康的影响有多大

情绪对健康的影响

坠入爱河提高记忆力　坠入爱河会使人在一年内神经生长因子水平处于增高状态，刺激新的脑细胞生长，有助于神经系统的恢复并增强记忆力。

开怀大笑100次等同踩单车15分钟　笑声能使人卸去多余的压力，保护血管内壁，从而减轻心脏病发作的概率。

心怀感激如同康复治疗　类似爱、感激和满足这样的情感会刺激脑垂体后叶激素的分泌，使神经系统放松，减轻压抑感，体内各组织的含氧量也会显著增加。

动情而哭释放体内压力　动情而哭会分泌更多激素和神经传递素，可能会导致低血压、脉搏变慢，因此动情而哭可以缓解压力。

常年压抑升高胆固醇　常年处于压抑状态下，血液中葡萄糖和脂肪酸都会升高，患糖尿病和心脏病的风险自然也就大了。另外，压力还会使人体胆固醇水平上升。

沮丧放大疼痛感　人处于沮丧、悲观和冷漠状态时，体内复合胺和多巴胺都会偏低，复合胺能调节人对疼痛的感知能力。

嫉妒混合三种坏情绪　妒火大发的人通常会血压升高、心跳加快、肾上腺素分泌增多、免疫力变弱、焦虑甚至失眠。

50岁后发怒“伤心”　女性如在对抗中压抑自己的怒气，其死于心脏病、脑卒中或癌症的风险会比正常人高2倍。怒火爆发之时，由于肾上腺素水平突然大幅增高，血压升高、心率加快，对超过50岁的人来说，突发心脏病或脑卒中的概率会比正常人高出5倍。

三大“情绪处方”

拥抱和按摩　脑垂体后叶会分泌一种被称为“黏合激素”的物质，会使爱人之间有抚摸和拥抱的欲望，同时刺激体内修复细胞分泌一种抗衰老、抗压抑的激素。按摩等也被证实有助于身体恢复。

腹式呼吸　如果大吵过一架或感觉压抑，可以尽量将自己从中解脱出来，找一个清静之处，用腹式呼吸法深呼吸15下，意念集中，告诉自己一切很好，这样可降低心率和血压。

积极心理暗示　将鼓舞人心的话写下来，经常看看，会对身体健康有益。在头脑中生动地想象积极的激励之语，越活灵活现越有效；也可以对自己重复说些积极的话。

愉快进餐益身心

人的消化功能对情绪变化十分敏感。在积极、愉快的情绪状态下，胃黏膜会充血发红，胃肠蠕动加强，消化腺分泌正常，有利于实现正常的消化功能。当处于抑郁、忧伤、失望、悲痛等不良情绪状态下时，胃黏膜因缺血而显得苍白，胃肠活动减弱，胃黏膜分泌减少，胃内酸度下降，不利于对食物的消化吸收。而如果长期愤怒、焦虑，胃液的分泌可持续升高，使胃内酸度过高，胃液对胃黏膜的消化作用大于黏液的中和作用及黏膜的自我修复能力，由此导致消化性溃疡的发生。

在医学临床工作中也发现，许多消化系统疾病都与不良情绪有关，属于身心疾病，常见的有慢性胃炎、胃溃疡、十二指肠溃疡、溃疡性结肠炎、神经性呕吐、慢性肝炎等。这些疾病的治疗除了必要的用药之外，调节不良情绪、消除致病因素也非常重要。因此在饮食活动中不仅要注意营养、讲究卫生，还要注意情绪调节，使人在积极的情绪状态下有良好的消化功能，从而促进健康。

首先，应注意餐前心理调节。生活中或许有这样或那样的挫折与压力，使人情绪不佳，就餐前可适当调整心态，暂时从不良情绪中解脱出来。饮食本是满足人生理需要的一件乐事，不要让生活的烦恼冲淡饮食的愉快。可以回到家中或去到环境幽雅的餐厅，考虑怎样吃好这顿饭，不要去想令人烦恼的事，以轻松、愉快的心情准备就餐。

其次，就餐时人的注意力应集中在饮食活动上，边吃饭边玩手机或边吃饭边想问题等行为都不可取。尽可能准备自己喜欢吃的、色香味俱全的饭菜，好的饭菜能使人心情愉快，食欲大增。就餐的环境应干净、整洁，还可播放一些旋律优美的音乐，营造良好的氛围。

人有多少好心情

人的一生中，究竟能拥有多少好心情？喜欢“剑走偏锋”的国外研究人员居然真的给出了结论。

在近20年的时间里，苏格兰科学家通过对500个不同职业、收入、年龄、性别、性格的人进行追踪研究，得出了一份长达 180 页的调查报告。报告显示，被调查者一天中除了平均 9 小时不计心情的睡眠时间外，余下的 15 小时中，暴躁的争吵和激动的愤怒占 30 分钟，悲哀、痛苦共 45 分钟；悲观、消极甚至厌世的低迷情绪共分去 20 分钟；孤寂、郁闷、空虚这些“准恶劣情绪”也会瓜分走 2 小时。

也许你会认为剩下的 11.5 小时都是好心情，事实并非如此。调查报告显示，各个年龄段平均下来，人至少有 2 小时会经历各种病痛的折磨，此外还有 2 小时在高度紧张的环境中度过，在每天的 4.5 小时中，人的心情谈不上好也谈不上不好，这其中有 1 小时花费在打盹以及发呆上，甚至还有 45 分钟在转换电视频道。

在余下的 3 小时里，你才会真正拥有好心情。请记住你将怎样度过这些时光：工作中获得的快乐 1 小时，游戏 1 小时，和亲爱的人共同度过 1 小时。此外，调查还显示出几个有趣的现象：尽管高收入者普遍更能感到快乐，但脑力劳动者每天却比体力劳动者少 25 分钟的快乐；快乐的长度与年龄大致成反比，最快乐的年龄段是 7~8 岁；尽管女性比男性平均寿命要长，但调查中的男性普遍比女性更能真切地感受到快乐的存在。

与鸟为伴怡情养生

在家养鸟，与鸟为伴，别有一番情趣，小鸟的活泼和婉转啁啾，能在家庭中创造一种活跃和快乐的气氛。

丰富生活 养鸟属于一种积极的活动。养一两笼声色俱佳的观赏鸟，在业余时间喂一喂、听一听、看一看，实在比玩麻将好得多。

愉悦心情 在家庭观赏鸟中，论鸣声，有的高亢激昂，有的清灵流畅，有的甜润婉转。

陶冶情操 从事脑力劳动的人，在伏案攻读、埋头写作之余，走到鸟笼旁耳听、眼看、手动，无疑是最好的休息和娱乐。这会使你的血压、脉搏、内分泌系统和自主神经系统得到良好的休整，从而头脑清醒，思维敏捷，灵感也会悄悄光临。从事体力劳动的人，在紧张劳作之后，坐在鸟笼前小憩片刻，也会使你心旷神怡，倦意全消。

增添乐趣 养鸟是一种爱好，一种健身的方法，也是一种增进家庭成员和睦的手段。比如家庭成员要学习如何养鸟，选择哪一种鸟，何时饲养，几时喂水，这些都很有讲究。在这个过程中，家庭成员会齐心协力，投入一定的时间和精力，有时还要彼此配合……

总之，家庭养鸟的确是一种有益

身心的好活动。

瘦身新招——心理减肥法

在美国得克萨斯州休斯敦的一所医院里，2 位医生使用催眠术对 29 名护士进行了减肥治疗。

医生和护士面对面坐在椅子上，医生令护士抬头凝视天花板，并进行深呼吸，将护士诱导进入催眠状态后，医生给她们以下暗示："油腻的食物真难吃，低热量的食物非常可口……" 接受了催眠法治疗的护士，其饮食习惯有了较大的改变，再也不想吃油腻食物了。第一周的催眠疗法结束后，每个人的体重平均减轻1.8千克。

心理减肥还有以下几种方法：①想象减肥：经常想象自己是一位美丽苗条的少女或少妇，并对之充满自信；②冥想减肥：经常冥想一些美的艺术品，优美的线条等，生理上就会产生一种效仿的功能；③放松减肥：训练放松，或静默，或静坐，"静"既是一种消耗，也是一种使心理更健康的保健方法；④暗示减肥：通过自我暗示或者他人暗示，或以暗示诱导进入催眠状态再接受减肥的暗示，达到减肥的目的；⑤意念减肥：把减肥作为一种意识的内容，带着减肥的意念去练习，机体就会把"减肥"的意念作为生理活动的指令，动员全身执行"减肥"指令，坚持下去，定能减肥；也可以把意念内容定为局部减肥，如以"腹部减肥"为意念，持久练习，腹部脂肪会减少。

营造好心情

好心情是健康催化剂。英国心理学家的 16 个小建议，帮你保持好心情。

学会留心 担心明天不如关注当下。

大声欢笑 笑出声来，可以多分泌让人快乐的激素。

去睡觉吧 睡觉比泡澡或按摩更有益于你的情绪健康。

哼唱歌曲 音乐能刺激产生快乐感觉的那部分大脑。

消除杂乱 打扫、擦拭、清洗等劳动能帮你认真思考。

学会说不 取消那些没必要而且你也不喜欢的活动。

列张清单 完成一项工作后，在清单上画掉它时会很有成就感。

只做一件事 同时做多项工作的人更容易得高血压。

做做园艺 园艺工作给人带来的成就感会持续好几天。

带狗散步 养宠物的人在压力下明显心跳较缓、血压较低。

忘掉股市 股民的心理健康受

股市情况的直接影响。

想想好运气 每天思考生命中积极事物的人，身体更健康。

去安静的地方 图书馆、博物馆都是城市里宁静的小岛。

做志愿者 能为你提供另一种社交场所。

学会独处 独处能给自己充电，并有时间去独立思考问题。

有朋友 有朋友的人血压、胆固醇、血糖等水平更正常。

“笑”是良药

现代人心目中标本式的笑容，当属微启双唇、露出八颗白牙的职业化微笑。其实，“笑”对人类来说，最初并不是这样一种社会交往工具，而是一种特殊的天然保健品。

癌症患者 正常人体内每天都会产生一定数目的癌细胞，所幸我们体内的“自然杀伤细胞”正是癌细胞的天敌，这些免疫杀手能够摧毁肿瘤细胞。而研究表明，由衷的笑能让某些基因得到更好的表达，从而调节自然杀伤细胞的活动。

心血管疾病患者 大笑能使血管舒张，从而增加内脏血流的供应。为多家医院提供“大笑康复训练”的美国心理学家史蒂夫·威尔森指出，这种效果与有氧运动类似，不仅有助于预防心脏病发作，对大多数心脏病患者的康复也十分有益。

哺乳期女性 为了宝宝的健康成长，处在哺乳期的妈妈更应该开怀大笑。有研究指出，观看一部喜剧电影后，母亲乳汁中褪黑素的水平会得到提高，皮肤过敏的婴儿喝了这种乳汁，过敏反应会大大降低。

糖尿病患者 得了糖尿病后，若老是愁眉不展，小心会错过康复的良机。通过多项科学研究，科学家发现，糖尿病患者饭后应该笑一笑，因为发笑带来的肌肉运动和神经内分泌水平的改变，能防止血糖升高。

盘点影响食欲的七大原因

人们进食都是因为肚子饿吗？美国学者 Wansink 通过实验研究了影响我们进食的很多因素，发现饥饿并不是促使我们进食的唯一因素。除了饥饿以外，很多人吃东西或许还有别的原因。比如他们看见了食物就觉得到了吃饭的时候，但其实他们的肚子并不饿，只是想和别人一起吃饭或者仅仅因为用餐时他们有事可做(例如很多人想边看电视边吃东西)。

柔和光线增加食欲 Wansink 通过研究发现，柔和的光线会影响人们进食，这主要是因为柔和的光线会让人们增加舒适感，从而减少对进食的控制，延长人们的用餐时间，增加人们的进食量。此外，很多研究说明，刺眼或过度明亮的光线会减少人们待在餐厅的时间，从而影响进食量。微弱的或者温暖的光线(包括烛光)一般会使人们更愿意逗留和享用餐后甜点及额外的饮料，因为在弱光下，人们往往很少有意志力和自我约束力，他们更愿意消费。

气味影响食欲 众所周知，难闻的气味会影响人们的食欲，无论是周围环境的气味还是食物的气味，都会缩短用餐时间和抑制食物消费欲望。

轻音乐增加食欲 研究发现，轻音乐一般可以增加食欲、延长用餐时间，从而增大食物和饮料的消费量，尤其是人们在欣赏自己喜爱的音乐时，往往会感到舒适，因此驻足停留或者陶醉其中。

保健

生活中，不少疾病往往是人们平时忽视了自身保健而埋下的祸根，或已经出现某些疾病的早期症状但未能及时处理而造成的。其实，若早期重视了保健、预防，为健康打下扎实基础，就可以避免日后某些疾病的发生，以达到延年益寿的目的。如何加强日常保健，防患于未然？请阅读本章内容。

常伴花香，延年益寿

花香，就是花卉释放出来的香味。科学研究表明，花卉的香味对人，特别是老年人能产生很大的影响。首先，有些花卉的香味能改善老年人的情绪。如桂花的香味能沁人心脾，使人疲劳顿消；荷花的香味能诱发人产生温馨缠绵的感情；水仙花、紫罗兰和玫瑰的香味使人心情愉快，消除疲劳；茉莉、丁香的香味可以让人觉得轻松、宁静；薰衣草的香味能产生兴奋作用。

其次，有些花卉的香味能够医治老年人的某些疾病。如天竺花具有镇静安神、消累解乏的作用；迷迭香和薰衣草的香味能缓解哮喘；茉莉花香可以理气、解郁，减轻头晕、感冒等症状；菊花可治感冒；丁香花对牙疼有止痛作用。我国古代名医华佗用麝香、丁香等制成小巧玲珑的香囊，悬挂于室内，用来治疗肺结核、吐泻等疾病。现已查明，15 种鲜花的香味对治疗心血管病及气喘、高血压、肝硬化、神经衰弱和失眠等病有显著疗效。正是根据这一理论，世界上很多国家相继采用香味疗法治疗各种疾病，有些国家还建立了用植物释放的香味治疗疾病的特殊医院，均收到良好效果。

再者，香味环境还能使老年人延年益寿。每当你进入花丛树林之中，满目春色，花香芬芳扑鼻，沁人心脾，安详静谧的气氛油然而生。欣赏玩味其中，满身的疲劳，甚至焦躁感、抑郁感、孤独感等都会被抛到九霄云外。经研究测试，人经常处于葱郁芬芳的花木丛中，皮肤温度可以降低 1～2℃，脉搏数每分钟减少 4～8 次，心脏负担减轻。空气中的负氧离子较多，对高血压、神经衰弱、心脏病等都可起到促进恢复的良好作用。

肚子里藏着第二个“大脑”

1996 年，来自美国哥伦比亚大学解剖和细胞生物学系的主任迈克·格尔森提出了“第二大脑”这一概念，认为每个人都有“第二大脑”，它位于人的肚子里，负责“消化”食物、信息、外界刺激、声音和颜色。当时这一理论虽然引起了关注，但是并没有完全揭示两个“大脑”之间的联系。

通过深入研究，目前格尔森提出，这个位于肚子中的“腹脑”实际上是一个肠胃神经系统，拥有大约 1000亿个神经细胞，与大脑细胞数量相当，它能够像“大脑”一样感受悲伤情绪。格尔森发现，患有慢性肠胃病的患者中，有 70%的人在儿童成长时期经历过父母离婚、慢性疾病或者父母去世等悲伤。格尔森认为他的研究结果将可以帮助寻找到治疗便秘、溃疡等肠胃疾病的有效方法。

延缓衰老，向自由基宣战

人体每天通过17000次呼吸吸入的氧气除了被正常使用外，还会有一部分经过氧化还原反应变成一种有害物质——自由基。医学研究指出，与自由基有关的疾病有100多种，动脉硬化、脑卒中、心脏病、白内障、肺气肿、糖尿病、多种癌症都常被提及。自由基还与衰老有关，能消除自由基的营养素及化学物质也常被认为可“防衰抗老”。更有人认为，处理好了自由基的问题，健康与长寿即唾手可得。

那么应该怎样采取措施延缓衰老、清除自由基呢？

补充“三剑客”　研究发现，维生素C、维生素E、β-胡萝卜素（通过肝脏功能转化成维生素A）具有非常奇妙的协同作用，可清除自由基，被称为清除自由基的“三剑客”。维生素C负责在身体水分中消除有害物质，防止氧化形成；维生素E负责消除脂肪中的有害物质，防止过氧化脂质的形成；β-胡萝卜素可以提高人体对维生素C和维生素E的吸收率。

补充抗氧化矿物质　忙碌的现代人，饮食较不均衡，因此上述抗氧化营养素可能会摄取不足，特别是中老年人因抗氧化能力下降而更需要进行补充这些物质。建议选用一些配方科学的营养补充品。

另外还要提醒大家，要减少体内自由基的生成，在生活中还应注意以下几点：①暴露在污染物质中，应有适当防护，如在市区骑车时宜戴口罩；②不抽烟、不酗酒；③保持心情愉悦，解除不必要的压力；④不要乱服药物；⑤减少射线、电磁波辐射及过度的日光暴晒；⑥少吃腌熏、发霉、油炸（尤其是反复使用回锅油）的食物，特别是有霉味的坚果类食物。

日本女性比男性更长寿的秘密

据报道，日本男性平均寿命为78.53岁，女性为85.49岁。为什么女性的寿命要比男性更长呢？

首先，这与日本社会特殊的男女职业分工体系密不可分。所谓的男女职业分工指的是男性（丈夫）担负企业中赋予的社会劳动，而女性（妻子）则担负着照顾家庭、培养孩子等家庭劳动。由于日本女性的家庭劳动是无报酬的劳动，因此日本男性一方面是为了家庭的生计，另一方面也是为了自己立身处世，常常会把大部分的时间和精力投入到工作中去。这样在无形中就会形成一种精神压力，而这种无形压力又会成为缩短男性寿命的隐形杀手。此外，在森严的企业管理制度下，日本男性夜以继日地工作，没有固定的下班时间，没有正常的休息日，体力的过度支出严重影响了他们的健康，使得每年“过劳死”的男性在逐年增多。

其次，日本人为了应酬，经常晚上不得不和同事一起去喝酒、交往。饮酒过量本身就会伤害身体，长期睡眠不足也会影响男性的寿命。与此同时，日本女性却一直拥有健康的饮食习惯和生活习惯。

日本人在教育孩子时也存在巨大的性别差异。对于男孩子，父母从小就要求他们“无论什么时候都不要轻易流泪”“即使面临困境也不能说一句泄气的话”，等等。在日本人的眼中，只有按照诸如此类的要求去做，才能称得上是真正坚强的男子汉。正是在这样的教育理念影响下，日本男性在长大之后不懂得如何向别人(甚至是自己的妻子)倾诉自己内心的真正情感，进入公司工作后很容易因过度劳累、工作压力大等引起抑郁症等精神疾病。相反，对日本的女孩子来说，倾吐苦衷、请求别人的帮助反而会被大家认为更像个温顺、贤淑的女性。因此，从心理健康的角度来看，日本女性拥有比男性更健康的心理温床。

从以上分析情况来看，日本女性比男性更长寿有其深刻的社会原因。

坐直腰板不妥，微仰坐姿更有益处

加拿大阿尔伯塔大学医院的研究人员新近进行的一项研究却发现，如果需要久坐，向后微仰的坐姿反而对身体更有益，长时间笔直坐着会导致背部受到压力，造成慢性背伤。

研究人员称，当脊椎受到压力时，椎间盘就开始活动和错位。久坐时最好能够尽量保持类似躺着时的姿势，而如果经常采取驼背向前倾的坐姿，就会导致腰脊因长期拉伸而严重受损，久而久之就不可避免地会出现腰椎间盘错位或是突出的症状。

“麦克效应”与长寿

20 世纪 40 年代，美国营养学家麦克用同一种饲料喂养 2 组小白鼠，A 组自由进食不限食量，体重普遍偏高；B 组按生长需要定量进食，体重正常。结果 A 组小白鼠不到两年全部死亡，B 组小白鼠活了 3~4 年，由此得出长寿与营养相关的著名结论——“麦克效应”。此后，科学家在线虫、果蝇、小鼠身上研究发现，饿一点的动物比吃饱的动物活的时间长，同样证明了能量代谢在衰老方面有重要作用，也为限制热量摄入，延长人类寿命，降低老年病发生率提供了理论依据。

合理膳食、控制体重 肥胖是许多慢性病的根源，肥胖者患冠心病、高血压、糖尿病、高血脂、胆结石、关节炎、癌症的概率明显增加，这些都是难以根治且影响寿命的疾病。因此，合理膳食、控制体重是长寿的根本。

防止自由基伤害 正常人体内有以维生素C、维生素E和β-胡萝卜素为主的多种抗自由基物质，限制了自由基对人体的伤害作用。而肥胖者在营养代谢过程中产生的自由基比正常人要多很多，加上抗自由基物质的相对不足，抵挡不住自由基对人体器官的损害。研究证明，自由基对人体的伤害是影响长寿的重要原因。因此，减肥、抗自由基、抗氧化治疗已成为延年益寿的重要手段。

良好的健康理念和生活方式 健康长寿还与良好的健康理念和生活方式有着密切的关系。国外提出了影响健康长寿的因素，其中生活占50%，遗传占20%，环境占20%，医疗仅占10%。延年益寿的条件是：平衡膳食，可增寿15~20岁；清除自由基治疗，可增寿5~7岁；中年以后选用合适的维生素，可增寿3~4岁；文化素质高，健康意识好，可增寿3~4岁；生活环境优美，空气新鲜，可增寿4~5岁。倘若以上5项都做得很好，就可增寿30~40岁。

眼泪其实是一种排毒剂

美国人类学家阿希莱·蒙塔戈认为，流眼泪对人体大有好处，人类会流泪是适者生存的结果。眼泪中含有溶菌酶，这是人体的一种自卫物质，它能保护鼻咽黏膜不被细菌感染。观察表明，没有眼泪的干哭很容易使鼻咽黏膜因干燥而受感染。

美国明尼苏达大学心理学家威廉·佛莱认为，流泪是一种排毒行为，能排出人体由于感情压力而造成和积累起来的生化毒素；这些毒素如果不通过流泪排出，留在体内将对健康不利；情感性流泪排泄毒素，使流泪者恢复心理和生理上的平衡，因而对健康有益。另有研究表明，人在哭泣后，其情绪强度一般会降低40%，这便解释了为什么哭后的感觉会比哭前要好了许多。

生命中的黄金分割律

黄金分割律一：舒适温度 人体的正常体温是36~37.2℃，运用黄金分割律就可以解释人体为什么在环境温度为22~24℃时感觉最舒适。在这一环境温度中，机体的新陈代谢、生理节奏和生理功能均处于最佳状态。37℃相对于100℃而言本来就是一个黄金点，而23℃相对于37℃而言也是一个黄金点，这个点在养生过程中也起着重要作用。

黄金分割律二：理想睡眠 科学家研究证实，每天7.5小时的睡眠时间是最理想的(通常应不多于8小时，不少于6小时)，因为长期这样睡眠的人大多既健康又长寿，这亦与黄金分割律相吻合。

黄金分割律三：愉快起床 当人睡醒时，若眼睛一睁开就马上起来，会感觉很累。如果估计穿衣服的时间要2分钟，那么躺在床上睁开眼睛的时间应为3分钟(利用黄金分割律分析一个过程，前段事情与后段事情的时间比应为6:4)。这样起床，人体感觉是最为舒服的。

黄金分割律四：动静法则 在动养生与静养生关系方面，一直存在着不同的观点。根据黄金分割律来看，这里其实也存在着一个比例关系。从辩证观点和大量观察得知，动与静应该是一个0.618的比例关系，大致为四分动、六分静，这才是最佳的养生之道。

黄金分割律五：养心之道 个人只有生理和心理上都处于完全协调平衡的状态，才可称其为健康，即身心健康。而且二者相辅相成，如果你乐观、心情好，机体就会处于最佳状态，身体也就会健康；如果你的身体一直保持着最佳健康状态，那你的心情也有可能会很好。

此外，人体的胖与瘦，血压的高与低，饮食的咸与淡，饮水的硬与软，性生活的次数等都可以按黄金分割律来推测和指导，以提高人们的生活质量。

让音乐围绕你家的餐桌

美国一项研究表明，伴随着优雅的音乐进餐，不但会使人胃口大增，还有利于保养脾胃。

负责此项研究的美国俄亥俄州州立大学的营养学专家迈科尔教授指出，音乐之所以能使人胃口大增，是因为神经中枢的大脑边缘系统和脑干网状结构对人体内脏功能起着主要的调节作用，而音乐对这些神经机构都能产生直接影响，优美的音乐还能促进唾液分泌，并让胃的蠕动变得有规律。

当然，对音乐的选择也要注意，最好听一些节奏舒缓的钢琴曲或轻音乐，比如古典音乐及民族音乐等。不宜选择打击乐、摇滚乐，因为其节奏明快、铿锵有力，会使心跳加快，情绪亢奋，从而影响食欲，有碍消化。

从高矮胖瘦看长寿

科学家研究发现，机体的基础代谢与体表面积成正比，体表面积与身高成正比。与高个子相比，矮个子的内脏器官相对大些，功能也较强，而且身体各个器官排列紧凑，相互之间容易联系，神经和内分泌调节功能较好，有利于长寿。体表面积也与肥胖程度成正比。肥胖容易诱发心脑血管病、高血压、高血脂、糖尿病、脂肪肝等，还易引起腰椎和腰部肌肉损伤，导致增生性关节炎。因此，寿星中肥胖者较少。

此外，医学界、营养学界认为，瘦者的抗寒、抗病能力低下，经不起慢性病的折磨，结核、贫血、慢性支气管炎、肺气肿、神经衰弱患者中的瘦者较多，骨折的瘦者也多于胖者。过瘦的人如果血压、血脂、血糖都正常，应适当多吃些富含营养的食物，增加睡眠时间。但先天瘦型的健康人没必要去增肥。

身高无法选择，而胖瘦可以通过运动和健身来调控。资料证实，太胖或过瘦都不利于人体健康。正常体型者长寿的比例最高，正常体型是最理想的体型。

“眼皮跳”与祸福无关

专家分析，眼皮在医学上称为眼睑，眼睑分为上、下眼睑，所谓的眼皮跳其实是眼皮下方的肌肉反复收缩放松。平常“眼皮跳”一般只是短期的、间歇的，多与眼睛疲劳或精神紧张有关，不影响健康，更与祸福无关，休息后会很快消失。一小部分眼皮跳是由眼局部疾病（如角膜炎等）引起的，经眼科治疗后会很快消失。

部分人的“眼皮跳”持续时间长、幅度大，有逐步加重的趋势，则可能是病态的，应到医院就诊。

“眼皮跳”分为原发与继发两种。原发者开始为一侧眼皮短暂跳动，次数逐步增多，每次数秒到数分钟，范围常扩展到半侧面部肌肉，眼皮紧闭，口角歪斜，重时可扩散到颈及肩部，严重影响生活和工作。这多由面神经受血管压迫所致，针灸、服药效果差，局部肉毒素注射效果短暂，而微血管减压术则是有效的治疗方法。

继发者表现与前者类似，多由大脑到面神经末梢的通路中存在的病灶所诱发，常见的如面瘫后面肌痉挛、中耳炎、乳突炎、胆脂瘤等。一部分人的面瘫后面肌痉挛，在微血管减压术后症状可以减轻。

大脑是肥胖罪魁

肥胖已经成为当今人类的大敌。研究表明，当我们坐在餐桌前，指挥我们用餐的是大脑，而不是嘴巴，大脑是饮食行为的主宰者。

与生俱来的贪吃欲 当我们准备进餐时，大脑中最原始的部分发出的指令很明确：宁可吃撑了，也不能饿肚子。食物对机体正常运转起着不可替代的作用，因此这个指令很正确。

寻找控制食欲的"阀门" 找到控制人体饥饿感和饱胀感阀门的指令开关并，不是一件轻而易举的事情。食欲的调节是通过一个复杂且高度"精密"的系统实现的，有数十种物质参与到这一过程中。在所有这些物质中，最让人们感兴趣的是勒帕茄碱。勒帕茄碱水平的高低对人们的饮食习惯起着非常关键的作用。勒帕茄碱浓度越高，饥饿感就越轻；而在长时间不吃饭或热量摄入严重不足的情况下，勒帕茄碱的水平会急剧降低，这会造成人的胃口大开。

"饥饿激素"刺激大脑 尽管不同的人在勒帕茄碱作用下的表现可能有所差别，但对食物的反应还是有相同之处的。例如，在刚吃完东西后，我们都会有饱胀感。实际上，让我们不再吃东西的主要原因是胃的充盈感。在进食后，膨胀的胃向大脑发出一个"够了"的信号，这个信号依据的并不是食物所含的能量，而是依据食物的重量和体积。近来，"饥饿激素"受到广泛关注，因为人们发现它不但会提高食欲，而且还能减少能量消耗，有利于新脂肪的形成。研究发现，每次进餐之前，人体内"饥饿激素"的水平都会骤然升高，而在进餐后又会立刻下降。更为重要的是，科研人员发现，对一些过度肥胖的人来说，体内"饥饿激素"的浓度在进食之前和之后并没有什么差别，这就是他们总是觉得吃不饱的原因。

甜食为何有诱惑力 为什么人们往往爱吃一些高热量食品？为什么当我们心情紧张时反而食欲大增？原因在于人体自身产生的一些内源性镇静剂，这是大脑合成的物质，会"诱使"我们吃比实际能量需求多得多的食物，尤其是脂肪和糖。同时，它还能刺激大脑中负责"记录"由摄取食物或药物所带来的愉悦感的区域，人对某些食物或药物的依赖性由此而来。

巧克力可以缓解食欲 美国耶鲁大学专家戴维·卡茨研究了巧克力这种最受欢迎的东西对人们健康的影响。他认为，40%的女性和15%的男性爱吃巧克力绝非偶然。如果说吃东西可以影响我们的精神状态，那么毫无疑问，巧克力就是抗抑郁的最有效食品。巧克力可以对人体血液中的一种复合胺产生作用，而这种复合胺可以显著改善人的情绪。复合胺含量提高，有助于我们控制食欲。因此，及时吃一块巧克力可以缓解我们旺盛的食欲。

你知道缺磁症吗

人类的生长、发育、生殖和身体健康，都与地球磁场有关。医学研究表明，人体的新生细胞是圆形的，其中含磁量是衰老细胞的几倍甚至几十倍，可见提高含磁量可以延缓细胞的衰老，延长人的寿命。细胞缺磁，呈现三角形，会加速衰老，裂变减弱，活力变差；血液缺磁，会增加黏稠度，减少活力，血管壁上易汇集杂物甚至堵塞，使心脏负担加重，易患心脑血管病；神经缺磁，则会出现自律失调、情绪不安、智力下降；皮肤缺磁，就会变得粗糙无光泽，皱纹早生。

现代城市，高楼大厦鳞次栉比，铁塔明显增多，屏蔽了地磁场的作用；纵横交错的电线、电缆及川流不息的车流遮住了大自然的磁场；所饮用的水不再是直接来自江湖，而都是由导磁体铁管输送而来，磁性被吸收而削弱，加上环境污染对自然水源的破坏，使水中的自然磁性消失；食物则大都系加工食品或是经精细制作，缺少较多的矿物质，使体内充磁物质减少；另外，现代人到大自然中活动的机会减少，很少直接接受天然磁场的辐射，因而不能充分享用地磁。

磁对人体健康关系重大，而缺少磁对机体健康的损害又是潜移默化的。我们应该像注重药补和食补一样，采用各种途径科学“补磁”。比如：经常饮用磁化水，多去大自然中旅行，以直接向自身充磁，促进新陈代谢；睡眠时尽量使身体顺南北方向（头北脚南），以使自身细胞在天然磁场的作用下得以有序化；多食用含丰富矿物质的蔬菜和水果，以增强机体接受磁辐射的能力；经常沐浴在阳光下，进行适度的体育运动，以推进人体自身产生生物电磁；科学使用磁性生活用品，如磁性枕头、磁性鞋、磁性腰带、磁疗床等，以及用磁性膏药贴于特定的穴位上，都可达到增加人体磁力和改善生理功能的积极效果。

女性最易发胖年龄段

很多女性可能认为中年是“发福”的危险时期，殊不知20~30岁才是最需要警惕的长胖年龄段。

澳大利亚迪肯大学的研究人员指出，毕业离开学校后是女性特别要注意的一个长胖危险期。很多女性在离开学校、开始工作后，减少了参与运动的时间。此外，一些女性还会为自己吃巧克力、薯条等高热量零食找到借口——因为工作量大，所以需要补充充足的营养物质。同时，一些女性还会因为工作压力大而暴饮暴食发泄自己的情绪。

20~30岁女性的体重最容易飙升的另外一个诱发因素是婚姻。很多女性因为结婚，饮食习惯变得和自己的丈夫一样，食欲也大增，这样体重自然而然就会升高。另外，结婚之后多数女性的业余生活是坐在沙发上看电视，而不是像以前那样和朋友、同学外出活动。

怀孕是令20~30岁女性体重剧增的第三个原因。很多女性生完孩子之后就再也不能够恢复到怀孕之前的体重。怀孕要注意胎儿的安全成为不少女性不运动的一面“挡箭牌”。在这期间，很多女性彻底放弃了控制饮食的想法。因此，怀孕女性也应该合理计划自己的饮食和活动，而不应该毫无控制地放开胃口吃。

此外，因为近年来蔬菜价格不断上涨，一些蔬菜的价格甚至超过肉类的价格，从而导致一些女性在购物时偏向挑选肉类，减少蔬菜。但是蔬菜对于控制体重来说是非常重要的。

同床共枕使男性智力水平受影响

研究发现，男性与伴侣同床共枕时，其睡眠会受到干扰，无论做爱与否，第二天其精神状态都不如平常，大脑反应能力下降。据刊载于《新科学》杂志上的一项研究指出，女性不会受这个问题的困扰。她们的境遇同男性截然相反，同床共枕会让她们的睡眠质量更高，让她们更快陷入深睡眠状态。

维也纳大学教授哈德·克洛奇领导的一个研究小组，对8对20多岁无子女的未婚情侣进行了研究。研究人员先让他们同床共枕10个晚上，接着再分床睡10个晚上。在此期间，研究人员通过调查问卷和手腕活动监视器来评估他们晚上的睡眠状态。次日，他们还会要求这些情侣们进行简单的认知测试，并检查他们的应激激素水平。尽管男性报告说，和女伴同床共枕时，感觉睡得更踏实，但实际情况并非如此。他们在测试中反应能力低下，表明他们的大脑在睡眠过程中受到干扰。

然而，女性在与男伴同床共枕时，睡眠质量反而更高，没有类似男性的不良反应，她们一般上床后倒头便睡，比男伴更快进入深睡眠状态，结果比单独一个人睡更好。

闻苹果香能缓解偏头痛

美国芝加哥市味觉与嗅觉基金会的一项研究证明，闻苹果香味可以有效缓解偏头痛。

苹果香味能减轻患者头痛时的焦虑情绪，分散其注意力，使其颈部、头部肌肉由紧张收缩变得松弛，从而起到“镇痛”作用。其实，偏头痛与嗅觉的关系早被人们发现，两者是可以相互影响的。比如说，某些嗅觉刺激会诱发偏头痛，一些患者在偏头痛发作的先兆期也会出现嗅幻觉。

另外，焦虑、烦躁不安的情绪可以触发偏头痛，而偏头痛的痛苦体验也会使患者更加焦虑。这是由于偏头痛与掌管人情绪、记忆等的大脑边缘系统关系密切。大脑边缘系统同时还受嗅觉的影响，比如嗅到喜欢的香味时会情绪高涨、兴奋，嗅到厌恶气味时会感到烦躁、不适。因此，嗅苹果香味缓解偏头痛，很可能就是通过边缘系统实现的，即苹果香味通过神经传递给边缘系统，良好的体验使边缘系统得以整合患者的情绪，最终缓解偏头痛。其实，除了苹果香味外，其他类型的水果香味及薄荷香味、茶香味等，也具有类似的镇痛作用，只是疗效因各人喜好不同而已。在头痛症状较轻，不需要药物治疗的情况下，可以适当采取此法，以缓解疼痛。

世界唯一“无癌之国”——斐济

说起岛国斐济，人们首先想到的是碧海蓝天、美食丽景，但是除了这些，斐济名扬世界与它“无癌之国”“长寿国”的称号也大有关系。

有关专家认为，斐济成为“无癌之国”与斐济人喜吃荞麦、杏仁和杏干等有关。荞麦中含有某种B族维生素及微量元素硒，具有抗癌作用。而从中医角度分析，荞麦有开胃宽肠、消肿化湿、消积导滞、清热解毒的作用。荞麦中还含有丰富的荞麦碱、芦丁、烟酸、亚油酸和多种维生素及铁、锌、钙等，这些都是一般“细粮”所不具备的。荞麦还对高血压、高血脂、高血糖以及动脉硬化引起的心脑血管疾病有保健价值。不过，荞麦性凉，一次不宜多吃；胃寒者不宜吃荞麦，以免消化不良。

斐济人一日三餐必有杏干、杏仁伴食，而杏肉富含维生素A、维生素C、儿茶酚、黄酮和多种微量元素，这些成分对人体有直接或间接的抗癌作用。杏是维生素B_{17}含量最丰富的果品，而维生素B_{17}又是极有效的抗癌物质。杏虽好吃但不可食之过多，因为其中苦杏仁苷的代谢产物会导致组织细胞窒息，严重者神经中枢会受到抑制，导致呼吸麻痹。但是加工后的杏脯、杏干，其有害的物质已经挥发或溶解掉，可以放心食用。杏仁分苦杏仁和甜杏仁，苦杏仁能止咳平喘、润肠通便，治疗咳嗽等疾病；而甜杏仁和日常吃的干果大杏仁偏于滋润，有一定的补肺作用。杏仁还含有丰富的维生素C和多酚类成分，这些成分不但能够降低人体内胆固醇的含量，还能显著降低心脏病和很多慢性病的发病风险。不过，体热易生疮的人不宜多吃杏。

斐济人还很爱吃海产品，尤其是新鲜的鱼、虾、贝类等，这也是斐济人身体健康的重要原因之一。

除了饮食习惯外，由于傍海而居，斐济人很喜爱水上运动，因此身材健美。并且，由于没有太大的生活、工作压力，良好的心态也使得岛民们得以健康长寿。

健商高低关乎健康与长寿

你属于低健商人群吗　健商，简单的理解是自己对健康知识及自身生理、心理状况的了解。专家指出：英年早逝多半是低健商惹的祸，生命历程中不能没有健商，有了高健商才可能有健康，高健商还可以增值情商与智商。低健商的人大致有以下三种类型：

忽视型　由于忙于工作，使得他们忽略了健康。饮食上高蛋白、高脂肪，睡眠不足，不坚持锻炼，不做定期体检。这类人较多患有糖尿病、脂肪肝、高血压、心脏病等。

讳疾忌医型　有些人生怕查出病来影响了自己的前途，影响提升、不被重用或被解雇；还有的人害怕打针吃药，不愿意去医院看病。但他们不知道的是，绝大多数疾病（包括肿瘤），只要早期发现、及早干预、及早治疗，就可以治愈。

敏感型　这类人过于重视自己的身体健康，不懂得医学知识，自己乱用药。例如，已有数百例服用过龙胆泻肝丸的人患肾功能衰竭的报道。经研究发现，该药含有关木通，对肾脏有毒害作用，因此在用药前一定要询问医生，并且仔细阅读使用说明，注意适应证、禁忌证、不良反应及注意事项，否则就会造成不良后果。

上述几种状况都属于低健商的具体表现。若发现自己属于其中的一种，就要及时改正、及时调整。

构建高健商的五个要素

自己主宰自己的命运　想达到最佳健康水平，需要了解自己的家族病史，比如心脑血管病、糖尿病及肿瘤等。如果家族中有相关疾病，就要在这方面提高警惕，因为大多数疾病

与遗传有关。

了解健康知识是基础　了解健康知识，是照顾好自己的基础，是拥有高健商的前提。健康知识有助于提高一个人对健康内容、健康维护以及健康监测的重视度。要想拥有高健商，就必须增加健康知识。对健康知识了解得越多，就越能对自己的健康做出明智的选择。

健康的生活方式至关重要　健康的生活方式，即一个人健康的生活习惯、价值观以及健康的社交方式。生活方式对人的健康起着至关重要的作用。比如若某人的父母中有一人患有糖尿病，其患糖尿病的可能性就会增加。

培养积极的人生态度　不以物喜，不以己悲，要保持平和、乐观的心态，调整好自己的情绪。苦恼的时候，要向朋友诉说，不但能释放压力，还可能得到解决问题的良好建议；“等待三天”，一切都会迎刃而解；乐于学习，善于思考，豁达乐观，可克服焦虑、愤怒、压抑等不良情绪。

掌握一定的生活技能　生活技能是处理日常生活的技巧和适应社会的能力。比如，有的人很会生活，很有生活乐趣。在工作之余，会经常翻翻菜谱，为自己和家人做上一桌丰盛可口的饭菜，全家人其乐融融，既享受了亲情，又品尝了营养丰富的美味佳肴。你的健康生活方式还影响着你的家人，使他们也从中受益。

抗癌新概念——中医药“立体疗法”

近年来，恶性肿瘤和心脑血管疾病对人类的危害日益凸显，恶性肿瘤的发病率迅速上升。随着对肿瘤防治观念的不断更新，肿瘤的多学科综合治疗日益受到重视，强调提高肿瘤患者的生存质量成为肿瘤治疗模式转变的具体体现。

从发病和治疗的角度看，越来越多的研究证实，任何一种单一手段的局部治疗，均难以彻底治愈肿瘤。根据中医的基本理论，有人提出了以中医药的“立体疗法”治疗恶性肿瘤的新理念。所谓“立体疗法”，是以辨证论治为基础，针对恶性肿瘤的发病特点和演变规律，根据患者的不同临床分期、不同治疗阶段、不同病理分型、不同临床症状，运用中药的系列口服、静脉滴注、外用，以及配合针灸、穴位注射疗法等，多角度、多手段、多疗法、多途径给药的治疗模式。通过“立体疗法”，一方面可以稳定肿瘤病灶、延长生命，另一方面可以使中西医有机地结合，充分发挥中医药、化疗药，以及放疗、手术等多种治疗的协同作用，中西医并举，达到最佳的治疗效果。在提高疗效、改善临床症状和体征、延长生存期等方面，显示出明显的优势，是治疗恶性肿瘤的最佳方案之一。

中医药的"立体疗法"从整体观念出发，注重调整患者的内环境，调节机体的免疫功能，充分发挥机体自身的抗肿瘤作用，注重调整扶正与祛邪的关系，并且使中医药与手术、放疗、化疗等治疗手段有机结合，可起到既治标又治本的特殊作用。

未来这样抗衰老

免疫能力抗衰老 科学家认为，免疫能力的下降与衰老的发生有关。如何设法将年轻时强有力的免疫力贮存起来，等到身体衰老、免疫功能濒于衰竭之际重新输入，以恢复年轻时的抵抗力、延长寿命，是值得探索的问题。有人提出，在年轻时，即20~30岁时将人的淋巴细胞(尤其是T细胞)取出，贮存在零下100℃的液氮中，在冰冻情况下，细胞是休眠的。30~40年以后，到了60岁，人体出现衰老和免疫功能低下时，再将贮存的T细胞注入体内。由于是自己的细胞，不会发生排斥反应，而贮存的免疫能力在衰老机体内产生了抗衰老作用，生命活力有希望得到激活。

降低体温延长寿命 科学家估计，只要让人的体温下降几摄氏度，就能使人的生命延长30年。他们设想，用一些药物作用于下丘脑体温调节中枢，可以将体温降至37℃以下；或者利用生物反馈的途径，用意志迫降体温，也可以达到长寿的目的。

遗传工程更换老化基因 科学家提出遗传基因是衰老的关键，基因出现的错误引起衰老的发生。有的学者甚至假定存在衰老基因，由于老年时该基因的活动，才使机体生命运动终止。用遗传工程技术能够修补发生了差错的基因，或导入新的人工合成的年轻基因去更换老化基因，或者切除衰老基因，从而恢复衰老的机体。

用药物控制体细胞衰老 细胞老年学研究揭示，控制细胞分裂速度的奥秘位于细胞核内，核内的DNA控制着生命的长短。人们以各种药物处理培养细胞，发现维生素E可使培养细胞分裂的代数延长，用氢化可的松也能获得同样的效果。这些试验说明，细胞的寿命是能够用药物来加以控制延长的。老年学家们预言，不久的将来会有越来越多的抗衰老药物问世，而它们的作用也会越来越有效。

被误解的八个"衰老信号"

人到 50 岁就是衰老的开始吗？

如果你这样认为，那你正落入身体衰老的误区中。

误区一：随着年龄的增长，你将失去智力　近半数85岁以上的美国人患有阿尔茨海默病。但人们完全可以通过一些预防措施，降低老年人失去智力的可能。首先从饮食开始，多项研究显示，那些食用高饱和脂肪和高胆固醇食品的人患阿尔茨海默病的风险至少增加2倍。而食用全麦食品、水果、蔬菜、瓜子和坚果则对预防阿尔茨海默病大有裨益，因为它们提供的纤维和抗氧化剂，能保持动脉畅通无阻，为大脑提供充足的血液。

误区二：你不需要有和年轻人一样多的睡眠　老年人与年轻人一样，需要同样多的睡眠来恢复精力。年纪大的人每天需要7~9小时的睡眠时间，只是老年人往往难以入睡和安眠。研究人员建议，如果你存在睡眠问题，就去看医生，寻求帮助。

误区三：老了锻炼为时已晚　越来越多的证据显示，锻炼对老年人健康的影响与对年轻人的一样。一项研究显示，死亡率与每周燃烧的热量数成反比。健身可以降低你的血压和胆固醇，增加你的耐力，使你睡得更好。

误区四：老了就得放弃跑步　除非多年的跑步运动损伤了你的膝盖和关节，否则，你就应该继续甩开双臂，迈开双腿去跑步。虽然这是一项高冲击力的活动，但只要你以一种对身体有益的方式跑动，就不需要放弃。美国菲尔莱狄更斯大学运动专家菲舍尔说，老年人应该时刻注意自己的身体，发现不对劲就要赶紧改变锻炼方式或频率。比如，在患上慢性关节炎之前，就应把每周5~6次的跑步减为3~4次。

误区五：老了就会驼背　如果你骨骼强壮，就不会驼背。驼背多由骨质疏松引起，因此你可以通过吃富含钙质的食物、走路锻炼等方法来预防骨质疏松症，从而达到预防驼背的目的。

误区六：你将与肌肉说再见　美国健身协会的数据显示，大多数人在20岁之后每年会失去约200克肌肉，但通过力量训练可以补救。

力量训练的一大益处是形成肌肉块，有助于减肥，这种好处并不会因年龄增长而改变。

误区七：体重增加不可避免　大多数女性在绝经期内体重会增加4.5千克。但这并不是说体重增加不可避免，争取每天锻炼40~60分钟，做到每次燃烧1200~1600焦的热量，就可以帮助你保持迷人身材。

误区八：年纪大可以没有性生活　人们在进入老年之后也可以并应

该享受性爱，但必须注意身体情况的变化。

喝酒脸红好不好

有些人喝一两杯酒，脸上马上泛红，而有些人二三两酒下肚，脸色不变或发白。

喝酒脸红好吗？ 其实，喝酒脸红是皮下暂时性血管扩张所致，这些人体内有高效的乙醇脱氢酶，能迅速将血液中的酒精转化成乙醛，而乙醛具有让毛细血管扩张的功能，会引起脸色泛红现象。

除乙醇脱氢酶外，人体内还有一种被称为乙醛脱氢酶的物质，喝酒脸红的人只有前一种酶而没有后一种酶，导致乙醛在体内迅速累积而迟迟不能代谢，因此脸红的时间会比较久。与酒后“面不改色”的人相比，乙醛在这种人体内停留时间较久，毒性作用更大。

世界卫生组织的一份最新报告显示，酒后脸色容易变红的人如果经常喝酒，患食管癌的概率可能远远大于那些饮酒后面不改色的人。乳腺癌和大肠癌与酒精之间也存在因果关系。

喝酒后用茶解酒对吗？ 专家指出，喝茶不能解酒，因为茶叶中的茶碱有利尿作用，酒精转化为乙醛后还来不及再分解，便从肾脏排出，会使肾脏受到乙醛刺激，从而影响肾功能；而且喝茶会稀释中和胃酸，使人更不舒服。专家建议吃点甜食或蛋白类食物解酒，这些食物能增加血糖浓度，缓解酒精对人体的损害。另外，美国国家头痛研究基金会的研究人员曾指出，蜂蜜中含有一种特殊的果糖，可促进酒精的分解与吸收，减轻头痛症状。酒后及时喝果汁或糖水，也可对肝脏起到保护作用。

人造心脏新技术有望造福人类

心脏移植可挽救生命，然而捐赠的心脏却极为稀少。在美国，每年有将近3000名心脏病患者等待做心脏移植手术，而可以利用的捐赠心脏只有大约2000个。现在，研究人员发现了一种方法，可以在实验室里制造血泵器官，目前可以用在老鼠身上。具体做法是：将来自新生老鼠心脏的细胞移植到成年老鼠心脏的组织框架里，所产生的器官可以跳动，并可以抽吸和排放液体。在将这项技术用于人类之前，还需要进一步的细致研究。该技术也许还能够用来生产其他器官。

低氧与长寿

生活在高山地区的人平均寿命

长，人们一度把这种现象归于高山地区的青山绿水、气候宜人、物产丰富、空气与水源未被污染等因素。不过，经过进一步研究发现，山区的低氧环境是人体健康的重要因素之一。这是因为高山空气稀薄，空气中的氧分压，也就是氧气的绝对值明显下降，但适度的缺氧可使心跳加快，心脏排血量增加，冠状动脉血流量增加，同时呼吸运动也有所加强。于是，缺氧负荷产生了对心肺功能的锻炼效果，缺氧时造血功能旺盛，因此高原居民的红细胞与血红蛋白都比平原居民高。

曾有一位学者认为，人的生理过程并不是一条简单的直线，它包括各种循环过程，这些循环过程有时是以单一形式重复出现，有时是以综合性方式重复出现。这种多次的重复组成了一个大周期。对于人来说，从生到死的大周期体现在若干年中，是由许多小周期组成的，如心脏的收缩与扩散、大脑皮质的兴奋与抑制，以及呼吸等。很明显，这些小周期进行得越缓慢，时间拉得越长，那么整个大周期的时间也就越长，人的寿命也就越长。

如何创造这种血氧不足的条件以及拉长生命中的小周期呢？其实，最简单的方法就是经常参加适宜的体育锻炼，特别是慢跑。

防癌的十种生活方式

盯住你的身体质量指数 研究已证实，食管癌、胰腺癌、肠癌、停经后乳腺癌、肾脏癌和子宫内膜癌都与超重有关，即使体重略为超重，也会增加患这类癌症的风险。亚洲人最好将身体质量指数（BMI）控制在18.5~22.9。BMI计算方式为体重（千克）÷身高(米)的平方。

每天流汗30分钟 这是最经济实惠的防癌方法，只要每天运动30分钟、每周5天即可，散步、跳舞、骑自行车、爬楼梯,各种运动都可以。

运动可以调整血液中睾固酮与雌激素的含量，保护女性对抗与激素相关的癌症，如卵巢癌、子宫内膜癌。运动的另一个好处是促进胃肠蠕动，减少粪便积存停留在肠道中的时间，降低大肠癌风险。

喝绿茶 绿茶有助于防癌早已获得证实，因为绿茶含有儿茶素及维生素A、维生素C等抗氧化剂。这些防癌成分在绿茶中含量最多，其次是乌龙茶，在红茶中含量最少。

新鲜蔬果579 目前已证实，足量的蔬果纤维可预防直肠癌，并减少乳腺癌、食管癌等数种癌症的发生率。

18种具有抑癌效果的蔬菜水果排名依次为：熟甘薯、生甘薯、芦笋、绿花椰菜、卷心菜、白花椰菜、芹菜、茄子皮、甜椒、胡萝卜、金针菜、荠菜、雪里蕻、番茄、大葱、大蒜、黄瓜、白菜。

建议6岁前的儿童，每天应摄取5份新鲜蔬果；超过6岁的儿童及成年女性，每天要吃7份蔬果；而青少年及成年男性，则应每天摄食9份蔬果。蔬菜类1份约为生重100克，水果类约为150克。每天的蔬菜摄取量应该比水果摄取量多1份。

跳开脂肪诱惑 美国国家科学院报告指出，所有饮食构成要素中，高脂肪与癌症的关系最大，特别是乳腺癌、直肠癌与前列腺癌。少吃脂肪有技巧，比如选低脂或脱脂鲜奶，以豆类或豆制品取代部分的肉，把肉皮、肥肉、外层的油炸裹粉去掉，刮除蛋糕的奶油，烹调时用蒸煮烤卤取代煎炸方式等，都可以减少脂肪量。

多吃鸡肉、鱼肉，少吃猪肉、牛肉、羊肉 牛排、红烧蹄髈、涮羊肉虽然很美味，但应尽量少吃。研究发现，比起不吃或很少吃红肉的人，大量摄取猪、牛、羊等红肉的人患直肠癌的风险增加30%。最好每周红肉的总摄取量不超过500克，也应戒除加工肉品如香肠、火腿等。

戒烟、戒酒 吸烟是患肺癌的主要危险因素，并与食管癌、胃癌、直肠癌、肝癌、宫颈癌、前列腺癌、乳腺癌相关。

约有3%的癌症死因与酒精有关。过量饮酒会增加患口腔癌、咽喉癌与食管癌的风险，且长期饮酒过量容易造成肝硬化，进而增加患肝癌的概率。

少吃盐、不喝含糖饮料 每天摄取的盐应不超过5克，少喝含糖的饮料，喝白开水最理想，喝天然果汁每天不超过150毫升。

喂母乳 建议母亲至少给宝宝喂6个月的母乳。研究指出，喝母乳的宝宝将来患白血病的风险比较低，妈妈患乳腺癌的风险降低。

保持轻松的情绪，减少压力 心情抑郁容易诱发癌症。医学研究发现，精神压力会削减免疫功能，抑郁症会使身体修补DNA的能力下降，患癌症概率明显提高。

外来压力也会改变癌症形成的途径，当细胞失去固定的生理机制时，会经由凋零程序而进行“自杀”，这是细胞结构上所设计的生存程序。但当外来毒素扰乱了细胞的“自杀”程序时，会使细胞忘了“自杀”，而引发肿瘤。

激活人体长寿潜力

生活中的现象

1.人的生存年龄与机体组织年龄不一致。有的人已活了80年，但他的细胞看上去只有六七十岁。反之，有的人才60岁，组织细胞的表现已达到了80岁。

2.皮肤年龄与职业相关。体力劳动者皮肤显老，表现为粗糙、弹性差、干裂、无光泽；反之，室内轻微活动者皮肤年轻，即使已八九十岁，皮肤仍有弹性和光泽。

3.胃黏膜的年龄与炎症刺激有关。无慢性胃炎刺激的人，尽管年纪很大，胃仍年轻；反之，有慢性胃炎的人，岁数不大，胃却衰老了。

4.人体组织细胞潜力很大。在对一些去世的高龄老人的解剖中发现，其心肌细胞、肝细胞等主要器官的细胞看上去与年轻人无差别，甚至90岁时睾丸里还有大量形态正常的精子。

由此可见，人可以活到100岁、120岁，甚至更长，因为有些人到老时细胞并没有真正老化。

运动与休闲并重 生命存在就意味着运动，但并非单指体育运动和体力劳动，静心休闲对减少外在的体能需求、增加体内细胞的运动能量、保证生命分子的运动，也有重要作用。

其实，人在静心休闲时，体内的细胞仍在活跃地运动。无论机体是在工作还是在熟睡状态，心跳不能中断，呼吸不能停止，细胞代谢不能停止。因此，所谓生命在于运动，不仅仅是指跑步、游泳、打球等运动形式，还包括新陈代谢概念中的微观运动形式。

由于不同器官的组织细胞新陈代谢是有一定限度的，如果过早地走到了代谢的尽头，细胞功能必然低下或减退。反之，如果尽可能延缓代谢过程，减慢运动过程，保存更多的细胞潜力，就有可能在抗衰老方面取得实质性进展。因此，人进入老年期以后，要加强体育锻炼，也要注意静心休闲。

种出人体器官不是梦

美国波士顿马萨诸塞州立大学医学中心的研究人员曾利用珊瑚做“模子”，用患者的细胞培育出大拇指骨并最终长出新的大拇指。这一惊人的突破令医学界大为振奋，科学家们相信，在不久的将来，这项技术将使他们能够培植出包括心瓣膜、肝脏及乳头等更为复杂的人体器官和组织，以供人类做器官移植之用。

到那时，患者将不再担心无人捐赠器官，而且由于新的器官是由自身细胞培育而出的，在植到患者身上之后，不用担心人体免疫系统会产生排斥反应。

为什么有的“老烟枪”没患肺癌

吸烟是诱发人体肺癌的重要因素，因为烟草中含有成千上万种物质，其中既有致癌剂，又有促癌剂，可以导致肺癌基因突变。生活中看到的不吸烟者患肺癌的现象不足以说明吸烟与肺癌无关。

吸烟者不得肺癌原因解析

1.遗传性个体差异。吸烟引起肺癌的危险性存在着遗传性个体差异，其中包括代谢酶的变异及获得的易感性。这类酶的遗传性变异将导致个体人群因吸烟而导致肺癌的危险性上升50%，也就是说，如果吸烟者具有肺癌的遗传易感性，发生肺癌的机会将明显增高，开始吸烟年龄愈早，吸烟量愈大，吸烟年限愈长，则患肺癌的危险性愈高。反之，无遗传易感性的吸烟者患肺癌的危险性相对较小，吸烟者可能安然无恙。

2.家族高发性。肺癌患者的亲属发生肺癌的危险性，要比亲属中无肺癌者高出约2.4倍。肺癌患者的后代，年龄在40~59岁时发生肺癌的危险性可高达普通人的7.2倍。由于吸烟致癌并非短期形成，一般从开始吸烟到充分显示出吸烟的致肺癌效应有10~20年的潜伏期，因而易被人们所忽视。比较而言，吸烟年限长的人比吸烟量大的人更容易患肺癌。

3.烟草的不同制品、卷烟的不同类型与肺癌危险性有一定相关性。吸卷烟者患肺癌的危险性最高，仅抽雪茄或烟斗者危险性较低。长期吸带过滤嘴或低焦油卷烟者，其患肺癌的危险性比吸不带过滤嘴或高焦油卷烟者减少40%~50%。

不吸烟者得肺癌是多因素作用结果 吸烟虽然是肺癌的主要病因，但并非唯一病因，肺癌和吸烟并不能完全画上等号。本人不吸烟不等于没有被动吸烟，况且不吸烟者也不排除接触到其他致癌因素的可能。

肺癌的发生是多因素共同作用的结果，相关的因素还有职业致癌因素（例如砷的无机化合物、石棉、铍、镉、铀化合物、煤焦油或沥青挥发物等）、空气污染（包括烹调时产生的食用油烟），以及肺部疾病史、电离辐射、饮食因素、病毒感染、真菌毒素、内分泌失调、家族遗传等。另外，同为肺癌，不同的病理类型与吸烟的关系也不尽相同，鳞癌和小细胞癌与吸烟的关系最为密切，不吸烟者的肺癌多为腺癌。

美国专家的抗衰老行动

抗衰老医学是一门新学科，在

过去的几十年里，抗衰老医学的创造者和科学家们研究并实施着各自的长寿方案。对他们而言，自身就是“最好的试验品”。

方案1　Robert Goldman博士是世界抗衰老协会主席，国际医学委员会主席，著有《抗衰老革命》一书。

锻炼　每天耗氧性锻炼1小时并伴随轻度耐力训练，每周至少运动3次，每次在半小时左右。

每日补充　多种维生素。

饮食结构　高蛋白质，低脂肪，尽量素食，极少吃油炸食品、红肉和贝类。每天尽量吃7种以上的蔬菜，7种以上的大米、谷麦和豆制品（包括豆腐），2~4种水果。每周吃3次鱼，最常吃的是大豆和山药。

酒精　少量红葡萄酒。

睡眠　每天的工作时间在10个小时左右，睡眠时间约6个小时。

饮水方案　每隔一两个小时就应喝236毫升水。每天至少需要喝1500毫升水，达8杯左右。

放松和压力释放　耗氧性锻炼。

个人生活秘密　良好的遗传基因，积极的生活态度，借鉴中国的养生之道，保持身心的愉悦和良好的生活习惯，学习中医的抗衰老方法，了解中草药的神奇功效、绿茶的养生作用，还有针灸的治疗作用等。

所养成的最好习惯　有规律的锻炼和合理的膳食。

方案2　Jeffrey S.Bland博士是生物化学、营养学和健康学方面的国际权威，由他每月出版的有声杂志《最新预防医学》十分畅销。

锻炼　耗氧性锻炼并伴随举重训练，每次45分钟，每周6次。例如：爬楼梯，原地蹬脚踏车。

每日补充　多种维生素和矿物质。

饮食结构　以蔬菜为主，高纤维，低脂肪，每天吃5份水果。

酒精　少量。

睡眠　6个小时。

放松和压力释放　读书、听音乐，每天至少1个小时；锻炼身体。

个人生活秘诀　婚姻幸福。

所养成的最好习惯　充分有效地利用时间。

方案3　Denham Harman博士，加利福尼亚大学医学博士，内布拉斯加大学医学院教授。他提出了自由基促进衰老的理论，并把这个理论扩展到其他领域，包括“人类寿命可能是由线粒体衰老速度决定”的理论。他是美国白宫衰老讨论会的代表之一，也是美国抗衰老学会的创始人之一。

锻炼　每周跑步2~3次。

每日补充　多种维生素和矿物质。

饮食结构　高纤维，低脂肪，复

合碳水化合物。蛋白质主要来源于鱼类、鸡肉，偶尔为牛排。每天吃3次新鲜水果，饮5~6杯水，很少吃油炸食品和红肉，不喝咖啡，极少喝碳酸饮料。

酒精　偶尔喝红葡萄酒。

睡眠　8个小时。

放松和压力释放　阅读、听音乐和跑步。

个人生活秘密　良好的生活习惯和热爱生活。

所养成的最好习惯　做喜欢做的事并永不放弃。

遗忘也有益处

神经学家指出，遗忘对大脑高效运转，以及学习、适应和回忆更有意义的事情至关重要。

事实上，遗忘是一个非常活跃的过程，尽管人们意识不到这点。人的大脑会不断对信息进行评价、编辑和分类，一切都以极快的速度进行。你的大脑只接收了一小部分信息，而抹去了大部分不再需要的信息。

如果你想对过去的每一天保持更多记忆该怎么做呢？一个简单的方法是做记录。每天记下一些想法和发生的事情，这不仅能留下实实在在的记录，还能激励你去思考。加州大学欧文分校的神经学家麦克高夫说："你会思考它们为什么是有意义的，同时也留下了额外的记忆痕迹。"拍摄照片并加上备注也能强化记忆。

但他也指出，忘却对人也很有帮助。"如果你过去常跟鲍勃约会，但现在你跟比尔结婚了，你希望自己能说'我爱你，比尔'。"

B族维生素与"H"型高血压

研究发现，我国高血压人群中普遍存在着"高同型半胱氨酸"（HCY）现象，其中高达91%的男性和63%的女性高血压患者同时存在高同型半胱氨酸血症，这是我国高血压患者与西方国家高血压患者存在的明显差异。学者们把合并有高同型半胱氨酸血症的原发性高血压称为"H"型高血压。

研究证明，"H"型高血压患者发生脑卒中的风险较一般人群高12倍。脑卒中发病率高的原因就是高血压+高同型半胱氨酸血症。

什么是同型半胱氨酸？　同型半胱氨酸是人体内合成的一种蛋白质，在理想状态下，其在人体血液中的含量很低。理想状态就是体内要有足量的B族维生素（主要是叶酸、维生素B_{12}、维生素B_6、维生素B_2等），因为B族维生素可以使体内的同型半胱氨酸转化成下列两种有益物质：一种是谷胱甘肽，是体内有益健康的内源性抗氧化剂；另一种是S-腺苷蛋氨酸，是有益大脑的"智力"营养素。这样,体内的同型半胱氨酸就会处于低水平。

为什么会出现高同型半胱氨酸血症呢? 体内没有足够的B族维生素,尤其是缺乏叶酸、维生素B_{12}、维生素B_6及维生素B_2,这就使同型半胱氨酸没有被分解的途径,其在体内堆集而形成高同型半胱氨酸血症。

高同型半胱氨酸对人体健康会有什么影响呢? 1990年,哈佛公共卫生学院研究发现,同型半胱氨酸水平最高的人,心脏病发作的可能性是同型半胱氨酸水平最低的人的3倍。1995年,有研究者在《新英格兰医学》杂志上发表文章指出,高水平的同型半胱氨酸可以直接增加颈动脉狭窄的危险性,从而增加脑血管病(主要是脑梗死)的发病率。

随着医学研究的不断深入,现已发现,与高同型半胱氨酸血症相关的疾病高达50多种,其中包括对中老年生命健康威胁最大的心脏病、脑卒中、某些癌症、糖尿病、抑郁症和阿尔茨海默病等。

怎样才能消除高同型半胱氨酸血症对中老年人生命健康的威胁呢? 其实,消除的方法既明确又简单,那就是摄入或补充足量的B族维生素。补充B族维生素叶酸可有效降低脑卒中风险,对有脑卒中既往史的人群效果更为明显。也有资料显示,经补充足量的B族维生素,通过降低同型半胱氨酸的水平,可明显降低心脑血管病的发病风险,并可将患癌症的可能性降低33%,将阿尔茨海默病患病风险降低50%,还可有效减少患糖尿病及其并发症的可能性。

生活方式决定美丽

研究人员指出,吸烟、饮食、日晒等因素和环境,对人看上去是否衰老影响很大。

研究人员比较了186对同卵双胞胎同一时期的照片,对他们展开关于生活方式等方面的问卷调查。结果发现,即使是遗传基因相同的同卵双胞胎,外貌上也会出现"一老一少"的现象。

研究人员发现,在这186对同卵双胞胎中,离过婚的人比单身、已婚或丧偶的同胞兄弟或姐妹,从外貌上看大约要老2岁。

研究人员认为,离过婚的人之所以老得快,离婚带来的压力是一个普遍原因。研究人员因此得出结论,压力也是造成人面貌衰老的一大原因。亚特兰大精神病学家理查德·温内尔说,根据他24年临床经验,在面临重大压力时,通过遵医嘱服药等积极治疗来排解压力,会让人显得更年轻。“当人们有压力时，会不愿意照顾自己，可能会无节制地吸烟或者饮酒。”温内尔说，“一般来说，当人们比较快乐的时候，他们看上去会更年轻。”

研究人员还发现，体重增加对中年人来说并非绝对是坏事，胖点可以让人面部看上去更年轻。胖瘦有明显差别的同卵双胞胎，从面部特征上看仿佛年龄有别。有趣的是，这一差别以40岁为分界线。40岁前，瘦的那个双胞胎看上去更年轻，而40岁之后则相反，胖的那个看上去更年轻。研究人员认为，脂肪“填平”了面部皱纹是这一现象的成因。但研究同时指出，这一结论仅适用于面部特征，如果将体型因素考虑进去，胖的那个不一定会显得更年轻。

此外，研究不建议人们仅仅为了让自己的面部看上去年轻而增加体重。保持健康的生活方式，如不吸烟、注意防晒、保持好心情等才是保持年轻的关键。

外向性格助长寿

美国一项调查总结出一些长寿人士的性格共性，发现性格外向也能助人长寿。

性格外向善社交 研究显示，长寿老人的子女与普通人相比性格更外向。长寿女性更能与他人产生共鸣，善于与人合作，这样一旦她们有难，就能获得多方支援。长寿男性和女性在性格上略有差异。女性更平易近人，男性在这方面没有过人之处，但他们在思想开放程度和尽责程度上不相上下。

神经坚强少压力 研究还发现，长寿人士不仅在社交上更胜一筹，他们的精神也更为放松，这使他们更善于应对压力。研究结果显示，长寿男女的神经敏感程度弱于普通人，这种特质使他们面临压力时更从容不迫。研究显示，压力会增加人患心血管疾病的风险，因此，如果人们没那么敏感，处理压力时能比敏感的人更有效。

多社交、少紧张有利于健康。这一研究表明，当我们分析影响长寿的内部基因因素和外部环境因素时，也不能忽视性格因素。

改变性格多出游 虽然性格对寿命如此重要，但性格是否能改变却是心理学界经久不衰的辩论话题，至今尚无定论。研究人员指出，那些既不开朗也不善于处理压力的人不必灰心，因为只要做出一点小小改变就能延长寿命。人们可以增加出游次数，这样就能自然而然结识“驴友”，然后慢慢尝试变得开朗。另外，锻炼身体或是多陪伴家人往往也能奏效。

人体健康周期

在我们的身体里，藏着许多“时钟”，在它们的指挥下，机体得以健康有效地运转，这就是人体的健康周期。

45 分钟——疲惫周期 当人的中枢神经系统处于兴奋状态时，新陈代谢加快。此时，身体各项功能达到最佳状态。但一般情况下，45 分钟后这种“兴奋”效应将全部消失。因此专家建议：紧张工作的人应该每隔 45分钟左右“主动休息”3~5 分钟，哪怕只是倒杯水，随意走动几步也好。

24 小时——睡眠周期 健康人体的活动大多呈现 24 小时变化的生理节律。人只有进入熟睡状态后，身体众多器官（如肝、胆、肺等）才得以高速度地自我修复。专家建议：良好的睡眠习惯对人体来说非常重要，通常大家说调整好“生物钟”，就是指调整好每天 24 小时里睡眠、工作的时间，形成一定的规律。

28 天——养颜周期 女性生理周期一般为 28~30 天，因此女性正好可以 28 天为一个周期，精心呵护自己的皮肤。专家建议：月经期（第 1~7天）尽量选择低刺激、低负担，并能补充水分的保养品。滤泡期（第 8~14 天）可以大胆试用一些护肤新产品，效果会更加明显。黄体期（第 15~21 天）体温升高，容易因紫外线产生黑斑，不能忘记了防晒。月经前期（第 22~28 天）是一个月里肌肤最糟糕的时候，应保证睡眠，以防皮肤变得更糟糕。

用番茄制心血管病新药

番茄是再普通不过的一种蔬菜了，不过英国剑桥大学的科学家创立的一家医药公司却用番茄提取物生产出了一种新药，据说这种新药开启了心血管疾病治疗的新途径。

这家医药公司的科学家希望这种新药能够掀起一场治疗心血管疾病的革命，使全球每年因脑卒中和心脏病突发死亡的人数大幅下降。

据悉，这家医药公司已经对 150 名心血管疾病患者进行了为期 5 年的观察。研究显示，有 90%的患者病情都得到了缓解，并且没有出现药物副作用。

66 天能使“好习惯成自然”

英国心理学家通过实验发现，大约坚持 66 天之后，人们就会做到“习惯成自然”，把好习惯转化成生活的一部分，不再需要刻意坚持。

研究成果同时显示，虽然总体上看，人们在 66 天内会养成某种习惯，但在具体项目上有所不同。例如，较复杂的行为习惯一般需要更长时间才能养成,运动方面习惯的养成也要比饮食习惯的养成耗费更多时间。研究报告指出,95%的人养成一种习惯的时间在18~254天。

梦是人类最神奇的生理“景观”

在人类的种种生理“景观”中,没有哪一种能与梦相比拟。其色彩之缤纷,情节之莫测,内容之诡异,令人既惊奇异常又困惑不已。

梦是什么? 现代科学倾向于这样一种概念:梦是人在睡眠过程中局部的大脑组织尚未完全停止兴奋,由此引起的一种头脑中的表象活动,是生理与心理活动的交叉、重叠与融合。一个人做梦的内容,与他清醒时候的意识中留存的生活印象有关,只是到了梦中,这些生活印象变得错乱不清,于是以想象或虚幻的形式呈现出来——这便是梦的内容总是混乱、迷离甚至荒诞的奥妙所在。

科学家发现,人的第一个梦大多出现在入睡后的90分钟左右,持续5~15分钟。以后的梦则在睡眠的各个阶段循环出现,一个人一夜之间要做4~6个梦,换言之,你每晚有1~2个小时是在梦中度过的。

虽说一个人一夜会做4~6个梦,但醒来后能记得的梦却少之又少。对此有两种解释:一种是所谓“干扰论”,认为数个梦彼此干扰,新梦干扰了旧梦,结果只记得临醒之前的最后一个梦,这种说法比较符合人们的体验;另一种解释则是“信息处理论”,认为梦都是在短时间内完成的,属于短期记忆,未能贮存到长期记忆系统中去,自然很快就被遗忘了,这种说法符合认知心理学,比起前一种解释来较为合理一些。

为梦请功

促进脑发育　人类睡眠分为有梦睡眠与无梦睡眠两大类型,通常认为有梦睡眠休息躯体,无梦睡眠休息大脑。作为大脑生理现象之一的梦,也是脑发育的需要。医学专家的对照研究发现,有梦睡眠与大脑功能活动状态呈平行关系,例如痴呆儿童的有梦睡眠就比智力正常的同龄孩子少得多,患慢性脑综合征的老人也比同龄健康老人少做梦。这些研究充分显示出脑的发育离不开梦的“催化”,梦少并非好事,很可能是脑功能不佳的一种标志。

强化记忆　白天,人的感官从外界环境中获得大量信息与情感,汇总在短期记忆储存器中,睡眠时大脑便对这些原始资料进行清理、加工,最后只剩下1%左右的信息储存于长期记忆系统中，并稳定下来不致遗忘，记忆随之得以强化与巩固。

医治心灵创伤　人的精神负担越重，做梦也越多，奥妙在于人体需要以梦的形式来减轻或消除精神世界里的“乌云”。比如，当你遭受到失业或离婚这类不幸事件的打击后，不仅梦多，而且梦的情节也很激烈，梦后心情便得到较好改善。科学家认为心灵的创伤不是靠时间，而是通过梦来治愈的，梦如同流水逐渐冲洗掉痛苦的回忆与悲伤的往事。因此，应从心态调适、维持心理平衡的高度来认识做梦的意义。

延年益寿　睡眠专家发现，人脑中含有两类催眠物质，一类催有梦睡眠，另一类催无梦睡眠。将催有梦睡眠的物质——有梦睡眠肽注入动物体内，有意延长动物的有梦睡眠期，结果这些动物的平均寿命不仅未缩短，反而大大延长。这提示做梦不仅无害，而且有延年益寿之功。

促成发明创造　德国化学家克库勒曾梦见一条蛇咬住它自身的尾巴，醒来后立即联想到苯分子并非一个开放的结构，而是一个封闭的环。于是，全世界化学家几十年都未曾解决的苯分子结构问题，最终由梦解决了。无独有偶，世界文学名著《化身博士》就构思于英国小说家史蒂文森的一个梦。不仅如此，诺贝尔奖获得者英国数学家与哲学家罗素也称，他的不少数学难题是在梦中解决的。这些都提示梦可能促成你的发明创造。正如英国心理学家伊文思所说：“如果你长期以来一直沉迷于某个问题的思考，你的梦很可能会提供解决问题的契机。”

做梦也是男女有别　从内容看，女性的梦往往带有鲜明的情绪色彩，内容多为食物、衣服与个人的外表；而男性则常梦到其他男人、暴力、性、工具、汽车与武器等。再看场景，男性的梦境多在户外，而且常常是不熟悉的地方；女性的梦多发生在室内，出场人物多，情节更加曲折，还会梦到她们熟悉的家居物品。

进一步研究发现，男女间梦的差异从青春期就开始了。科学家以600名10岁以上男孩、女孩为研究对象，观察到女孩更容易做焦虑的梦，尤其是14岁以后，经常梦到人与小动物，而男孩经常梦到怪物或大型动物，梦境与性征等生理特点一样，也是两性本质特征的一种体现方式。

做梦也要花力气　入睡以后，身体通过血管扩张而散发能量，90分钟内可下降0.8℃。大脑温度越低，它所消耗的能量便越少。这样，在睡眠的最初阶段大脑就可储存适当能量，供以后做梦时耗费。因为在做梦的过程中，大脑的剧烈运动需要消耗大量的氧气与葡萄糖。此项发现提示我们，晚饭还是要讲质量的，目的是为你的好梦备足能量。

研究显示：一心不能多用

加拿大心理学家研究发现，人的大脑其实并不具备同时做两件事的能力，只能快速地从一件事转移到另一件事，而且可以通过练习提高这种转换速度。

这项研究不仅有利于了解大脑真实的工作原理，还对人们的日常生活具有重要的指导意义。例如，司机开车时打手机，车床操作员工作时走神，都是非常危险的。航空调度员经常不得不同时处理几个问题，他们的失误会导致灾难的发生。如果研究人员能彻底弄清大脑在这类情况下的工作原理，就可以对高风险人群的行为提出合理建议。

神奇的人体“保护系统”

肺泡周围的活性物质　肺里称为肺泡的微小气囊表面有一层像肥皂一样的活性物质，当你呼气时将二氧化碳从体内排出，这种物质可令肺泡脆弱的薄膜（厚度不足0.5毫米）不会粘连在一起。如果没有它，你每次的呼吸或许就会成为你生命中的最后一次。

干骺端血管　骨骼的作用就像脚手架，除了支撑身体的重量外，还能“从事”许多其他方面的工作。我们多数人清楚，骨髓可以生成重要的红细胞、白细胞及血小板，但对骨骼特殊的供血机制很少注意。供血的管道通过覆盖在骨骼上的薄薄一层膜进入骨骼内部，这层薄膜称为骨膜。如果没有这种循环，你可能会缺少免疫细胞，要是没有免疫反应，无处不在的细菌将带来致命后果。

神奇的胃黏膜细胞　人体消化过程中最重要的参与者是胃黏膜细胞分泌的激素。例如，当你感到腹中空空的时候，大脑会向胃黏膜细胞发送信号，提醒其分泌胃泌素。胃泌素是一种刺激胃液分泌的激素，胃液中具有溶解食物所需的盐酸。胃泌素还含有胃蛋白酶，可将蛋白分解，刺激肝脏产生胆汁，进而令人体吸收脂肪。要是没有胃泌素，你将不能从牛排或煎蛋中吸取更多的养分。

血液缓冲的妙处　若要保持健康，人体血液的酸碱度值必须保持在相当狭窄的区间内（pH 7.35~7.45）。要做到这一点，血液会建立自己的由分子构成的缓冲系统。血液酸性过高时，分子吸收多余的氢离子；血液碱性过高时，分子则释放更多的氢离子。倘若没有这套缓冲系统，血液要么酸性过高，要么碱性过高，使人体内的酶无法正常从事它们的活动，有毒物质就会迅速积累，危害人体健康。

大脑的枕头——脑脊液 脑脊液为无色透明的液体，充满大脑和脊髓等整个中枢神经系统，功能就像枕头一样，如果头部受到重击，会给大脑提供缓冲。脑脊液还会将某些激素输送至大脑，通过与血液混合，令有毒物质远离它们。另外，这种液体还可减轻头部对脑干施加的压力。

令心脏收缩放松的窦房结 是什么让心脏保持跳动？答案是一组名为窦房结的神经。窦房结产生的电信号能让心脏收缩放松。窦房结令整个心脏运动起来，并且经由心室输送血液，在将血液送至全身之前对其进行再氧化。

感觉燃烧——热感受器 热感受器为皮肤中的神经纤维，能让你知道身体某个部位是否已“惹火上身”，或者你碰到的火炉顶部是否依然滚烫。没有热感受器，一开始难以察觉的烧伤最终可能会危及生命。另外，热感受器也能让人体验到冷的感觉。

产生胰岛素的胰岛细胞 胰腺是胃部后面的海绵状器官。人体的胰腺有100万~300万个胰岛细胞。如果没有这一簇簇的细胞，人体可能不会产生胰岛素。胰岛素是由胰岛B细胞受内源性或外源性物质（如葡萄糖等）的刺激而分泌的一种蛋白质激素。当人体误将胰岛细胞当成外来入侵者，并将其摧毁，人们往往会患上1型糖尿病。

男人和女人谁更健康

皮肤 女性更健康。男人的背部和胸部更容易患皮肤癌，女人易患皮肤癌的部位是小腿，因为男人和女人容易暴露的部位不同。比如，男人露出背部和胸部的机会远远超过女人。40岁前，黑色素瘤在女人中更普遍一些，但40岁后，更有可能患上这种病的却是男人。

眼睛 男女患病率相同。许多眼病（例如青光眼、老年性黄斑变性和白内障等）的男女患病比例一样。但是，女人更容易患上自身免疫性眼病，例如巩膜炎等，其原因还是个未知数。荷兰研究人员发现，男人随着年龄增长，更有可能出现眼睑下垂，眼睑下垂会破坏角膜。

肺 女性更健康。男人更易患上慢性阻塞性肺病，患这种病的男人有2%，女人只有1%。另外，吸烟也直接损害男人的肺。

肌肉 男性更健康。和男人相

比，女人的肌肉较少，而且更易丢失，脂肪较多。绝经后的女人通过食物提高肌肉质量的概率低于同龄男人。

心脏 女性更健康。男人比女人更易发生心脏病，但女人受心脏病发作影响的危险更大，因为女人更容易出现被忽视的症状，如呼吸短促等。

大脑 男性更健康。65岁以上老年女性比男性患痴呆的危险性高两倍。

尿道 男性更健康。数据显示，约50%的女人一生中至少患过一次尿路感染，但多数男人不会患上这种病，因为女人的尿道比男人的尿道短，体外细菌进入的距离更短。

听力 女性更健康。40岁前，男人和女人出现听力受损的概率一样。40岁后，更多男人听力不好，可能与他们常置身于工业噪音中有关。

肠 男性更健康。女人患上常见肠病——肠易激综合征的概率最多可达男人的3倍，对于女人来说，肠易激综合征容易表现出腹部疾病的症状。而肠癌在男人中的发生率更高。

牙齿 女性更健康。男人更易患牙周病；女人则在怀孕时易患牙周病，因为雌激素和黄体酮水平的变化，使牙龈肿胀和出血。

睡眠 男性更健康。女人患上失眠症的危险比男人高近20%。

头痛 男性受影响小。偏头痛影响20%的女性，但只影响10%的男性，原因可能是雌激素影响脑的疼痛调控路径，扮演着一个“扳机”的角色。

抑郁症 男性患病率低。女人患抑郁症的概率是男人的3倍，原因之一是女人大脑内的血清素较少。另外，女性在更年期和分娩时也会引发抑郁症。

五花八门的国外老年俱乐部

英国：家务俱乐部 英国一项调查显示，60岁的老妇仍然家务繁忙，平均每天做家务达5小时之久。英国老妇之所以乐于做家务，一是年轻时常做家务；二是她们认为做家务既可以充实生活，又可以愉悦身心；三是她们的娱乐活动较少。不少人自发组成家务俱乐部，互相交换心得以及生活中的小窍门，并以此作为生活中最大的乐趣。

美国：探险俱乐部 美国人可能天生爱冒险，看看他们喜爱的体育运动——拳击、橄榄球及各种花样翻新的极限运动，无一不显现出他们爱动、爱刺激的天性。而这种好刺激、爱追求新奇的天性也在某种程度上带动了整个美国的发展。

美国老年人退休后，既不甘愿呆坐家中，又不再做“与世相争”的事，而是乐于做力所能及而又有所寄托的社区义工。仍然不改冒险性格的老人们，会参加各式的探险俱乐部，常结伴出门旅游，在旅途中感受大自然和生命的搏动。

德国：龙舟俱乐部　赛龙舟是中国端午节的一项重要活动，在我国南方十分流行，它最早是古越族人祭水神或龙神的一种祭祀活动，有可能始于原始社会末期。

如今德国也有不少老年人迷上了赛龙舟。汉堡市就有两支全部由50岁以上老年人组成的龙舟队。他们之所以迷上龙舟，一是龙舟运动本身颇具“东方魅力”，二是龙舟运动带有一种自由、积极和勇往直前的精神。

西班牙：滚铁圈俱乐部　滚铁圈原本是小孩子的游戏，但在西班牙，越来越多的老年人滚起了铁圈，并把它当成一种时髦的健身运动。不过，老年人滚的铁圈比小孩子们滚的要大得多，而且也稍粗些，为的是滚动起来平稳、缓慢。

健身专家认为，滚铁圈不仅活动了老年人的四肢关节，还有利于锻炼呼吸系统。

年龄越大，身体越渴

俄罗斯科学家发现，随着年龄的增长，人体内的水分会慢慢减少。如不及时补充身体所需水分，人体会出现缺水危机。

水能调节体温、帮助器官吸收人体摄入的营养、排解毒素和多余的盐分、冲掉人体内积蓄的负面能量，还能降低血压，减少心脏病的发生。一旦人体缺少水分，皮肤会变得干燥，人们会比以前更容易疲倦，无法集中注意力。一些人还会出现头痛、便秘、高血压、过敏、肾功能异常、泌尿系统感染、干咳、关节痛等症状。

为了弥补体内缺水，科学界一直提倡人们多喝水，但喝多少水合适一直颇有争议。一般来说，健康的人体每天消耗 2~3 升水，这些水必须及时补充上，否则就会影响肠道消化和血液组成。因此，专家建议每天至少喝 2升水，天热的时候应适量增加，喝 4 升水也不为过。

喝水切忌大口狂喝，而应慢慢饮入。另外，一些人喜欢把汽水和果汁当水喝，以为这样也能补充水分，其实这种做法是错误的。汽水和果汁中的水是蒸馏水，蒸馏水喝多了对身体十分有害。喝水就应该喝日常饮用水。

除了喝水，与水的接触也很重要。下班之后游个泳或睡觉前洗个热水澡，不仅能让皮肤湿润，还能消除头痛脑热这样的小病。

工作压力大易使人发胖

英国研究人员在《美国流行病学》杂志上报告说，工作压力过大容易让人发胖，紧张忙碌的上班族应注意自我舒缓压力。医学研究已经发现，来自工作的这种长期压力与心脏病和代谢综合征均有关联。

研究人员共对6895名男性和3413名女性进行了长达19年的跟踪调查，被调查者在调查开始时的年龄在35~55岁。调查过程中，这些人会定期提交有关工作压力大小的调查问卷。结果发现，那些至少在3次问卷中表示自己工作压力大的人，比从未感觉工作有压力者的肥胖可能性要大73%。

研究人员认为，上述调查结果提供了“强有力的证据”，证明工作过程中的高强度心理负荷是导致肥胖的重要因素。

闹钟会影响血压和记忆力

日本工业健康国立研究所进行的一项研究发现，被突然响起的闹铃惊醒的试验者比睡到自然醒者的血压更高，心率更快。

在夜晚的后半段，身体常规的生理功能并没有调整好。这意味着此时血压、心率和呼吸的波动比平时更大。还有一个原因是身体平躺着，处于相对静止的状态，血液变得黏稠，并伴随着一定程度的血液凝结。起床的动作也有可能导致问题，因为通常此时血压水平会发生大的波动，加之突如其来的干脆响亮的闹铃声，有时身体就会应付不过来。

闹铃声也会增加你全面的压力水平。突然的噪声会引起身体保护性的条件反射——“战斗或逃跑”，提高肾上腺素水平。专门研究如何处理这种疾病的马克·阿特金森医生认为，虽然闹钟可能对你按时上班会有好处，但如果这种被激活的状态持续数天、数周、数月，就将导致慢性压力。压力会带来高血压、睡眠问题和精神压抑。如果你在“深度”睡眠时突然被唤醒，你思考问题的能力无疑将受到严重影响，以至于就像喝醉了酒。科学家们发现，当处于熟睡的人被突然唤醒，会影响其短期的记忆能力、认知能力甚至计算技能。

衰老根源——血液老化

进入中老年后，人体的各系统功能都开始衰退，血液的性状也发生相应改变。血脂含量升高，血液变得黏稠，循环流速减慢，引起高血压、动脉粥样硬化等，专家形象地称之为血液老化。美国心脏健康中心的专家指出，血液老化是人体衰老的根源，也是心脑血管病的根源。老化的血液堵塞和硬化血管，容易引发脑卒中、脑溢血、心肌梗死等心脑血管病。美国的弗莱明汉研究报告显示，血液老化程度每加重 10%，死亡危险增加 23%。

血液老化的表现　血液老化的进程是长期而缓慢的，发病比较隐匿。血液老化初期，血管堵塞率不足 70%，只会出现皮肤粗糙、面色晦暗、皱纹增多等轻微变化。由于没有太多不适症状，容易被人们忽视。等到身体明显不适，出现头晕、胸闷等一系列症状时，血液老化多已比较严重了。此时，进行对症处理，让血液恢复年轻已是刻不容缓，否则心脑血管病随时都有可能发生。

血液老化有“青睐”对象　随着年龄增加，每个人都会发生血液老化。但是，血液老化的程度和进展速度与个人的生活方式息息相关。相比之下，血液老化更青睐于以下十类人：①有高血脂家族史者；②肥胖者；③缺乏运动者；④抽烟、酗酒者；⑤常在饭馆吃饭者；⑥多吃肥肉、动物内脏等高脂肪食物者；⑦爱吃油炸等高热量食物者；⑧爱吃咸食者；⑨年龄超过 40 岁者；⑩工作压力大或脑力劳动者。若符合以上任意两项者，则很可能已成为血液老化的袭击目标。

积极防治血液老化　调整饮食（饮食治疗）及改善生活方式（生活方式治疗）是防治血液老化的基础。主要包括注意合理膳食，加强运动锻炼，保持合适的体重，防治超重和肥胖，戒烟限酒。膳食结构的调整目标建议为：脂肪不超过总热量的 30%，碳水化合物不低于总热量的 55%，蛋白质占 15%左右。

血液老化严重时，也可配合使用药物来降低血脂含量和血液黏稠度，改善血液循环。常用的药物主要有：①他汀类药，如洛伐他汀（美降之）、辛伐他汀（舒降之）等；②苯氧芳酸类或对氯苯氧异丁酸（安妥明）衍生物类药，如非诺贝特（力平脂）等；③胆酸结合树脂类药，如考来替泊（降胆宁）等；④烟酸类药，如烟酸、阿昔莫司（乐脂平）等。

骨头突出也缺钙

38 岁的刘先生是个网络工作者，一般都在家里完成工作，因此显得很轻松，经常以床当座，卧在席梦思上就能既休闲又轻松地完成了养家糊口的重任。可是这几天散步时，刘先生忽感大腿部有抽筋疼痛的现象，妻子脱口而出：“该不会是缺钙吧？”“这怎么可能？你看我的膝盖骨、尾脊椎都突出很多，明显是钙质过多所致。”

刘先生不相信，但第二天还是在妻子的陪同下来到市医院检查。检查结果还真是因为缺钙所致。对于刘先生提到的膝盖骨、尾脊椎异常突出，医生解释这的确是钙沉积较多所致，医学上称之为骨刺。

为什么有多余的钙沉积，却还缺钙呢？其实这正是人体生理学上的奇异现象，长出骨刺实际上源于人体其他部位钙的流失，以及人体自身为调节血钙平衡而达到的病态平衡。人体就像高速运转的机器，内部时刻处于复杂的动态平衡状态，而当身体某个部位发生病变时，这种平衡就会被打破，物质必将发生再分布，进而达到新的平衡，可是这时候的平衡有可能就是带着病症的病态平衡。就拿刘先生的情况来说，他大腿部位有抽筋疼痛现象，这其实多少和他经常躺在床上看书有关。腿抽筋是缺钙的典型现象，这已是众所周知的事实。缺钙导致骨质疏松一般有可能与饮食、成长等相关，在这样的情况下，人体缺钙便刺激了人的甲状旁腺，使它分泌出一种叫甲状旁腺素的物质，这种物质可以通过增加钙在小肠的吸收来弥补机体的钙不足。另一方面，过多的甲状旁腺素还会刺激破骨细胞引起溶骨，使骨中的钙游离出来，一方面使低血钙有所升高，另一方面也加重了原有的骨质疏松。这时机体会通过代偿机制由甲状腺C细胞分泌降钙素，来降低破骨细胞的活性，抑制骨质疏松的进一步加重。然而，甲状旁腺素是脉冲式释放的，大剂量的甲状旁腺素刺激骨吸收，小剂量甲状旁腺素可刺激骨形成。由于骨质疏松的发生在松质骨比皮质骨明显，而甲状旁腺素对皮质骨的作用强于松质骨。有可能在皮质骨局部出现骨形成大于骨吸收的情况，导致体钙再分布，即由松质骨向皮质骨转移。那些经常活动、摩擦、牵拉或受力的部位，由于其骨代谢旺盛，钙沉积便较多，逐渐形成骨刺；而那些不受力或受力轻的部位，钙沉积明显减少，便出现明显的骨质疏松。因此，像刘先生这样经常躺卧在床工作，着力部位的脊椎容易形成骨刺，即表现为异常突出，而大腿部位比正常走路时受力小，久而久之便表现出骨质疏松的疼痛抽筋现象。

人体是个复杂的平衡体，正是这种病态的转移才使得机体在病理状态下达到了一个新的平衡（病态平衡）。因此日常生活中，人们千万不要因为长了骨刺就以为是钙多。另外，需要关注的是，这种缺钙引起的病变，以往发生在老年人群体中较多，而近年来逐渐在中年人中蔓延，这可能和工作方式、作息时间或饮食等有关。

因此在做到正确认识的同时，应及时补钙并调整自己的生活方式，只有这样才能使身体内时刻达到正常的平衡状态。

指甲颜色怪，小心把病害

指甲颜色不正常多是某些疾病的反映，平时注意观察指甲的变化，有助于了解自己的健康状况。正常的指甲应是透明的，而指甲的色泽除提示病变外，主要还反映甲床血管的变化。

白甲　表现为甲板部分或全部变白，压之不褪色。若甲板出现点状、线状、片状白斑，称为甲白斑病，无须治疗。若为原发白班，常无全身症状，多为脾胃不和、脾肝失和所致。若甲板全部变白，患者常患有先天性疾病。

黑甲　表现为甲板出现带状黑色或全部变成黑色、灰色、黑褐色，压之不变色，多为命门火衰或肾水不足。

黄甲　表现为甲板变成黄色、橙黄色或黄绿色，除老年人因气血不能濡养、发生退行性变外，也可见于银屑病患者。另外，湿疹可使甲板呈现污黄色，甲癣、念珠菌性甲沟炎可使甲板周围呈棕黄色。

赤红甲　甲板赤红，压之褪色，表现为出汗口渴，并伴有高热、舌红苔黄。

绿甲　表现为甲板部分或全部变绿，压之不褪色，为绿脓杆菌或白色念珠菌感染所致。甲板呈绿色，并伴有病甲分离及甲沟炎，可能为湿热毒邪外袭而致。

青紫甲　表现为甲板紫黯，失去光泽，伴有肢端发冷、肤色紫红，多由寒凝、气滞脉络所致。

甲下出血　表现为甲下有淤斑、色紫红或紫黑，压之不退。除外伤原因外，可由肝火内盛、血热妄行，脾不统血至血溢脉外所致。

警惕生命中的“死海现象”

世界著名的旅游胜地——死海，告诉了我们自然界一个特定的现象。一个人如果常年不出汗，相当于创造生命当中的“死海现象”。在对有健康问题的女性调查中发现，“常年不出汗”是女性一个非常普遍的现象。人吃的五谷杂粮、喝进体内的各种物质，仅靠大小便排泄废物是不行的。当人体内的有机物质排泄不畅时，多会引发各种代谢性疾病；而人体内的无机物质排泄不畅，多会引发人体细胞的突变，即癌症。

出汗是排出体内盐分的一个非常重要的途径。一个人常年不出汗，盐在体内蓄积的结果就是细胞运行质量非常差，脏器和血管会受伤。

因此爱吃咸食的“口味重”的人，最容易得高血压、高血脂、心脑血管病等。

因此，千万别忘了“出汗”，它可以起到调节人体内酸碱平衡的作用。

“C型行为”易致癌症

国内外许多研究指出，不正常的精神状态，特别是严重的精神创伤、精神过度紧张、抑郁是癌症的前兆。

进一步的研究还发现，某些个性与癌症有一定联系。例如谨慎小心、忍让迁就、悲观失望、追求完美、情绪不稳、不善于发泄情绪的人，容易发生癌症。近年来心理学界已把上述个性行为归纳为“C型行为”，并正在探讨“C型行为”与癌症的关系。

另外，医学界也发现某些心理行为有“抗癌作用”，具有这些心理特点的癌症患者，平均生存期明显延长。这些心理行为包括：①始终乐观，充满信心和希望；②及时表达或发泄自己的负性情感；③积极参加自己认为有意义和快乐的活动；④与周围人保持密切而良好的人际关系。由此可见，心理社会因素是癌症形成的重要因素之一；反之，癌症患者消极的心理行为，也会严重影响病情发展和患者的生存期。

什么性格得什么病

新的研究表明，性格特征的重要性超乎想象，对一个人将来的健康状况起到关键作用。

冲动型　最容易得的疾病是胃溃疡。芬兰职业保健研究所的研究人员对4000人进行调查发现，冲动型性格的人得胃溃疡的风险比其他人高24倍。

焦虑型　焦虑紊乱症会使你患高血压的风险增加3倍。美国北亚利桑那大学的一项研究发现，这可能与应激激素有关。另外，患恐高症等恐惧性焦虑症的女性，得心脏病、高血压和高血脂的风险更大。

攻击型　英国苏格兰及美国的研究发现，攻击型人群更容易发生慢性炎症与动脉粥样硬化，进而增加心脏病风险。另外，患周期性抑郁症的风险也更大。

害羞型　美国加州大学研究发现，羞于社交的人更容易发生病毒感染。

乐观型　美国加州大学研究发现，与常人相比，乐观的人平均寿命长7.5岁。乐天派心理压力小，较少发生器质性病变和慢性疼痛。

忧伤型　这种性格的人容易发生情感问题，但他们却抑制自己的情感，因而容易得癌症和心脏病。哈佛大学研究发现，忧伤型性格的人因冠心病而死亡的概率更高。

尽责型 美国加州大学研究发现，这种性格的人善于规避风险，更能保持健康行为，因而更长寿。英国诺丁汉大学研究发现，这种性格的人更能保持健康的血压和血脂。

神经质型 美国加州大学研究发现，这种性格的人易得哮喘、头痛、胃溃疡和心脏病。

外向型 意大利米兰大学研究发现，这种性格的人与乐天派很相似，心脏病发病率较常人低 15%，不容易发生感染，病后康复更快。但是日本山形大学医学院研究发现，这种性格的人容易发生肥胖。

悲观型 这种性格向来被认为最不利于健康。与乐观型的人相比，悲观型的人早亡风险高 19%。美国研究人员发现，这种性格的人更易发生帕金森综合征。

化学品污染引发雌化危机

雄性正处于危险之中 一项综合了 250 份来自世界各地科学研究报告的结果显示，环境污染对人类和野生动物有着不可估量的影响，让雄性处于危险之中。

研究发现，无论是北极熊还是南非草原上的大羚羊，无论是深海鲸还是高空飞翔的苍鹰，都正在受到环境污染的影响。其中，生活在受污染水中的鱼类受污染物影响的程度尤其严重，它们不仅进食污染物，还通过鳃和皮肤吸入污染物，因此也是最早被发现性别扭曲现象普遍存在的物种。

另外，哺乳动物的性别扭曲也为人类敲响了警钟。美国阿拉斯加州 2/3 的雄性黑尾鹿被发现患有隐睾症，科学家还在北极发现了雌雄同体的北极熊。美国佛罗里达大学的卢·吉勒特教授警告说：“如果我们在野生动物中看到了问题，那么我们就应该担心类似的事情也会发生在人类的男性身上。”

化学品污染下的性别扭曲 科学家发现，造成雌雄混淆恶果的正是人们经常接触到的大多没有可靠安全信息的化学品。这些有害的化学物质藏匿在食品包装、化妆品、儿童爽身粉、家具、电子产品中，成为干扰激素分泌的隐形杀手。研究报告显示，近年来，野生动物和人类接触到的新化学品超过了 10 万种。欧盟委员会承认，其中 99%没有得到充分监管，85%甚至没有足够的安全信息。由于干扰激素的分泌，它们中有很多被确定为“内分泌破坏者”或者“性别扭曲者”。

格温尼报告得出的结论是，脊椎动物的几大类（包括多骨鱼、两栖类、爬行类、鸟和哺乳动物）中每种雄性动物都受化学物质的影响。现在，很多雄性脊椎动物雌性化已相当普遍。

化学品污染对人类生育能力和男女性别比例的影响已经显现。美国有研究显示，那些怀孕期间接触常见化学物质的女性，生下的男婴生殖器短小，或者拥有女性化的生殖器。暴露在多氯联苯（PCB）中的孕妇生下的男婴，长大后更倾向于玩洋娃娃和摆弄茶具，而不是舞刀弄棒。而在加拿大、意大利、俄罗斯等性别扭曲化学品严重污染地区，女孩的出生率是男孩的2倍。仅在美国和日本，就有25万女婴“本该”是男婴。

饮食不当更易“阴柔” 富含化学制剂和雌性激素的食品会让男性易女性化，爱喝啤酒的肥胖男性也可能产生类似的麻烦。

临床数据显示，爱喝酒的男性患乳腺肥大症的概率比常人高15%。一方面，大量的脂肪会制造很多的雌激素；另一方面，肥胖导致的脂肪肝病症使其不能及时将过多的雌激素处理掉，因此男性更容易遭遇雌化危机。

腰围越粗越易患阿尔茨海默病

据美国加州恺撒医疗中心收集的近6600位40~45岁会员，并分析长达36年的追踪调查后发现，腰围粗且肥胖者患阿尔茨海默病的概率较腰围细者高出3.6倍，比有家族史者风险更高。

研究者认为，腹部脂肪不只和冠心病及脑卒中显著相关，同时也可能会分泌某些特别容易破坏脑细胞的物质。

而美国北达卡他州州立大学的研究则建议民众每天喝1杯咖啡预防阿尔茨海默病，因为在兔子实验中，食用高胆固醇食物的兔子若每天喂食1杯咖啡，12周后它们的血脑屏障结构明显较不喂咖啡组更为完整，而血脑屏障可保护大脑中枢神经不受血液中化学物质的伤害，由此推断咖啡可保护脑细胞。

肥胖可能是FTO基因作祟

据英国《BBC新闻》报道，许多人总为肥胖所恼，努力减肥却常事与愿违。科学家发现一个有趣的现象，很多人乐意伸手拿炸薯条而不想拿苹果，而这似乎和一种导致肥胖的变异基因有关。这种导致肥胖的基因，被科学家发现并命名为“FTO”。关于它如何影响人的体重尚不明确，目前只知道大部分影响体重的基因都会影响食欲。

为了进一步了解“FTO”基因是否和饮食习惯或身体热量消耗有关，苏格兰丹地大学的帕默教授和同事对超过2700位年龄在4～10岁的苏格兰儿童进行了广泛的测试研究。结果发现超过2/3的儿童至少被检出1对这种FTO基因。带有1对FTO基因的受测者的肥胖风险增加了30%；而带有2对FTO基因的人，几乎增加了70%的肥胖风险。其他人种也被发现有这种基因变异的现象。

在证实了苏格兰人和肥胖之间的关联后，研究员对其中97位儿童展开了评估，包括体脂数和代谢率。他们提供这些孩童在校的三餐（包括一份蔬菜水果餐、火腿、起司、土豆片、巧克力棒和面包卷），借以评估孩童的饮食行为。

研究人员发现，带有肥胖基因的儿童在新陈代谢率、体适能表现或食量上并没有明显差异。平均而言，有肥胖基因的儿童比其他受测者多吃了高热量餐点。

目前并没有理由去检视每个人是否带有FTO基因，而且导致肥胖的基因可能有许多种。不管您体内有没有这种基因，相信少吃“垃圾食物”，多吃“彩虹食物”，即摄取各种颜色的蔬果，营养才能均衡，人生也会跟着多彩起来。

烟毒七秒到达大脑

香烟燃烧可释放4000多种化学物质，主要有焦油、一氧化碳、尼古丁、氰化物、致癌物和芳香烃等刺激性烟雾。吸烟时，这些有害物质在7~10秒钟内就可到达大脑，引起大脑兴奋。

性别不同伤害不同 对于男性，烟草中的尼古丁有抑制性激素分泌及杀伤精子的作用。同时，烟草毒素可阻碍精子和卵子的结合，大大降低女性受孕的机会。而对于女性，烟草更易影响生理健康，会使女性出现月经紊乱、流产、绝经提前等症状，并使绝经后的骨质疏松症状更加严重。

七大系统七宗罪

1.人体的呼吸道表面有一层纤毛，正常情况下会从下到上运动，起到排除异物、尘埃的作用。长时间吸烟，焦油会把这种纤毛表面粘住，影响摆动，纤毛摆动不顺畅后，排除有害物质和异物的功能就会减弱。加上长久的供氧不足，口腔、咽喉、气管、支气管、肺部受影响后就会患上慢性咽炎、慢性支气管炎，再加上其他因素，最后就会发展成慢性阻塞性肺病。

2.烟草中的化学物质进入血液循环后，经肾脏过滤，然后通过膀胱从尿液中排出体外。在膀胱内它们可以破坏细胞，从而增加癌症的发病危险。

3.氧气缺乏给心脏造成了负担，心脏不得不玩命地工作。烟草中的尼古丁和一氧化碳会造成冠状动脉内膜的损伤，从而形成冠心病；还会造成血管内环境的异常，增加血小板的聚集，使血黏稠度增加，从而易于形成血栓。另外，尼古丁还会使高密度脂蛋白降低，在减少心肌供氧量的同时增加心肌的耗氧量，导致心脏传导系统的异常。

4.烟草中的尼古丁会引起胃溃疡并延缓溃疡的愈合，同时，还会破坏胃肠的正常活动，导致胃病的发生。

5.焦油、一氧化碳、尼古丁等有害物质到达肺部时，与煤气中毒相似。一氧化碳进入血液后，会迅速"掠夺"，"依仗"其比氧强大几倍的优势，挤掉氧气，强行与血红蛋白结合，造成全身血液循环的供氧不足。

6.吸烟还可使肾上腺分泌增加，其分泌物可促成血小板聚集，这也是血液黏稠度增加的原因。血液黏稠度增加使血流缓慢，其中红细胞及血小板等容易聚集成块，阻塞血流，造成缺血性脑血管疾病。

7.美国皮肤病专家杰弗里·史密斯的研究表明，同阳光的暴晒一样，吸烟还会导致弹性硬蛋白和弹性纤维变粗或断裂。氧气供应量的减少也会影响皮肤的主要组成部分——胶原的形成，并导致皮肤干燥，产生皱纹。

一次咳嗽两万病毒

新加坡国立大学医院的一位微生物学顾问指出，一次普通的咳嗽会产生3000个微小飞沫。据研究测算，一次咳嗽所产生的流感病毒数量在195个至1.95万个。3000个小飞沫指的是可在空气中悬浮相当长时间、足以传染疾病的飞沫，即所谓的飞沫核。

曾有发现，1~10个微生物就可能导致病毒性出血热，而10~100个微生物就可能导致病毒性脑炎。流感病毒的感染剂量取决于很多因素，比如吸入空气中飞沫的人群是否接种过疫苗等。

医生指出，流感病毒在空气中的传播大多发生在1米距离之内，但也可以通过直接接触被污染的物体（如玩具）传播。戴口罩可以很好地减少这些传染病的传播，咳嗽和打喷嚏时，用手或纸巾捂住嘴巴也是在用障碍物阻止病毒的传播。

人体 12 个器官最易患癌

肺　无论男女，排在首位的都是肺癌。为什么肺部会如此脆弱呢？主要有两点。第一是吸烟。据统计，30%的肿瘤发病都与长期吸烟有关，其中关系最密切的就是肺癌；第二是环境污染。

乳腺　乳腺癌是女性最常见的癌症。发生因素主要有吃高脂肪高热量的食物、精神压力大、晚婚晚育等。

大肠　大肠癌是世界上第 3 位最常见的癌症。吃红肉、大量饮酒（仅指男性）、吃高温油炸食物、常憋大便等，都有可能导致大肠癌。此外，炎症性肠病也可增加患结肠癌的危险。

胃　胃癌是世界上第 4 位最常见的癌症，而每 3 个病例中就有 2 个是男性。除了盐、盐腌食物、红辣椒、加工肉类、烟熏食物、烧烤动物食品等是胃癌发生的原因外，胃黏膜的改变以及萎缩性胃炎也可导致胃癌发生。

肾　肾癌是世界上第 5 位最常见的癌症。身体肥胖、饮用水中的砷含量高以及吸烟等因素可导致肾癌发生。

肝　肝癌是世界上第 6 位最常见的癌症。研究表明，乙肝病毒感染、食用被黄曲霉毒素污染的谷类和豆类、长期饮酒等，都是导致肝癌发生的直接原因。

淋巴　淋巴和造血系统的癌症主要包括淋巴瘤、白血病和多发性骨髓瘤。这组癌症与肝癌并列为世界第 6 位高发癌症。环境污染、病毒感染以及肥胖是导致该癌发生的原因。

宫颈和卵巢　宫颈癌和卵巢癌分别是世界上女性第 2 位和第 7 位最常见的癌症。引发疾病的原因是多方面的，如熬夜导致内分泌紊乱、过早开始性生活等。

食管　食管癌是世界上第8位最常见的癌症。导致食管癌发生的主要原因是喜欢吃烫的食物。此外，吸烟、肥胖、食用加工肉类等因素是直接诱因，胃酸反流也是增加食管癌发生的危险因素。

膀胱　膀胱癌是世界上第10位最常见的癌症。研究表明，饮用水中的砷是膀胱癌发生的原因之一。此外，常憋小便也能增加膀胱癌发生的风险。

胰腺　胰腺癌是世界上第13位常见癌症，是癌症中“富贵病”的代表，肥胖和糖尿病都会导致该病发生。

癌症绝对是可防可控的，只要养成良好的生活习惯、定期体检，就可以把癌症消灭在萌芽状态。患者如能在第一时间进行诊治，疗效都很理想。

贫血的另类病因

引起贫血的常见原因是严重创伤、大手术引起的大出血；长期慢性失血，如慢性溃疡病出血、痔疮出血、牙龈出血等；慢性疾病消耗，如癌症、肾病；营养不良或缺乏维生素B_{12}、铁、叶酸等使红细胞生成减少；造血系统功能障碍等。然而，除此之外，有些特殊因素也可引起贫血。

过量饮浓茶 研究证明，茶叶中含有大量鞣酸。鞣酸在胃内与未消化的食物中的蛋白质结合形成鞣酸盐，进入小肠被消化后，鞣酸又被释放出来与铁形成不易被吸收的鞣酸铁盐，从而妨碍了铁的吸收，引起缺铁性贫血。

过量食黄豆 黄豆蛋白能抑制人体对铁的吸收。研究表明，过量的黄豆蛋白可使正常铁吸收量的90%被抑制。因此，长期过量食用黄豆及其制品，可以引起缺铁性贫血。

过量运动 长期剧烈运动，使体内产生大量的乳酸，加速了对红细胞的破坏和血红蛋白的分解；运动中大量出汗，使造血原料铁的成分大量丢失；运动的机械作用，使机体某些部分受到压迫，造成局部血管中的红细胞损伤而溶血，产生血尿。这些因素都是导致贫血的潜在原因。

长期缺铜 铜是人体内不可缺少的微量元素，对血红蛋白的合成起着“催化剂”的作用。铜能使体内三价铁还原为二价铁，有利于人体对铁的吸收和利用。研究证明，30%左右的缺铁性贫血患者，单纯给予铁剂治疗效果不佳，若同时补充铜元素，则治疗效果较好。

常在外就餐损伤记忆力

在影响记忆力的几大因素中，年龄、疾病、睡眠无疑是“主要杀手”，而经常在外就餐也会导致记忆力衰退！

专家解释说，这是由于饭店的饭菜加味精较多，常吃会导致记忆力下降。世界卫生组织曾提出，成人每天食用味精不得超过4克，孕妇及1岁以下的婴儿禁食。此外，在外就餐往往会摄入更多的盐。而常吃过咸食物则可能损伤动脉血管，影响脑组织的血液供应，使脑细胞长期处在缺血、缺氧状态，导致记忆力下降、大脑过早老化。

按摩按出桃花面

据说慈禧太后暮年时仍然是粉面桃花不减当年，与青春少女的容貌差不多。究其玉容常驻的原因，除了坚持常食驻颜美容药膳及滋补药物外，面部按摩就是她容颜不衰的妙术了。

中医的经络理论认为，面部有胆、胃、三焦、大肠、小肠等经脉经过，而这些经脉上又有穴位。循行分布于面部的经脉，其主要功能在于影响人体的消化吸收等功能。脾胃功能健运，则气血旺盛，反映于外观为面色红润、肌肤弹性良好。从现代医学角度来看，面部有丰富的毛细血管和末梢神经，对面部经穴的按摩刺激，不但可对消化系统、神经系统、循环系统等产生良性效应，而且能较好地调节内分泌系统，从而达到生理平衡。

进行面部穴位按摩，以自我按摩为主，也可由他人帮助按摩。按摩应在心情舒畅、情绪稳定的情况下进行。按摩前应清洗面部及双手，剪掉长指甲。按摩时应先涂擦些面部润滑剂，最好用按摩霜，也可用一般润肤蜜代替，以避免因摩擦而损伤表皮。按摩的基本方法有点、按、揉等。点法是用指端和关节突起部点击或短暂地按压肌肤和穴位；按法是用指端等放在穴位上，逐渐用力下压，按而留之的方法；揉法是用指腹、鱼际或掌在一定部位上用力摩擦。

面部常用的穴位有6对：印堂—太阳，耳门—丝竹空，攒竹—四白，听宫—下关，翳风—颊车，迎香—地仓。

首先取准穴位，按顺序点按。每对穴位先顺时针揉按10次，速度缓慢，用力轻柔；再快速点按4次，用力重按，以感觉到胀痛或酸麻为佳；然后逆时针揉按及点按。结束手法为擦法，先搓热双掌，再摩擦穴位，顺时针、逆时针方向各10次。擦法完毕后做深呼吸数次，即完成第1遍按摩。每次做2～3遍，每日早晚各做1次。只要方法正确，持之以恒，必将收到良效。

打开健康之门的七把钥匙

第1把——爱上一种运动

开锁时间：每天　有效的运动并不需要你每天花太多时间，对于普通上班族而言，每天运动半个小时，可以达到与持续运动一样消耗热量的效果。

执行方案　选择你最喜欢的一种运动，除了必须是你喜欢的运动外，还必须是客观条件允许的运动。选择你喜欢的运动装备，不要一下子买很多，只买基本的。

让自己坚持下去的窍门是，首先不要把目标定得太高，其次要时时给自己奖励，再有就是找一个同伴。

第2把——调准生物钟

开锁时间：每天　脸色晦暗，眼圈发黑，精神无法集中，经常容易感到疲劳，排便情况很差。此时，你最需要做的就是调准你的生物钟。

执行方案　有的人适合早上工作，有的人要到了下午才觉得清醒。如果你是后者，每天起床后给自己准备一顿富有营养的早餐，看看书或读读报纸，给自己多一点“苏醒”的时间，就能比较容易进入清醒状态。每隔5~6小时的进食，是你每一刻都精力充沛的基本保证。

如果因为大脑过于兴奋而无法在常规的时间入眠，在寻求安眠药帮助之前首先应尝试关窗、拉上窗帘，让房间完全进入黑暗，开始冥想。

第3把——将绿色生活进行到底

开锁时间：每天　环境污染和城市发展，已经使我们的生活越来越远离绿色，这也就是为什么我们必须要去追寻绿色。

执行方案　关注食物的来源，在可以选择的情况下，对化学肥料、人工添加剂和防腐剂说不，注重调料、油脂和饮用水的质量。

对衣橱里的衣服进行简单分类，你当然做不到让所有的衣服都变成天然纤维的，但是在内衣方面，你应该有此追求。

第4把——戒烟限酒

开锁时间：从现在开始　烟草是许多成年人的嗜好品，酒精也是。不过，过度沉溺或依赖这些东西，也就是说对它们上瘾，只会令你变得更脆弱，对身体健康也非常不利。

执行方案　计算自己每天抽烟的数目。学会用转移注意力的方式为自己解瘾。

无论你打算戒烟，还是戒酒、戒咖啡，循序渐进地减少数量是比较容易戒除且不会引起激烈反弹的好办法。

第5把——成为自己情绪的主人

开锁时间：从明天开始　做自己情绪的主人，而不是被情绪控制。消极情绪对我们的健康十分有害，科学家已经发现，经常发怒和充满敌意的人易患心脏病。

执行方案　当你开始愤怒、沮丧或得意忘形的时候，想想有另一个人正在看着自己，想想自己的情绪是否必要或有意义。

感到有压力的时候不应压抑，而应通过健康的手段去释放压力。享受美食、与朋友聚会、听听音乐，这些都是非常好的选择，当然别忘了运动！

第6把——让工作变得更有条理

开锁时间：从下周一开始　有些人天生做一切事情都井井有条，而有些人就算只是在宾馆住一天也会把房间弄得一团糟。在工作上也是这样，为了减少出错的概率，让办事更加有效率,你需要让自己变得更有条理。

执行方案　开始一天的工作前,先把当天要做的事情在脑中过一遍,按照时间和重要程度进行排序。你可以在上班路上,或是给自己准备早餐的时候做这件事情。

把办公桌和文件夹整理一遍,常用的东西归纳在一起,需要归档的东西归档,没用的东西全部在书桌上消失,将可能分散你注意力的东西收起来或是扔掉。

买一本日历型记事本,除了要在开头的地方有日历外,每天都要有一块空间可供你写下当天的安排,写的时候要注明时间、地点、事件。还要经常整理你的名片盒。

第 7 把——在给予中获得满足

开锁时间:每天　自私是现代人的通病,爱自己不是错,爱自己也爱别人才更健康。

执行方案　从亲人做起,经常给父母打电话。如果和亲人住在一起,是不是有那种“同一屋檐下的陌生人”的感觉?检讨之后,多给他们带去你的关心与问候,听他们说话而不是只顾着自己说。

问问你的爱人和朋友,你能够为他们做什么。关怀、聆听和陪伴,就是你能给他们最好的东西。

当然你也可以去为希望工程捐款,去做社区义工,把你的爱分给别人。

“五劳所伤”与自我调节

《素问·宣明五气篇》中提出:“久视伤血,久卧伤气,久坐伤肉,久行伤筋,久立伤骨,是谓五劳所伤。”养生之道要忌“五劳”,但这“五劳”都是平时最容易忽视的。

久视伤血　眼受血而能视,五脏之精上注于目,乃能照明万物。过度使用目力,轻则两目疲劳,重则导致疾病。长期专一使用眼睛的从业人员,每每容易患近视或某些眼病。中医认为“形诸外必本于内”(表现在外部的症状一定有其内部的原因),因此眼睛的损害并不单纯是眼睛有病。如果人们习惯于长时间看书读报,又不配合适当的休息与文体活动,或没有得到充足的睡眠,久而久之,就会出现面白无华、萎黄或自觉头晕目眩、两目干涩、视物不清等血虚证。

久卧伤气　对于久行、久立、久坐的人来说,能躺一躺真是一种享受,可使外在肢体筋肉关窍之气以及内在脏腑之气恢复充盛。但长时间没事躺着,也会患病。中医书中记载:“惟是闲人多生此病。”这是因为“闲乐之人,不多运动气力,饱食坐卧,经脉不通,血脉凝滞使然也”。意思是闲散之人，吃饱了就坐着、躺着，经脉难以流通，气血凝滞不行，不仅肢体筋肉关窍之气渐趋衰弱，而且还可累及内在各脏腑之气，引起一些气血不足的表现，如精神萎靡、身倦乏力，或食少纳呆、饮食不振，或动则心悸、气短、汗出等。

久坐伤肉 中医认为，脾主肌肉、四肢。久坐则脾气不健、胃纳欠佳、水谷精微难以运化转输，从而气血生化不足，导致人体皮肉失于滋养，使肌肉松弛，四肢倦怠，机体软弱无力。久坐不动，气机运行不畅，血液流通受阻，易患慢性胃炎、消化道溃疡、冠心病、腰肌劳损、痔疮等疾病。从伏案而书的作家到飞针走线的裁缝，久坐都容易影响脾胃功能。民谚说："裁缝拿根针，累得血喷心。"不是指针的分量重，而是说明长期坐着对人体健康有害。

久行伤筋 筋联络关节、肌肉，是主司运动功能作用的组织，包括现代医学中所说的韧带、肌腱、筋膜等。适当的走动或跑动，有利于肢体内筋的柔韧和强健。但若长途跋涉或短距离奔跑用力过猛，超过应有的负荷，则容易使肢体特别是下肢关节周围的筋发生扭伤或劳伤。

久立伤骨 采用各种适当的站立姿势，各骨骼关节受力适宜，有利于人体骨骼关节的生长发育，并形成健美的体态。但老是站着则会影响气血的运行，可使部分组织、细胞的营养失去均衡调和，出现气滞血凝，从而导致疾病。久立不走，下肢静脉血液回流不畅，会引起腰痛、腿软、足麻。长期站立，容易发生下肢静脉曲张，或导致某些骨骼关节发育畸形或活动障碍。特别是老年人，气血运行本已减弱，全靠动静结合来调节平衡、维系健康，如若久立不动，更容易伤肾损骨。

唐代医学家孙思邈认为："养性之道，常欲小劳，但莫大疲"。名医华佗也说过："人体欲得劳动，但不当使极耳。"极，就是极度、过分的意思。就是说人体应该勤活动，但不能过度劳累。以上"五劳"，乃日常生活中容易使人"大疲"的几个方面。消除这些疲劳的办法，除了休息（久卧除外）之外，更积极的办法是以"小劳"战胜"大疲"。久卧、久坐者，宜以活动全身的运动为佳。做操、打拳、跑步、踢腿、踮脚等，都很合适。古人介绍了一种坐着锻炼的方法，用双手按着大腿，左右扭肩数十下，可以"气血通畅，不生诸疾"。对于久行、久立引起的疲劳，最好的办法是自我按摩。腰腿酸痛，如果不按摩，肌肉酸痛感就会久留不消。

对于久视者，自我按摩依然是个好办法。眼保健操就是一套眼部按摩手法，凡长期用眼过度的人都可以施行。另外，中医主张“目宜常运”，即眼球经常上下左右多转动转动，左顾右盼，就可以消除因老盯着一点引起的疲劳。还有一种热熨法，即用两手掌揉搓发热，然后立刻熨按两眼，如此反复10余次，对消除视疲劳也有良效。经常做“眨眼运动”，即稍加用力闭眼后，持续10秒钟左右再睁开，反复进行，每次3~5分钟，可兴奋眼肌，增加眼球的弹性，促进局部血液和房水的循环，增加眼球的滋润度，防止视力衰减。

运动舌头防病抗老

让舌头始终保持良好的举、降、伸、缩、纵、展、卷、曲等种种功能，对抗老养身、预防疾病有重要意义。

转舌 即用舌头在嘴里沿牙齿上下、左右、内外来回运转，这是最主要的舌保健方法。每日可做2~3次。转舌后会有大量唾液涌现（用舌尖轻舔上腭也可使唾液频生），此时先鼓漱10下左右，再将这些唾液分次咽下。唾液为津液所化，常咽津液有强身健体的效应。转舌还有固齿和预防脑力衰退的作用。

伸舌 就是将嘴张大，舌头伸出再缩进。要求尽量将舌头伸长些，如此一伸一缩，早晚各做7~9次。这对防治脑梗死和预防五官疾病也有辅助功能。

揪舌 对于脑卒中后舌头不灵便的人，可于每天早晚洗漱后，以干净小毛巾裹住舌头，用手指有节奏地缓缓往外牵拉，每次牵拉数十下。

刷舌 刷舌能减少口腔里的残留食物和细菌，减少口臭、龋齿与牙周炎的发生率。方法是用汤匙的侧缘轻轻地把舌面刮几下。我国一位口腔科专家就撰文声称，刷舌有8种好处：一是可以预防和减少五官部位疾病的发生；二是可以预防和减少消化道疾病的发生；三是可以预防和减少呼吸道疾病的发生；四是可以预防和减少心脑血管疾病的发生；五是可以预防和减少泌尿生殖道疾病的发生；六是有助于稳定糖尿病的病情；七是有助于孕期女性的口腔保健；八是有助于减少某些关节和皮肤疾病。

预防“生活方式癌”

直接与遗传、职业有关的癌是有的，但为数不多，而与人类生活方式或是生活行为有关的癌，却占到了80%。医学界之所以提出“生活方式癌”这个概念，就是要提醒人们注意自己的生活方式，摒弃不良的生活习惯。

何谓“生活方式癌” 通常所说的

肝癌、胃癌、肺癌等，是从器官名称上区分不同的癌症。若从发病原因来看，癌症大致可分为三类，即生物致癌（包括病毒和寄生虫，如鼻咽癌、血吸虫所致的直肠癌等）、化学物质致癌（如亚硝胺、苯并芘可分别导致食管癌、肺癌）、物理因素致癌（如过多照射线可致白血病等）。

那么何谓“生活方式癌”呢？抽烟、酗酒、经常熬夜后吃夜宵，在车水马龙的街头呼吸汽车排放出的尾气，甚至是呼吸在家炒菜时释放出的油烟雾气等，都存在着致癌的可能性。生活水平的提高、生活方式的改变、社会的转型使人类逐步摆脱了营养不良和传染性疾病，而大量慢性非传染性疾病又堆积在人类面前，癌症就是其中之一。人类不健康的衣食住行方式都有引起癌变的可能，这种癌症就是“生活方式癌”。

预防“生活方式癌”的动力 生活方式的改变的确可以改变癌症发生的概率，这是预防“生活方式癌”的最大动力。

以女性恶性肿瘤的发生为例，据统计，解放初期上海市女性恶性肿瘤中排序第一的宫颈癌现在已降至第八位，医学院在进行临床教学时已很难找到活着的晚期宫颈癌病例，只能给学生看资料照片。而过去极少见的乳腺癌现在却排到了第一。这是生活方式的改变导致女性癌症排序发生变化的最生动例子。因为宫颈癌的发生与生孩子多、性行为混乱有关，18 岁以前发生过性行为的女性也易患上宫颈癌，而乳腺癌的发生则与营养过剩、哺乳过少有关。

生活方式的不同还使城市与农村的癌症排序谱有所不同。在农村，发病率居高的是胃癌与食管癌，而在大城市却是肺癌、直肠癌等。上海市民中大肠癌的发病率在各种癌症发病率的排序中已从第六位升至第四位，发病数净增 3 倍，与近年来脂肪的消费增幅恰成正比。

预防“生活方式癌”，是从预防学的角度提出的新概念，目的在于倡导人们建立健康的生活方式，树立防癌意识。它告诉人们，癌症是可以治疗的，但如果按照现行的保健观念，在感觉到病痛时再去治疗，这时的癌症已发展到了非常严重的地步，治疗不仅变得非常困难，而且代价也将更为昂贵。

生活方式与癌症的亲密关系 衣食住行都会引发“生活方式癌”，其中以饮食与癌症的关系最为密切。

高脂肪、高热量膳食 可致乳腺癌、大肠癌、胰腺癌、前列腺癌。

高盐、真菌污染、腌制、熏烤煎炸食

品 可致胃癌、肝癌、鼻咽癌。

长期高脂肪、低纤维膳食 可致大肠癌。

酒精 虽然至今尚未被证实为致癌物质，但已证实为促癌物质。患病毒性肝炎后继续饮酒的人与肝炎后不再饮酒的人相比，前者患肝癌的危险性高出2倍。

此外，某些生活习惯和行为方式也会引发癌症。比如经常地以车代步、以电梯代步是大肠癌的“朋友”；口腔不洁易患口腔癌症；不洁性生活可致阴茎癌与宫颈癌；长期吸烟与被动吸烟、厨房空气污染可致肺癌、胃癌、喉癌、膀胱癌等。

生活环境的改变会给人带来喜怒哀乐等不同的情绪变化，医学专家认为，这也与癌症的发生有关系。比如性格抑郁的人和饭后时常生闷气的人易得胃癌，脾气暴躁的人易得肝癌等。

“冰箱销量上升，食管癌发生率下降”。这句话非常形象地描述了生活方式与癌症的密切关系。因为冰箱销量上升意味着生活水平的提高、营养的改善以及保鲜技术的进步，这些使得人们可以不再吃那么多腌制食品，食管癌、胃癌的发生率随之下降也就在情理之中了。

切断生活方式与癌的通道 多吃新鲜蔬菜和水果。不新鲜的食品中多含有亚硝胺，这是一种肯定会致癌的物质，而新鲜蔬菜和水果中富含的维生素C可以抑制亚硝胺在人体内的合成，同时水果中的果胶、黄酮等物质还具有防癌作用。

不要吃得太精细，应多吃纤维素含量高的素食。肉食中的动物脂肪含有大量的饱和脂肪酸，长期食用不仅容易引起胆固醇过高及心血管方面的疾病，同时也有致癌的可能性。而素食可以净化血液，预防便秘及痔疮的产生，养颜美容，并且安定情绪。

改变一日三餐的营养结构安排。受现代生活方式的影响，一般家庭的晚餐往往营养过于丰富，有的人还经常吃夜宵，胃肠不堪重负的时候，癌变的可能性就会随之增加。

戒烟限酒。烟雾中的有害物质多达600多种，其中可致癌的有40多种，吸烟不仅危害自己，更殃及他人。有专家说，假如全世界的人都不再吸烟，女性患癌的可能会减少1/3，而男性患癌可能甚至可减少2/5。请考虑把烟戒掉吧！

饮食一定要清淡。清淡二字不仅意味着少油，还意味着少盐。盐能破坏胃黏膜表面的黏液层，使胃黏膜的屏障功能丧失，致癌物质极易入侵而造成胃癌的发病率提高，因此一定要少吃腌制食品。

改善烹调方式。每到隆冬腊月，人们都喜欢腌制腊鱼、腊肉，这些容易致癌的食品若与富含维生素C的蔬菜，如甜椒、西蓝花、豌豆苗、花菜、芹菜、青菜、苦瓜、豆瓣菜等搭配食用，将会安全得多。

李渔解忧养生五言诀

李渔在他的《闲情偶寄》之“颐养部”中，对人体的情志活动、气机升降、脾胃运化等均有自成流派的理论。例如，在“止忧”一节中，对情绪与养生保健关系的论述，迄今尚有借鉴作用。

谦以省过 谦，泛指传统的文明礼仪、道德修养、人格品质。谦以省过是指谦虚谨慎、戒骄戒傲，静思自身的言、行、誉、德，以洁身养气而确立坦诚明智的情操、豁达开朗的性格、融洽的人际关系。

勤以砺身 勤，则为勤奋、勤劳。勤能补拙，磨砺意志，从而祛除好逸恶劳之恶习，有所建树。如果能做到身勤、脑勤，则符合中医主张的“动则不衰”的理论，有益于身心健康。

俭以储备 俭朴乃是人生之高尚情操，节俭可防奢侈。俭以储备，既可免除后顾之忧，又可防备突发事件与不测。

恕以息争 以恕制怒，达以息争，戒之以斗，宽恕见谅，以调节心理。海阔天空，自得其乐，以益心身。

宽以弥谤 以宽容大度的心境对待种种劣境，以坦诚友好之心待人，则可澄清是非，弘扬正气，得以益智养生。

愿李渔的解忧养生五言诀使人们乐天忘忧、养生延年。

你知道人体“保健特区”吗

中医认为，人体的五脏六腑在脚上都有相应的穴位，脚底是各经络起止的汇聚处，脚背、脚底、脚趾间汇集了很多穴位。有的科学家还认为脚是人体“第二心脏”，脚掌上有无数的神经末梢与大脑相连，是人体的“保健特区”，充分开发这个“特区”的保健潜能，对预防某些疾病有一定益处。脚部保健方法有以下几种：

浴足养生 浴足与通常的洗脚相似，但不尽相同。开始时水不宜过多，浸过脚趾即可，水温在40~50℃。浸泡一会儿后，再逐渐加水至踝关节以上，水温保持在60℃左右。同时两脚不停地活动或相互搓动，以促进水的流动。每次持续20~30分钟。若用冷热水交替浴足，还可起到治疗头痛、失眠、心绞痛、鼻炎、支气管炎、足扭伤等效果。

晒脚强体 早晨或傍晚脱掉鞋

袜，将两脚心朝向太阳晒20~30分钟，专家称之为脚心日光浴。此法的妙处在于让阳光中的紫外线直射脚心，促进全身代谢，加快血液循环，提升内脏器官的活力，使其功能得到充分发挥。此法对佝偻病、鼻炎、贫血、低血压等疾病有较好的疗效。

按脚美容 面部皮肤疾患一部分是由病原微生物所致（如扁平疣、毛囊炎、疖疮等），其余大多与人体内环境的失调及系统的功能紊乱有关（如痤疮、黄褐斑、湿疹等）。研究表明，利用足反射的全足按摩美容法，可以通过神经-体液调节及局部器官、组织、细胞的自动调节，使机体内环境达到平衡，起到一定的治疗效果。具体做法是：每次先将全足按摩3~5遍，再有针对性地进行按摩，如痤疮可多按摩足外侧的卵巢（睾丸）反射区，黄褐斑可按摩右侧足底的脑垂体、甲状腺、肾上腺、生殖腺等反射区，湿疹则按摩足背部的面部、胸部淋巴腺等反射区。每日或隔日1次，每次30~40分钟。

赤脚健美 在家中脱掉鞋袜赤脚行走，至少可以获得以下几点好处：一是可锻炼脚心不着地的“部分”，而这部分又是人体平衡的重要支撑点，如果人体平衡功能不强，体内各部位负担不一，就会导致健康质量下降；二是赤脚可使五个脚趾保持一定间隔自由运动，而不是像穿上鞋袜那样紧紧贴在一起。正是因为脚趾之间协调的动作，人的行走姿势才健美、自然，故赤脚锻炼不仅能强身，还能健美形体。

动趾健胃 日本医学家研究发现，经常活动脚趾可以健胃。经络理论认为，胃的经络通过脚的第二趾和第三趾之间，胃经的原穴也在脚趾的关节部位，故脚的第二趾、第三趾粗壮有弹性。另外，胃肠功能强的人，站立时脚趾抓地也很牢固。胃肠功能较弱的人，不妨经常锻炼脚趾。每天抽出一点时间，练习用二趾和三趾夹东西，或在坐、卧时有意识地活动脚趾，持之以恒，胃肠功能就会逐渐增强。

捶脚健身 用一个小锤轻轻捶击脚心，每次50~100下，使之产生酸、麻、热、胀的感觉，左右脚各做一遍。通过捶击来刺激脚底神经末梢，促进血液循环，可收到健身防病之效。

晃脚解乏 取仰卧位，两脚抬起悬空，然后摇晃两脚，最后像蹬自行车那样有节奏地转动，每次做5~6分钟。此法可促进全身血液循环，解除疲乏感。

搓脚舒筋 脱掉鞋，把一个网球大小的球状物放在脚下，来回滚动1~2分钟，这样能够防止足弓抽筋或者过度疲劳。

暖脚防病 “寒从足起”，尤其冬天要特别注意足部适当保暖。脚掌远离心脏，血流供应少，其表面与上呼吸道，尤其是鼻黏膜有着密切的神经联系。因此忽视腿脚的保暖，易伤风感冒。秋冬时节，耐寒力差的老年人一定要注意足部的保暖。

修脚去病 趾甲只要略微与甲床脱离，那地方就可能受到真菌的感染，解决的办法就是勤剪趾甲，以免趾甲意外断裂。另外，趾甲尖向内弯曲生长并戳到肉里，通常是由于剪趾甲不当造成的，因此剪趾甲不要留下尖锐处，而且两个边角处不要剪得太短，否则趾甲就可能穿破皮肤而向肉里生长。

起床后，先刷牙再喝水

早晨起床后先喝一杯白开水，已经成为大多数人都认可的常识，觉得这样既能清肠，又能将唾液中的消化酶带进胃里，吃东西时，可以更充分地分解食物。但实际上，不少人都忽视了一点，那就是喝水前要先刷牙。

因为夜晚睡觉时，牙齿上容易残存一些食物残渣或污垢，当它们与唾液中的钙盐结合、沉积，就容易形成菌斑及牙石。如果直接喝水，会把这些细菌和污物带入人体，对健康不利。

如何使您的血管保持“年轻”

目前，高血脂、高血压、冠心病、脑血栓、肥胖和痛风等心脑血管疾病已成为威胁人们健康的“头号杀手”。更令人担忧的是，心脑血管疾病患者已越来越明显地呈现出年轻化的倾向。注意血管保健，对我们每个人的健康长寿都非常重要。

运动能让血管青春永驻 运动为何能使血管“年轻”呢？奥秘之一在于运动能提升体内的高密度脂蛋白水平，即俗称的“好胆固醇”水平。“好胆固醇”好就好在颗粒小、密度高，可以自由进出动脉血管壁，能清除沉积在血管壁上引起动脉硬化的低密度脂蛋白，使动脉壁免遭侵蚀，故又享有“血管清道夫”的美称。

运动是保持血管“年轻”的重要手段，每个人应根据自己的爱好和特长，选择1~2个项目长期坚持下去。

保护血管“七项注意”

注意控制情绪，避免过度紧张和疲劳 不良刺激、过度紧张以及疲劳可使血压突然升高，进而导致脑出血或心肌梗死。因此，预防心脑血管病首先应注意控制情绪，避免过度紧张与疲劳。

注意节制饮食，做到定时定量 不要吃得太饱和过咸，少吃肥肉、奶

油、糖、甜点心以及动物内脏等“三高”(即高糖、高脂肪、高胆固醇)食物,多吃谷类、水果、蔬菜。多吃碱性食物,可以中和血液中的酸性物质,起到清洁血液、降低血液黏稠度的作用。

注意生活有节律,劳逸适度　长期从事脑力劳动者以及中老年人尤其要注意劳逸结合,应适当参加一些体育活动,以增强体质和抗病能力。适度过性生活,有助于消除疲劳,但要避免房事过度。

注意保持大便通畅　大便秘结,排便时用力过猛,可使血压突然升高而发生心脑血管疾病。因此,血压偏高或有脑血管疾病先兆的中老年人,平时应保持大便通畅,防止大便秘结。

注意晨起“养神3分钟”　人在睡觉时,大脑皮层受到抑制,感觉功能减退,失去对循环变化精确的适应能力。特别是患有高血压和心脏病的患者,醒来时如果“闪电式”地从卧位变为坐位,甚至下床活动,就很可能因为血压迅速变化,机体却反应迟钝而引起脑部急性缺氧缺血。因此,早晨醒来后不要急于起床,应在床上静卧3分钟,闭目养神,并适当活动一下四肢和头颈部,使四肢肌肉和血管平滑肌恢复适当的张力,以适应起床时的体位变化,避免引起头晕。

注意避开常见误区　首先,不应太早锻炼。这是因为早晨低层空气不易上升,接近地面的空气污染严重,而有雾的早晨也是空气污染严重的时段。其次,室内空调不应一直开。使用空调时,要注意室内外温差不宜过大,适当将门窗留一些缝隙,以免时间长了导致室内缺氧,以及细菌、病毒大量繁殖。

注意长期服用阿司匹林　阿司匹林是防治心脑血管病的基本药物,也是效益风险比、经济效益比最高的药物之一。它可以降低脑卒中、心肌梗死的发病率以及死亡的风险。阿司匹林不良反应主要为胃肠道不适,单用阿司匹林引起出血的危险极小,临床也易治疗。服用阿司匹林还可以节省总的医疗开支,是一种经济有效的预防方法。

日本人长寿的十一条经验

日本人长寿的主要原因是注重饮食,均衡膳食。以下11条经验值得借鉴。

1.每顿菜肴品种多,数量少。鱼、肉、蔬菜、豆类、水果和米面,都用小碟、小碗盛装,花样繁多,这样每顿饭都可摄入多种营养。

2.动、植物食品一起吃。鱼类、肉

类食品和五谷杂粮、豆制品、蔬菜各占一半。

3.一日三餐都备蔬菜。面包和沙拉、米饭和菜肴一起吃,确保纤维素和维生素的吸收。

4.每天食用牛奶和乳制品,女性比男性多吃一倍。牛奶、酸奶中含有丰富的蛋白质、钙、维生素A和B族维生素等成分。

5.肉食。每天至少50克,最多不超过100克。

6.每天都吃鱼,而且吃鱼多于吃其他动物肉。鱼肉中有能使细胞新生的核酸,还有使血液变清、流通更畅的EPA,可预防心肌梗死,使人更好地吸收动物蛋白质。

7.每天吃一个鸡蛋,且和米饭一起吃。鸡蛋里含有人体必不可少的8种氨基酸和丰富多彩的维生素等。米饭中缺少一种叫蛋氨酸的物质,而鸡蛋中却不缺少该物质。两者一起吃,会使人更好地吸收米饭中的蛋白质,控制饮食的热量。

8.避免过分用盐,适量使用醋、芥末、辣椒等调料,使菜的味道更浓。

9.每天都吃一次豆腐之类的易消化的大豆食品。它含有植物蛋白、纤维素、氨基酸、维生素,而且易于消化,可防老、防病。

10.每天吃一次海藻。

11.每天吃水果,确保身体摄入足量维生素C。

人到中年勤看"表"

人到中年,各系统功能开始出现程度不同的衰退现象,接踵而来的就是难以名状的不适感觉。如果您已步入中年,若能对自己的身体加以注意,经常看"表",就可防患于未然,避免大病发生。"表"的内容有以下几点:

精神健康的"温度表"——脾气 一个人生活在节奏快、效率高、工作责任重的环境中,精神总处在压力之下,偶然回家发点脾气也属正常。但若经常无端地发脾气,则可能是疾病所致。一般来讲,高血压、胃病、肝火旺等都会引起人的烦躁不安,容易动辄发脾气。

身体健康的"风向标"——体重变化 体重的变化是人体健康与否的"标志"。人的体重可以反映其健康状况,人在出现水肿、暴食时,体重会迅速增加;而在患重病后,体重又会急剧下降。保持你固定的体重,控制在规定增重的范围内尤为重要。另外,测量体重,最好在早上排便之后进行。

身体健康的"晴雨表"——食欲 人在健康状况良好时,数小时不进食就会产生饥饿感,只要适当吃点东西,就能解除饥饿。当你食欲不振、食量突减时，一定要请医生查清原因，对症治疗。当然，食欲陡然亢进也是一种异常反应，同样要查清原因，进行治疗。

胃肠健康的"体检表"——二便颜色 吃不同内容的饮食，排出的大便会呈现不同颜色。当便中混杂血液、黏液或腹泻不止时，说明胃肠已出了毛病；若大便呈沥青般的黑黏稠状时，说明胃肠疾病引起了出血；大便若呈白色，可能是患了胆管疾病。便秘是引起人体功能衰退的重要因素，因此，大便的软硬也应引起注意。此外，正常人的小便呈淡黄色，晨起尿色较深；黄疸病患者的尿液浑浊时，不属异常；而正常情况下尿液若变浑则属异常，应去医院检查。

常拉耳朵抗衰老

中医五行学说则认为，肾藏精，开窍于耳，医治肾脏疾病的穴位有很多在耳部。因此，经常进行一些双耳锻炼，可起到健肾壮腰、养生延年的作用。

提拉耳垂法 双手食指放在耳屏内侧后，用食指、拇指提拉耳屏、耳垂，自内向外提拉，手法由轻到重，牵拉的力量以不感到疼痛为限，每次3~5分钟。此法可治头痛、头晕、神经衰弱、耳鸣等疾病。

手摩耳轮法 双手握空拳，以拇指、食指沿耳轮上下来回推摩，直至耳轮充血发热。此法有健脑、强肾、聪耳、明目之功，可防治阳痿、尿频、便秘、腰腿痛、颈椎病、心慌、胸闷、头痛、头晕等病症。

提拉耳尖法 用双手拇、食指夹捏耳郭尖端，向上提揪、揉、捏、摩擦15~20次，使局部发热发红。此法有镇静、止痛、清脑明目、退热、抗过敏、养肾等功效，可防治高血压、失眠、咽喉炎和皮肤病。

搓弹双耳法 两手分别轻捏双耳耳垂，再搓摩至发红发热。然后揪住耳垂往下拉，再放手让耳垂弹回。每天2～3次，每次20下。此法可促进耳朵的血液循环，健肾壮腰。

双手拉耳法 左手过头顶向上牵拉右侧耳朵数十次，然后右手牵拉左耳数十次。这一锻炼法还可促进颌下腺、舌下腺的分泌，减轻喉咙疼痛，治疗慢性咽炎。

双手掩耳法 两手掌掩住两耳郭，手指托后脑壳，用食指压中指弹击24下，可听到"隆隆"之声，即"鸣天鼓"。此刺激可活跃肾脏，有健脑、明目、强肾之功效。

全耳按摩法 双手掌心摩擦发热后，向后按摩腹面（即耳正面），再向前反折按摩背面，反复按摩5~6次。

此法可疏通经络，对肾脏及全身脏器均有保健作用。

双手扫耳法 用双手将耳郭由后面向前扫，这时会听到“嚓嚓”的声音。每次20下，每日数次，只要长期坚持，必能强肾健身。

鲜为人知的擦胸养生法

擦胸养生法，是我国古代简易有效的养生方法之一，很适合中老年人学与练，对提高人体免疫功能，减少诸种疾病的发生可起到很好的作用。

正常情况下，人的血液中存在一定浓度的胸腺素，起着维持免疫功能和抵抗疾病的作用。

现代科学研究发现，要获得较强的免疫力，除了用一些药物调节外，擦胸是调节人体胸腺素含量、提高免疫力的一条重要途径。经常擦胸能使“休眠”的胸腺细胞处于活跃状态，可增加胸腺素分泌，作用于各脏器组织，提高免疫功能，对防治疾病、推迟衰老极为有益。

擦胸的方法很简便。取坐位或仰卧位均可。将双手搓热后，用右手掌按在右乳上方，手指斜向下，适度用力推擦至左下腹；然后再用左手掌从左乳上方斜推擦至右下腹，如此左右交叉进行。一上一下为一次，共推擦36次。还可兼做擦背动作，用双手反叉于后背，沿着腰背部(脊柱两旁)适度用力上下来回擦背，一上一下为一次，共擦36次。这也有助于增强背部免疫细胞的活力，有促进气血流通、调适五脏之功能。擦胸摩背通常在每天起床和晚上睡前各做1次，也可在中饭后1小时加做1次。

实践证明，坚持擦胸锻炼，可改善脏腑血液循环，促进胃肠和肺肾的代谢，提高免疫功能，对冠心病、高血压、肺心病、糖尿病、肾炎、腰痛症及各种胃肠道疾病有良好的辅助疗效。只要持之以恒，就会出现良效。如患有肿瘤、出血症时应停止锻炼。

人过中年，保健要用“加减乘除”

据临床观察，不少老年性疾病往往是在中年时期忽视了自身保健而埋下的祸根，或已出现某些老年病早期症状但未能及时处理而造成的。因此，中年时期重视预防、保健，为健康打下扎实的基础，到了老年就可避免或减少某些疾病的出现，有助于达到延年益寿的目的。为此，有关专家给中年人提出了以下日常保健守则——“加减乘除”法。

加——合理增加营养，丰富业余爱好，加强体育锻炼 随着年龄增长，加上生活和工作的压力，无论是脑力劳动者还是体力劳动者，到了中年，其体力、精力都不如往昔，易疲劳，爱发懒，且耗费较多的蛋白质及各种维生素，若不注意劳逸结合与及时补充营养，身体就会一天天垮下去。因此，要科学地安排日常工作和生活，避免过度劳累，适当增加休息时间，使体能、精力适时得到恢复。一日三餐要讲究营养平衡，荤素、粗细粮及酸碱合理搭配，多食新鲜蔬菜、水果。在工作之余，应努力培养自己的各种兴趣，如下棋、养花、赏鱼、集邮、剪报、跳舞等，以丰富业余生活，陶冶情操。再者，每天至少要抽出半个小时来进行适当的体育锻炼，以慢跑、散步、登山、跳舞、游泳、跳健身操、打太极拳、练剑等有氧运动为宜，以增强身体素质，提高免疫力。

减——祛除心理压抑，戒掉不良嗜好，避免玩乐过度 日常生活中，要善于化愁绪为乐观，化抑郁为开朗，化烦恼为快乐。学会掌握控制、宣泄和排除恶劣情绪的方法，保持一颗平常心，凡事要看得透、想得开，拿得起、放得下，从容豁达、敢于面对。要摒弃一切不健康的生活方式，如吸烟、酗酒、熬夜、作息不规律、休息不充分，以及高糖、高脂饮食习惯等，以免使身体“雪上加霜”。同时，尽可能减少不必要的应酬与玩乐，尤其是对打牌、搓麻将、玩电脑、看电视等应有所节制，不要一坐下来就是大半天，更不能夜以继日、通宵达旦、无限制地玩乐，以防精神、体能过分透支，人为地造成身体伤害。平时要学会张弛有度、适可而止、有规律地生活，保持人体“生物钟”正常运转，以维护各器官、组织的良好功能，有利于预防疾病、延缓衰老。

乘——热衷社会活动，广交知心朋友，学会生活“优选” 一些中年人由于工作或其他原因，不喜欢参加社会活动，也不喜欢与他人交朋友，天长日久，孤独感油然而生，烦闷、苦恼等不良情绪便会找上门来。因此，日常生活中应主动结交一些志同道合的朋友，乐于对人敞开心扉，做到互相关心，取长补短，不断提高自身的素质和修养。特别是在心情不好时，可找一两个知己一吐为快，有时好友的一句良言，便能使你解忧息怒，情绪得到稳定。还要积极参与各种有益的社会活动，这样不但丰富了生活，而且还能增长新知识，接受新事物，使自己活得更加充实、更有滋味、更有意义。生活“优选”是指只要条件许可，平时尽可能地做到骑车或步行上班，在音乐声中做家务，在娱乐活动中广交挚友等。这些都有利于排遣寂寞、烦恼和忧愁，使交感神经得到良好调节，达到身心舒畅而益于健康的目的。

除——化干戈为玉帛，化争斗为友情，化矛盾为和谐 在社会交往中，不如意的事常有，吃亏、被误解、受委屈等也是不可避免的，但切不可怒火中烧或大动干戈。要知道，愤怒与疾病是一对“孪生兄弟”。人在发怒时，情绪急剧变化，交感神经极度兴奋，体内会释放大量肾上腺素，而去甲肾上腺素的增加，会使血流加快，血压升高，心脏负担加重，容易诱发胃溃疡、高血压、冠心病等。对于原有高血压、冠心病、动脉硬化的人来说，暴怒无异于火上浇油，甚至会导致严重后果。因此，要学会宽容大度，做到胸阔如海，把大事化小、小事化了，使一切矛盾在无形中“冰消雪融”。每当身处逆境或者烦恼袭来时，既要勇敢面对，又要善于自我解脱，抛弃一切悲观与忧伤，巧妙地应对各种复杂的人和事，做生活的强者，使自己保持平衡的心态和乐观开朗的情绪。实践证明，心情愉快是维护身心健康的第一要素。

每日八拍，健康防衰

拍头颈 持空心掌，两手轻轻地从前额往后拍打至后颈部，反复拍打100次。可明目健脑，增强记忆力，防治头晕、头痛、神经衰弱、脑动脉硬化及面部神经麻痹等疾病。

拍耳朵 用两手掌同时拍打耳朵，力度与距离以自我感觉良好为宜，每回拍打100次。可刺激穴位，按摩经络，促使气血运行，从而消除疲劳，振奋精神。

拍两肩 用左手拍打右肩，右手拍打左肩，每侧拍打100次。可防治肩痛、肩酸、肩周炎等症。

拍两臂 用左手拍打右手臂，右手拍打左手臂，从上到下反复各拍打100次。能增强臂力，防治手臂麻木疼痛。

拍胸部 双手交替轻轻反复拍打胸部100次。可激活胸腺，促进血液循环，调节心律，起到防病健身的作用。

拍腹部 两手交替反复拍打腹部以及两侧100次，吸气时轻拍，呼气时稍重。能增强胃肠功能，防治腹胀、消化不良、便秘等症。

拍腰背 两手向后，以指背、掌背交替拍打背部和腰部100次。可宽胸下气，增强肺脏功能，防治肺气肿、支气管扩张、慢性支气管炎等症。

拍两腿 先两手同时拍打左腿，再拍右腿，从上到下，前后左右各拍打20次。可促进下肢血液循环，保持肌肉的弹性和张力，防治下肢麻木、酸痛、关节炎等症。

“亲密”接触电脑，请保护好自己的健康

在现代社会中，电脑已成为人们生活和工作中不可缺少的工具，但电脑在给人们生活和工作带来方便、快捷的同时，也在悄悄地危害着人们的健康，引起视力衰退、关节损伤等。

大脑 虽说大脑的潜力只开发了很少一部分，但工作一天常有大脑透支的感觉。每天在电脑前接受辐射，加上空调房里氧气较稀少，大脑在难以发挥最佳状态的工作环境里工作，疲劳感会来得更快。

对策：利用好午休时间。午餐不要总是在食堂解决，走两步离开这座大厦换家餐厅。饭后不要立刻回办公室，找片安静的树荫，闭上眼睛，夏日的蝉鸣会让大脑彻底放松下来。

颈椎 过高的电脑桌让屏幕高高在上，眼睛紧盯屏幕时，脖子就不由自主地伸向前。颈椎本来是个向后的弧形，现在却被扭成了“S”形，长期处于错位状态下的颈椎很容易僵硬变形。

对策：调整电脑桌高度（比较适合的高度是67厘米），这样能保证颈椎的自然弯曲，降低颈部肌肉紧张程度。

肩膀 你是不是用电脑时无意识地把整个肩膀都架起来？肌肉紧张后需要的营养增加了，但血管被肌肉压迫，参与运输的血液量反而减少了。同时，肌肉紧张时制造的“垃圾”也不能及时清运，肩膀就会又痛又僵硬。

对策：调整坐姿。肩胛骨靠在椅背上，双肩放下，下巴抬起。每隔1小时休息5～10分钟，做柔软操或局部按摩，同时养成规律的运动习惯，针对肩颈、上肢进行拉伸及肌力训练，以增加柔软度及肌力。

眼睛 用电脑时精神过于集中，眨眼次数从正常的每分钟20次，骤降到每分钟4~5次，这样会使眼睛缺氧、泪液减少，然而进入眼睛的光线刺激和辐射却加倍了，于是造成眼球干燥、视力减退、泪管堵塞，俗称“干眼症”。

对策：调整屏幕亮度，让进入眼睛的光线减少，理想的屏幕亮度应是周围亮度的3～4倍。另外滴用泪液型眼药水，可以缓解眼睛的干涩，但1天内使用不宜超过6次。

胃 长期窝在椅子上，把自己弯成个“虾米”，胃部被压迫得难以活动，消化能力大大减弱，吃进去的东西堆在一个狭小的空间里，最后都成了负担。

对策：饭后站立20分钟，给胃一个活动空间，可以促进消化。而且站立的时候腹部自然收缩，还可以防止胃下垂和脂肪在腹部的堆积。

手腕 手腕莫名的刺痛、酸麻、无力，在临床上是神经卡压性疾病的一种，称为“鼠标手”，学名叫“腕管综合征”。使用电脑时，上肢常处于悬肘的状态。这种状态会造成手腕部位的神经承受过重的重量，进而受到压迫，逐渐形成了腕关节的麻痹和疼痛。

对策：选一个适合的鼠标，要看按键是否过紧，按键的弹力是否适中，是否能在握住鼠标时让整个掌心均匀受力。

下肢 在电脑前久坐，空闲的下肢也要发点儿“牢骚”。座椅过高，腿部悬空，会压迫血液循环，使血流变缓引起血栓；而座椅过低，使腿部蜷曲，又会压迫内脏，影响胃肠功能。

对策：买把好椅子。理想的座椅应符合以下要求：靠背可以前后调整；腰垫能随着靠背的倾度上下移动，保证任何姿势时腰部支撑都处于最佳位置；椅座稍硬，高度以膝盖能自然弯曲90度、脚平放于地面为宜。

皮肤 电脑屏幕表面存在大量静电，能吸附很多灰尘，如果离屏幕太近，细小的毛孔会被灰尘微粒堵塞，皮肤为了不窒息，只能让毛孔越变越大。面部肌肤也就越来越粗糙，摸上去疙疙瘩瘩的，这是由于面部分泌的油脂包裹住的灰尘微粒吸附于面部所致。

对策：使用电脑前在脸上涂抹保湿霜，或者在电脑桌上放一盆仙人掌，仙人掌的刺能吸收灰尘。

健康长寿的九条“捷径”

早起一杯茶 国际癌症杂志发表文章说，早上起床喝杯热茶，特别是普洱茶，可以让人们患肾癌的概率降低15%。

睡眠时间适中 英国科学家的研究表明，每天睡眠时间超过9个小时或低于6个小时，都会减少人的寿命。

坚持饮用红葡萄酒 红葡萄酒中含有的多酚可以促进人体对栓塞脂肪的吸收。

经常检查颈部 美国一项研究发现，轻微的甲状腺问题可能将患者的心脏病发病率提高65%，因此颈部有异常应及早检查。

后倾45°坐姿 苏格兰和加拿大的研究发现，当人挺直腰板坐着时，脊柱会感到紧张。调整椅背，使之向后倾斜45°，可以让人们更健康。

慎用空气清新剂 某些空气清新剂含有酞酸盐成分，会干扰人体内激素的分泌。

少用喷雾清洁剂　每周使用1次喷雾清洁剂会使哮喘患病率上升76%，最好用抹布清洁。

花椰菜蒸着吃　意大利研究人员发现，蒸过的花椰菜中抗癌物质葡萄糖醛酮的浓度增加了30%，煮花椰菜则会降低其浓度。

每隔1小时起身活动一下　肥胖是坐出来的，因此在看电视、看书、上网时，每隔1小时就要起身活动一下。

老人爱扮靓，健康更长寿

长久以来，似乎"俏"都是青年人的事，老年人"老都老了，再化妆也美不起来"。其实这是一种非常错误的看法，爱美是人的天性，老年人也不例外，这是老年人热爱生活的一种表现，它有利于焕发青春、维护身心健康。曾有医学专家做过调查，注重着装、美化自己的老年人患高血压、溃疡病和癌症等与精神因素密切相关的疾病的概率，要比不善此道的老年人少30%以上。

人的年龄有实际年龄与心理年龄之分，实际年龄的增长是不可避免的客观规律，但心理年龄却各有不同。"我已衰老"与"我不算老"两种截然不同的心理暗示，所带来的精神面貌也完全不同。前者会让人感到孤寂无助、万念俱灰；后者则给人带来愉悦感和满足感，富有青春的活力。适当的修饰和合体的服装，会使人显得潇洒大方，对增进健康、延年益寿无疑是十分有益的。医学研究发现，如果心情舒畅、乐观，体内可分泌较多有益的激素、酶等多种物质。这些活性物质能促进机体血液循环，使内脏器官得到充分的氧气和营养供给，有力地促进组织器官新陈代谢；能使神经细胞兴奋，延缓大脑的衰老进程；还能使老年人容光焕发，青春常在。这是"老来俏"能够使老年人身心健康、老当益壮的机制所在。国外学者曾对1438名60~80岁平时讲究穿着打扮的老年人进行调查发现，有90%以上的老年人比他们的实际年龄要年轻得多，有的看上去甚至要比实际年龄小20岁以上。此外，老年人穿艳装还有利于减少交通事故的发生。日本警视厅交通部对近年来老年人交通事故死因的研究分析结果表明，老年人穿着朴素、不够显眼是造成交通事故的一大原因。受害者几乎都是身着黑色或茶色系列服装的人。因这些颜色与周围的色调极其接近，故司机难以辨认而造成车祸。

当然，要想青春常驻，除了做好美

容措施外，还需要有适当的运动和补养。适当的运动能够使您保持体型的健美，不致过分发胖，也不会因体重的较大变化而使面部出现皱纹。经常给面部做适当按摩，面部的皮肤也可舒展和保持弹性。根据体质所需适时进补和保持乐观心态也很重要。

有些老年人强调以“庄重”来显示其身份，把爱美之心深藏不露，结果加速心理衰老的过程。这些都是应该纠正的错误倾向。从健康角度来说，老年人更应注重自己的外表、服饰，并加以适当美容。

可以说，“老来俏”也是社会精神文明进步的一种表现，老年人完全可以打扮得更漂亮一些！

倡导九种慢生活方式

慢餐饮——忘记时间，让食趣在舌尖停留 医生建议用15~20分钟吃早餐，吃中餐、晚餐则用半小时左右。对于老年人，每口饭菜应咀嚼25~50次，每顿饭吃30分钟左右，才可以给饮食中枢足够的兴奋时间。多咀嚼，还可消除食物中的致癌物质。

慢工作——不做办公室“子弹头” 金庸先生就相信“乐观豁达养天年”。他说：“人要有张有弛，有快有慢。不着急，做什么都是徐徐缓缓，对健康很有好处。”

慢运动——不求速度，只要精彩 “慢生活”的流行，使乒乓球、羽毛球、游泳、瑜伽、太极拳等慢运动如火如荼地展开，这些运动能让疲惫的人们得到放松。

慢休闲——不必扎堆，但求情调 休闲就是让身体和心理放轻松，让平时劳碌的身体停歇，让紧张的神经彻底放松，让浮躁的心态沉淀下来。以下10种方式被列为“慢慢”们最喜欢的休闲活动：钓鱼、学画、跳舞、登山、耕田、击剑、出海、骑马、驾驶飞机、打高尔夫球。

慢情爱——和爱情一起深呼吸 谈情说爱宛如煲汤，煲的时间越长，味道越香。多给自己一些时间，多给对方一些机会，别急着说好，也别急着说不。我们期待慢爱时代的到来，如果你还没有放弃信念，慢爱或许会成为你新的情爱思考方式。

慢睡眠——勿让别人打扰你的梦 慢条斯理地入睡，一夜安眠，第二天闻着太阳味醒来，容光焕发，精力充沛地投入工作中，睡出了情趣，也睡出了健康。

慢读书——和思想一起跳舞 在阅读中追求优雅和舒适的生活。善待自己的生命，也用心守候着自己心灵的家园。

慢音乐——休养气度 可以辅

助治疗疾病，增进食欲，消除疲劳，舒缓神经，消除抑郁，增强自信，催眠。

慢社交——以“柔道”俘虏人心 用业绩和尊重回报上司，常与下属换位思考，学会与同事相互体谅。

健康长寿笑中来

“笑一笑，十年少”，这是流传在我国民间的一句谚语。它是精神情绪与健康长寿两者关系的最生动、最精辟的总结，也是古今中外的一条被验证的“长寿秘方”。

笑是一种智慧的选择 英国著名化学家法拉第年轻时因工作过度紧张，导致经常头痛失眠、身体虚弱，虽经长期药物治疗，但收效甚微。后来，一位名医为他检查，却没开药方，只是临走时说了一句谚语：“一个小丑进城，胜过一打医生。”法拉第仔细品味，悟出了其中的奥秘。此后，他无论工作多忙，都常抽时间去看一些马戏、喜剧和滑稽剧，由于笑口常开、心情愉快，其健康状况迅速好转，一直活到76岁。由此可见，笑的作用是多么神奇。

有人做过一个实验，把20~60岁的志愿者请到演出厅看3个小时的喜剧小品，使之开怀大笑，结果从志愿者血液中测出的淋巴细胞数量比原来都有升高。笑了3小时尚且如此，那么对于经常欢笑的人效果肯定更好。不仅是大笑，就算只是微笑，甚至只有个笑的表情，也能调动起淋巴细胞的积极性。

笑口常开健康常在 人在笑的过程中，面部、颈部、胸部、背部、腹部、肩膀以及四肢的肌肉、关节、韧带都会发生有益的活动。下颌处于下移状态，该部位的下移是人体放松的关键。伴随着笑，人体的腹部收缩，面部扩张，肺活量增大，进气量增多，都有利于吸入更多的氧。人从紧张的状态中放松，莫过于一笑，平时思绪纷飞的大脑只有在笑的时候，才会进入无念无为的状态。笑还可以加强心脏的功能，促进血液循环，并对内脏器官起到一种“按摩”作用，调节神经系统的功能、消除紧张、驱散抑郁，对身体健康、延年益寿的确能起到积极的作用。

让笑容之花常开不败 笑是良药。有这样一个真实的故事：美国加州有位老富豪，因为多年来表情冷酷严肃，从未出现过一丝笑容，因此没有人愿意和他打招呼，他成了小镇上最孤独、最郁闷的人，他眼中的世界自然也是冰冷无情的。有一天，一名6岁的小女孩不经意间对他露出天使般的微笑。而就是这一笑，使老富豪突然感受到了从未有过的温暖。后来，这位老富豪一下子给了小女孩4万美元，并说这是他根据当时所拥有的感觉自己定出的价格。最新的健康理念是，一个人没病不一定就是健康，天天有个好心情才是真正的健康。笑既然对人体健康这么重要，而且又不花一分钱，我们何乐而不为呢？

调气息益身心

人体的情绪变化会立刻体现在呼吸节奏上。生气会产生较短促的吸气和较粗的呼气。恐惧会造成急促、不均匀的呼吸。悲伤会造成断断续续的呼吸——和哭泣时的那种呼吸一样。另一方面，高兴能使积极情感随着胸腔的放松诱发更为均匀的呼吸。当大脑因为壮观景色或者发现真相而停止工作时，呼吸也会停止——当人们第一次看到美国大峡谷时，感受到所谓的令人窒息，就是这个意思。在更微妙的层次，进入高层次深沉的入静会减缓呼吸，直接冥想精神的反应是微弱呼吸或没有呼吸。

这种联系反过来也成立——改变呼吸方式也可以调整情绪。印度不同的瑜伽系统传授了许多种控制呼吸的高级方式（称为调息），以保持平衡呼吸，但其实际目的绝不是在不同情况下控制呼吸，而是注重将呼吸作为工具，释放身体的紧张感，并让身体恢复平衡。

身体呼吸　静静地坐在椅子上，倾听缓慢的音乐，或坐在室外倾听风吹树梢的声音。在倾听的同时，慢慢让你的意念随着轻松的呼吸从耳朵飘出来。重复一分钟时间，然后通过眼睛做同样的事情，让你的意念随着呼吸缓慢地、静静地向前。通过鼻孔和嘴重复这一练习，然后静静地坐着，用整个身体倾听音乐。现在让你的意念落到胸部。感受一下心脏的中心位置（在胸骨和肋骨的结合处），然后通过心脏呼气，让你的意念随着呼吸浮动。继续缓缓地呼吸一分钟，然后静静地坐着，感受自己的身体。这一练习需要两分钟，可以通过重复一两个周期而延长。

这一练习有意识地将呼吸与神经系统相联系，协助推动整个身体的结合。这是可以在室外进行的一项愉快练习，不妨坐在流水旁边或在风轻轻吹动树叶的时候坐在树下。感受你的意识随呼吸飘出身体，给你一种与大自然和谐地融为一体的感受。

扩展光亮　脱鞋站在地上，合上双眼，两臂自然下垂，并想象你最近一次开心的经历。寻找那种高兴、开心和无忧无虑的感觉。你可以找一个影像，如一段爱恋记忆、一个欢庆胜利的时刻——帮助你找回欣喜若狂感觉的任何事件。

当你这样做的时候，缓慢地通过鼻子吸气，并开始缓缓地张开双臂。随着吸气，想象着你的气息随着胸膛而扩展。这一扩展的光亮让你轻松张开双臂，随着光亮的扩展，你的愉快、兴奋的感受随之扩展。让这光亮随意地、或慢或快地增长，从你的心脏展开，达到你的手指尖，向上走到你的脑袋，向下走到你的脚趾。你在笑，并且这一笑容也在增长。

扩展到极限之后，开始通过鼻子缓缓地呼出气来，并将双手慢慢放下。动作要慢，呼气用的时间要比吸气更长。将扩展的感觉(光亮)收回胸中，直到其小到可以收回心脏为止。随着双臂再次下垂，让你的头向前低。

借助下一次呼吸重复这一练习，再次扩展这种感觉。不要去顾及身体的活动，而要注重自己的感觉。你要随着每一次呼吸像一朵花一样打开和关闭。

继续做下去的话，你会越发地放得开，吸气时将头向后甩，扩展胸膛，并在扩展、打开双臂时踮起脚尖。随着呼气，像一个布娃娃一样软下来，膝盖和腰都要软一点。但是不要加快动作，而是慢慢地有节奏地进行。你会注意到，这是一项十分愉快的锻炼，因为随着你的放开，身体也会同时充满朝气、意识和愉悦，感觉到轻快、热情、舒畅。在你关闭时，身体也会放松并在自己的重量下瘫软，奠定更坚实的基础并平静下来。这个练习能使你体验到一整套的感受，这样微妙的气息就会渗透到所有环节。

养护头发有讲究

秀美的头发是人体健康的象征。拥有一头乌黑、亮泽、顺滑的头发，人就会显得年轻而有精神。然而，人到中年，尤其是步入老年之后，由于皮肤的生理性退化、萎缩以及皮肤毛囊数目逐渐减少等原因，头发会出现干枯、变细、脱落、易折断、变白等变化。头发的这些变化虽然不会给人体健康带来什么大的影响，但却会给中老年人在精神上增添无形的压力，甚至会给脱发者(主要是中年人)的就业、婚姻及社会形象等带来一定的影响。那么，中老年人在日常生活中应如何养护头发呢?专家认为，以下八种做法可供中老年人借鉴：

保持乐观的精神 俗话说：“笑一笑，十年少；愁一愁，白了头。”此话虽有些夸张，但却足以说明不良情绪对头发健康的影响之大。临床研究表明，乐观的心态会促使人体分泌出大量的有益激素和乙酰胆碱酯酶等物质，这些物质可以把人体各个系统的功能调节到最佳状态，从而提高人体的免疫功能，达到美发、护发的作用。

加强身体锻炼 中老年人经常参加身体锻炼，能起到改善血液循环、增强体质的作用。只要体质增强了，头发的健康也就自然有了保障。

多吃对头发有益的食品 对头发有益的食品主要包括：①含碘类食品，主要有海带、紫菜等。这类食品中含有大量的碘，常吃这类食品可以使人的头发变得乌黑发亮；②有助于头发合成黑色素的食品，主要有菠菜、番茄、马铃薯、柿子等。这类食品中含有较多的铜、铁等元素，这些元素是头发合成黑色素时不可缺少的物质；③有助于头发生长的食品，主要有大豆、花生、芝麻等。这类食品中含有丰富的胱氨酸、甲硫氨酸等物质，这些物质是头发的重要成分；④富含头发所需维生素的食品，主要有胡萝卜、南瓜、鲜枣、卷心菜、糙米、草莓、柑橘等。这类食品中含有头发所需的各种维生素，常吃这类食品可降低头发变黄、变枯的概率。另外，中老年人应尽量少吃酸、辣、高糖、高脂类食物以及避免饮浓茶、酒等，因为这些都会给头发带来损害。

经常梳头 经常梳理头发，不但可以加快头发根部的血液循环，起到坚固发根的作用，还能起到醒脑提神、防止大脑衰退、增强记忆力的作用。但要注意的是，中老年人在梳头前要首先给自己选一把好梳子。在各类梳子中，以竹制的密齿梳子为最好，牛角梳子和木梳子次之，塑料梳子最差，因为塑料梳子会与头发摩擦产生静电，易造成头发的损伤。中老年人可在每天早晨起床后和晚上睡觉前各梳头一次，每次梳 5~10 分钟。其顺序是：先从额头往脑后梳 2~3 分钟，再从左鬓往右鬓梳 1~2 分钟，然后从右鬓往左鬓梳 1~2 分钟，最后低下头，由枕部发根处往前梳 1~2 分钟，梳至头皮有热胀感为止。中老年人在梳头时不可用力过大，更不可硬拉，只要用梳齿轻轻地接触头皮即可，以免损伤头部的毛囊或划伤皮肤。另外，有些头发稀少的中老年人认为自己的头发少，可以不梳头或少梳头，这种观点是错误的，因为梳头可以促进头发的生长，所以越是头发稀少的中老年人就越应该经常梳头。

经常进行头部按摩 人的头部血管丰富，并且有许多重要的经脉和穴位。因此，中老年人应经常对自己的头部进行按摩。其方法是：可在每天早晨起床后、午休前和晚上睡觉前，用十指（稍屈）的指尖和指腹自额上发际开始，由前向后经头顶至脑后发际，边梳头边按摩头皮，每次按摩 10~15

分钟，然后再将两手向两边分开，按摩两鬓的皮肤，每次按摩5~10分钟。中老年人坚持上述做法，可以起到预防或减轻老年性脱发的作用，甚至会发生白发转黑、脱发重生的奇效。

科学地洗发 一般来说，头发(或皮肤)属于油性的中老年人在春秋两季可每2~3天洗一次头发，在夏季可1~2天洗一次头发，在冬季可每周洗1~2次头发。头发属于干性的中老年人在春夏两季可每4~5天洗一次头发，在秋冬两季可每7~10天洗一次头发。中老年人在洗发时，水温要适中，不可过热也不可过凉，洗发的时间也不宜太长，并且不要使用碱性大的香皂或肥皂，应该用刺激性小的洗发水。要特别注意的是，中老年人在洗头时应顺着头发生长的方向轻轻梳洗，不可用尖锐的指甲乱抓头发、头皮，以免对头发造成损害。

适当地使用护发素 为了防止头发出现松散、易断、干枯等情况，专家建议中老年人在洗完头发之后可以适当地使用护发素。护发素能使头发变得柔软、顺滑、有光泽、易梳理，并有防止静电的作用，其使用频率可与洗发水相同。对于那些两次洗发间隔时间较长的中老年人，可在两次洗发中间加用一次免洗头的护发素，这样也可以起到护发的作用。

尽量减少染发、烫发的次数 染发剂多是有毒的化学品，频繁地染发会使发质受损，使头发易断裂。而经常烫发则会使头发变得粗糙、易分叉。因此，中老年人应尽量减少染发、烫发的次数。需要特别注意的是，中老年人应将染发、烫发分开进行，两者之间最好相隔3个月以上，否则会给头发造成较大的损害。另外，中老年人应尽量减少使用吹风机吹发的频率，并注意在吹风时不要把温度调得太高，以减少对头发的损害。

餐后十分钟是洁牙的黄金时间

一般来说，吃完食物后的10分钟是牙齿保健的关键时期，因为此时口中的pH由6.8降到4.5，酸性达到高峰，此时若未立即清洁牙齿，这些酸性物质就会侵蚀牙齿表面的釉质，形成脱钙现象，造成蛀牙。

因此医生建议把握“黄金十分钟”原则，在吃完东西10分钟内立即刷牙，避免食物残渣在口中产生酸性物质，便能有效降低蛀牙概率。

若吃完东西后不方便立即刷牙，建议咀嚼无糖口香糖，这样不仅不会产生热量，也不会产生导致蛀牙的酸性物质，还可以刺激唾液分泌，加强唾液流量和流动速率，有利于清除牙面上酸化和糖化食物残渣，中和口中酸性，对口腔卫生及牙齿保健非常方便有效。再配合勤刷牙，每半年定期检查牙齿与洗牙，让专业牙医为口腔卫生把关，这样就能轻松拥有健康牙齿。

看舌观指，辨证养生

人有寒性体质，也有热性体质，根据体质的寒热，在养生上要区别对待。寒性体质的人比较怕冷，喜欢温热的饮食；热性体质的人怕热，喜欢凉性的饮食。此外，不管是寒性体质的人还是热性体质的人，在不同的时期，体内的环境还会发生变化，有时偏寒、有时偏热，这就要求我们经常留心观察自己体内的寒热情况，安排自己的饮食起居。

怎样才能知道自己体内是有寒还是有热呢？这里有两种简单的方法。

我们每天早上起床后，洗漱完毕，不妨抽出一点宝贵的时间，看看自己的舌头。中医上讲：舌为心之苗，又为脾之外候，它能敏感地反映出人体寒热。如果体内寒热均匀，那我们的舌头应该是淡红而润泽的，舌面有一层舌苔，薄白而清静、干湿适中、不滑不燥；如果舌苔过于白滑而湿润，那说明体内有寒；如果舌苔很粗糙，或者很厚、发黄带腻，那说明体内有湿热；如果舌头赤红无苔，那说明体内已经热到一定的程度了。

还有一种方法更为简单实用，就是看手指甲根部的月牙。正常的月牙占整个指甲盖的1/5左右，如果远远不及1/5，那说明我们体内有寒；如果远远超过1/5，那说明我们体内有热。正常的月牙应该是奶白色的，越白越健康。每个指甲的根部都有可能出现月牙，但是，它们的含义却不一样。一般来说，健康之人的拇指和中指应该出现月牙。拇指通于肺，中指通于心，这两个指头上的月牙正常，就说明我们的身体寒热比较适中，不会有什么大的健康问题；小指上一般没有月牙，如果出现月牙，说明肾中有热。当然，也有人说：“我10个手指头都没有月牙。”这还得区别看待，如果是从小就没有，说明你是寒性体质；如果是以前有现在没有，那说明你体内寒气较重，平时要注意多祛湿。

健康小点子给你大回报

当你为了健康的目标，不惜代价购买高价补品、减肥食品，或干脆向药物“索要”健康和身材时，西方学者正致力于研究东方古老医学里所提倡的自然疗法。因为实践证明，用针灸、按摩、催眠、冥想等自然疗法治疗都市慢性病，效果远比吃药来得明显。只需积累有利于健康的好习惯，持之以恒，就会发现，原来小点子也会有大回报！

小点子 1　每天早晨洗脸时，记得顺便将冷水轻轻吸入鼻腔，给鼻腔来个大扫除。

大回报：一举两得，既刺激了鼻腔又打扫了卫生。鼻腔经过这样的每日一练，渐渐习惯了低温，再有冷空气入侵，也就见怪不怪，不会动不动就感冒了。

小点子 2　塞车时，别光顾着抱怨糟糕的交通状况，来进行呼吸放松吧。将意念集于丹田（小腹），采用4:7:8 呼吸法——先呼气，再以鼻吸气，默数 4 下，闭气 7 下，再用口呼气，带出“咻”声，默数 8 下。

大回报：只要你坚持“偷”做这样的呼吸运动，就会发现你浮躁的心平静了，如果你先前有失眠症状，肯定也会得到改善。

小点子 3　如果你坐公共汽车上班，不要错过做骨盆肌运动的机会。将收缩的动作专注在会阴部上，持续重复着二缩一放的频率。放心，你的举动绝不会有人察觉。

大回报：每天坚持做 5 分钟这样的运动，会阴部肌肉会呈现较为紧绷的状态，可防止老年性尿失禁。

小点子 4　工作一阵后，记得用力耸双肩，尽量贴近双耳，夹紧两臂，然后放松，这一动作可重复 10 次。

大回报：通过使颈、背发力刺激血液循环，从而达到放松颈背的效果，以免你落下腰酸背痛的毛病。

小点子 5　边看电视边干刷皮肤，使用一把干的鬃毛刷或一个丝瓜络，在腿上、手上进行轻轻摩擦，可刷至表皮呈粉红色。

大回报：通过按摩皮肤，使表层老皮脱落，加快血液循环，刺激你的神经，活跃你的思维。

小点子 6　用一个纸杯盛满水，在冰箱里凝成冰。晚上回到家里，腰酸背痛得不行，赶快从冰箱中拿出纸杯，再沿杯口剪下三四厘米，在痛处来回擦拭 10 分钟。

大回报：可使痛楚和肿胀感减退消除。

小点子 7　关上电视，比你习惯的时间早 1 小时睡觉吧！

大回报：多一些睡眠会使你获得更强的免疫力，防止流行性感冒和类似头痛的神经性病症。

小点子 8　浴后将削去皮的生土豆打碎，用干净的纱布包起来，敷在眼睛上，把双腿搁平，休息 15 分钟。

大回报：可以消除眼睛水肿和黑眼圈。

小点子9　睡觉前伸个懒腰。

大回报：一个缓慢的、舒适的懒腰对于即将上床休息的人来说是再好不过的了，可以帮助你放松紧张的神经。

小点子10 周末或假日散步于树林里，将食指、中指、无名指并拢于肚脐下方，做深呼吸，同时轻轻按下肚子——这是恢复元气、使人兴奋的主要区域，这一动作可重复15次。

大回报：近年来，世界上许多国家利用森林中特有的离子来调节人体功能，治疗疾病。森林是一个氧气加工厂，每公顷森林能吸收1吨的二氧化碳，产生0.37吨的氧气。森林更是一个天然的吸尘器，它对粉尘、灰尘有着良好的吸收和过滤作用，对治疗咽炎、肺炎、支气管炎等呼吸道疾病十分有益。

小点子11 冥思苦想半天都不知道周末要做点啥，给你个建议，钓鱼去吧！

大回报：钓鱼是一项有趣的户外活动，不仅能让你1小时消耗400~800千焦的热量，还能让你获得最佳营养品——鱼，即使是富含脂肪的鱼，其脂肪含量也少于瘦肉中的脂肪含量。

小点子12 有意识地培养自己种植绿色蔬菜的习惯。

大回报：自种的蔬菜，包括胡萝卜、番茄、青椒、红椒，要比在商店里买的实惠得多，而且园艺劳动1小时能帮你消耗630~1050千焦的热量。

养生弈棋

下棋，能锻炼思维，开发智力。在棋盘上两军对垒、行兵布阵、变化无穷、趣味横生。它是思维的较量，智力的角逐。中青年人下棋，锻炼思维、开发智力；老年人下棋，有益寿延年之功。

下棋，可增进友谊。有朋友至家中，摆好棋盘，来上几局，会觉得心胸舒坦、乐在“棋”中。出门在外，住院病休，以棋会友、联络感情，会使人身处异地，却无寂寞孤独之感。

退休老年人，常因精神无寄托而有损于身心健康，要使这种寂寞的生活环境发生改变，下棋是剂良药。因为老年人身体虚弱，多有慢性疾病，不宜做剧烈的体育活动，自然酷爱下棋。下棋能使人“康宁无疾”，乐在“棋”中，则可以忘忧。《古今笑史》记载患者李讷“往往躁怒作，家人辈则密以弈具陈于前，讷一睹，便忻然改容，取子布算，都忘其恚矣”。下棋还可锻炼思维，“至老嗜欲不衰”。

但下棋可治病，亦可致病，因此下棋必须注意以下几点：①以棋会友，以棋为乐，不要一味计较输赢。下棋对阵、横车跃马、背水布阵，杀上几盘，总有胜负。若赢者心自欢，输者耿于怀，反使心境郁结，深受其害。犹如“水能载舟亦能覆舟”，务必置输赢于度外，双方才能达到促进心理健康的目的；②不能耗神过度。下棋之趣诱人而魅力非凡，往往“弈而忘返”、通宵达旦，虽外无倦容，实心内耗。因此严禁“杀盘”过多，一般3～5盘(2小时左右)即可各自收兵、安养生息。

给洗脚水加点作料

泡脚时，水的温度要以够热但又不会烫伤人为宜，大约为45℃。另外，给洗脚水加点“作料”，可起到意想不到的保健功效。

加盐

预防脚气　经常用盐水洗脚，不仅能杀菌消毒，防止脚气发作，还能使双脚光滑整洁。

助眠抗衰　用盐水洗脚时再配以按摩涌泉穴等穴位，能促进局部血液循环，有助眠抗衰之效，甚至可以增强记忆力，使头脑感到轻快。

盐水洗脚的方法是：一般在半盆热水中加入半汤匙盐即可，水温可高一些，但脚部如有伤口，应暂缓用盐水洗脚，改用热水泡脚。

加姜

治失眠　每晚睡觉前，将3大片生姜加入小半盆水中，煮沸后加一小勺醋，待水温适宜，浸泡双脚30分钟，可安神助眠。

暖脾胃　用生姜100克、陈皮20克、薄荷30克煮的水洗澡，可以暖脾胃、祛湿、解困。如觉得泡澡烦琐，可用此水泡脚。

预防感染　用生姜煎水洗脚可较快地扩张人体呼吸道黏膜的毛细血管网，加快血液循环，从而使呼吸道黏膜内血液中的白细胞及时地消灭侵袭人体的细菌和病毒，使人体免受感染。

防治下肢静脉曲张　经常站立者，易患下肢静脉曲张，而足浴能加快腿部血液循环，使腿部的静脉血液及时向右心回流，有利于减轻腿部的静脉淤血，防治下肢静脉曲张。

泡完脚后，双手搓热，轻轻揉搓相关部位或穴位，可全脚按摩，也可局部按摩，多按摩涌泉穴(足心)或太冲穴(第一、二足趾关节后)或太溪穴(内踝高点与跟腱之间凹陷中)，对头晕、失眠、厌食、面色晦暗、疲劳、高血压、便秘等有防治作用。

加酒

促进血液循环　用加入适量米酒或其他白酒的温水泡脚，可促进血液循环。

除脚臭　用加白酒、茶叶的热水

来泡脚，多泡几次就不会有脚臭了，因为白酒有很强的杀菌作用。具体方法是：取葛根 15 克研成细粉，加白酒 15克，再加适量水，烧开后待水凉至适温时泡脚 20 分钟。每日 1 次，连泡 1 周。

缓解疲劳　每晚临睡前先用加入少许白酒的半盆热水泡脚 15 分钟，再取红花油少许涂于脚心，然后依次刮拭足底 6 个基本反射区（即肾上腺、肾、输尿管、膀胱、腹腔神经丛、脾区）各 50~100 下，再将 5 个脚指头以及整个脚背部分各刮拭 50~100 下。刮拭完毕，取红花油少许涂于脚背，用双手心搓擦脚背脚心至发热为止，整个按摩过程 15~20 分钟即可。这个方法可以缓解白天的疲劳，让你轻松入睡。

加柠檬

预防感冒　温水中加入 2 片柠檬，可顺气提神，预防感冒。

消肿功效　柠檬还有排毒消肿功效，走路过多，脚部疲乏的时候，可以尝试用柠檬草水泡脚或使用柠檬精油。

软化角质层　泡脚前，在水中加入一些柠檬汁或柠檬皮，水一定要淹没踝关节，以浸泡 10 分钟为佳。泡完脚以后，再用柠檬皮搓脚，反复搓揉，直至手心脚心发热，大约搓上 10 分钟，可以软化角质层。

加醋

滋润皮肤　泡脚前，在水中加入 100~150 克米醋或老陈醋来泡脚，很利于健康。用醋泡脚不仅能增加皮肤弹性，使皮肤变得光滑，还可以祛除风湿，改善畏寒怕冷等不适症状。

消除疲劳　醋可以加速人体的血液循环，提高血红蛋白携带氧的能力，改善身体各部位因为疲劳而导致的缺氧状态，加强各系统的新陈代谢，有利于身体中二氧化碳和废气的排出，从而使人体得到放松。

治疗睡眠障碍　每天用加醋的水泡脚半小时，可以协调交感和副交感神经的兴奋程度，调节、松弛紧张的神经，调和经络气血，通达平衡阴阳，长期坚持，就可大大提高睡眠质量。

泡脚时，要注意下列几点：

1.准备一个大且深的水桶，以水浸到小腿一半以上为原则。

2.桶不宜过小，脚要能舒适平放于桶底，否则容易抽筋。

3.浸泡时间约 30 分钟，若水凉得快，中间可加热水 1~2 次。

4.浸泡前后喝 1 杯水，以利新陈代谢与及时补充体液。

不生病的智慧

医学专家指出，健康并非天生，

只要掌握十个秘诀，就能增强免疫力，远离疾病。

把好口腔关　认真刷牙，能够提高免疫力。口腔卫生差会引发牙周炎，从而导致糖尿病或心脏病，因此把好口腔关是保证健康的第一步。

有一双干净的手　洗手的道理不言自明，但多数人却不以为然。在感冒流行的季节，每天要多用肥皂洗手。采用正确的洗手方法，能让全球10亿人远离感冒，还能预防其他传染性疾病。

多吃红苹果　“每天一苹果，医生都失业。”红苹果、甘蓝以及绿茶中含有一种叫槲皮素的天然抗氧化剂，它能让人们在压力下增强免疫力。

社会交往要广泛　当人们受到病毒侵袭的时候，一些人格因素会对感冒起到抵抗作用。与内向型人格的人相比，外向型人格的人感冒概率更低，这是因为社会交往会增强机体的抵抗力。社会交往多的人患心脏病的少，寿命也更长。

每天动一动　锻炼可以改善血液循环，增强抵抗力，即便有病菌侵入机体，身体也会把它们统统歼灭掉。

睡眠要充足　每天睡上8个小时，绝对让你少生病。碰枕头就着而且整夜睡得好的人，更不容易感冒。睡眠好，代谢水平上升，能迅速地恢复免疫力。

情绪要乐观　有研究显示，那些快乐、热情、镇定的人，患传染病的概率较小。他们调查了193名健康人发现，情绪乐观的人感冒症状少，对上呼吸道疾病也有更强的抵抗力。

别忽视维生素　维生素D多见于鱼、鸡蛋和牛奶中，多吃这些食物有利于健康。维生素C不足也会降低免疫力，人们可以从柑橘类水果中摄取这种营养素。

好心态胜药片　一种想法出现，身体会随之发生一连串的生化反应。积极的态度会提高一氧化氮的水平，让神经递质得到平衡，免疫力得到改进。

调整呼吸，学习冥想　冥想训练会让人们的神经系统更平静，有助于释放压力，调节睡眠，增强抵抗力。美国威斯康星大学与哈佛大学的研究人员发现，参加冥想训练的志愿者所产生的流感抗体，比那些没有进行这种训练的人多得多。

坚持四种健康生活方式可延寿

研究发现，坚持4种健康生活方式，即经常锻炼、不吸烟、适度饮酒、多吃水果和蔬菜，可使人的寿命在统计数据方面延长14年。

英国专家报告指出，他们在1993—2006年对2万多名年龄在45~79岁、未患病的英国人做了调查。

研究人员先对健康生活方式进行了量化规定：每天至少做半小时运动，每周喝9杯、每杯125毫升的葡萄酒，不吸烟，每天至少吃5份蔬菜和水果。被调查者每拥有一个习惯就得1分。最终的统计数据显示，得0分者所面临的死亡风险与比他们大14岁、得4分者所面临的死亡风险大致相当。

研究人员还依据4种习惯给人们带来的益处对它们进行了排序，结果不吸烟排名第一，排第二位的是多吃蔬菜和水果，经常锻炼和适量饮酒并列第三。

研究人员指出，针对英国人的上述调查结果可能不完全适用于外国人，但这项研究依然表明，即使是生活方式上的微小改变，也足以对健康造成很大影响。他们希望这一调查可以鼓励人们在生活习惯上做出良好改变。

人体24小时使用手册

1:00 人体进入浅睡阶段，易醒。此时头脑较清楚，熬夜者想睡反而睡不着。

2:00 绝大多数器官处于一天中工作最慢的状态，肝脏却在紧张工作，生血气为人体排毒。

3:00 进入深度睡眠阶段，肌肉完全放松。

4:00 “黎明前的黑暗”时刻，老年人最易发生意外。血压处于一天中最低值，糖尿病患者易出现低血糖，心脑血管病患者易发生心肌梗死等。

5:00 阳气逐渐升发，精神状态饱满。

6:00 血压开始升高，心跳逐渐加快。高血压患者得吃降压药了。

7:00 人体免疫力最强。吃完早饭，营养逐渐被人体吸收。

8:00 各项生理激素分泌旺盛，开始进入工作状态。

9:00 适合打针、手术、做体检等。此时人体气血活跃，大脑皮层兴奋，痛感降低。

10:00 工作效率最高。

10:00~11:00 人体进入第一个黄金时段。心脏充分发挥其功能，精力充沛，不会感到疲劳。

12:00 紧张工作一上午后，需要休息。

12:00~13:00 是最佳“子午觉”时间，不宜疲劳作战，最好躺着休息半小时至一小时。

14:00 反应迟钝。易有昏昏欲睡之感，人体应激能力降低。

15:00 午饭营养吸收后逐渐被输

送到全身，工作能力开始恢复。

15:00~17:00 人体进入第二个黄金时段。最适宜开会、接待重要客人等。

16:00 血糖开始升高，有虚火者此时表现明显。阳虚、肺结核等患者的脸部最红。

17:00 工作效率达到全天的最高值，也适宜进行体育锻炼。

18:00 人体敏感度下降，痛觉随之再度降低。

19:00 最易发生争吵。此时是人体血压波动的晚高峰，人们的情绪最不稳定。

20:00 人体进入第三个黄金阶段。记忆力最强，大脑反应异常迅速。

20:00~21:00 适合做作业、阅读、创作、锻炼等。

22:00 适合梳洗。呼吸开始减慢，体温逐渐下降。最好在十点半泡脚后上床，能很快入睡。

23:00 阳气微弱，人体功能下降，开始逐渐进入深度睡眠，一天的疲劳开始缓解。

24:00 气血处于一天中的最低值，除了休息，不宜进行任何活动。

穿袜子睡觉可提高睡眠质量

芝加哥拉什大学医学中心海伦·伯格斯博士提出，脱掉袜子睡觉会降低脚部的温度，对促进睡眠不利。如果睡觉时穿着袜子，可以使双脚保持比较高的温度，有利于快速入睡和提高睡眠质量。

美国专家的建议，和我们中医对脚的保健认识是相同的。脚部汇集全身的经络，因此人们常说“脚冷则冷全身”。睡觉前用热水泡脚，也是很多人习惯的促进睡眠的做法。

终身防胖

减肥需要科学饮食、适度锻炼、纠正不良生活习惯，还要抓住预防肥胖的关键时期。

从胎儿到5岁 这是人的一生中生长最旺盛的时期，如果孕妇或幼儿营养过剩，就会为以后患肥胖病埋下祸根。特别是从胎儿第30周开始至出生后1年内，是脂肪细胞极为活跃的增殖期，增多的脂肪细胞数将保留终身而不会减少。这个时期，预防婴幼儿肥胖的方法是：母亲在妊娠期要控制热量的摄入，婴儿期以母乳喂养为主，避免过早添加固体食物；家长要改变“孩子越胖越好”“早吃饭多长肉”等不良喂养观念。

青春期 女孩12~19岁、男孩13~20岁时，身体会发生惊人的变化，体形将基本定型，内脏器官渐趋成熟，平均每年可增加体重约5千克，这个时期也很容易发生肥胖。预防青春期肥胖的方法是：在保证营养均衡的前提下适度节制饮食，每天要有半小时的身体锻炼，养成规律作息的好习惯。

新婚期 据统计，在婚后半年中，不少新郎、新娘的体重会增加3~5千克。这主要是因为新婚后户外活动和体育运动的时间明显减少，开始新生活后摄入的食品也常常过于丰富，这些都给发胖创造了有利条件。

哺乳期 哺乳期堪称女性最危险的“发福”时期，特点是臀部和大腿发胖。原因是为照顾新生儿而懒于进行其他活动和摄入营养过于丰富。到减肥门诊就诊的人中，有36%的肥胖者是从产后哺乳期开始发胖的。

职位晋升期 职位升迁时，免不了有亲朋好友摆宴庆贺，得意之时，食欲也会旺盛。此外，更高的职务往往会使人面临陌生的同事、下属以及较陌生的工作内容，这些都会带来精神压力，而精神压力恰恰又会让人多进食、多吃零食而发胖。

病后恢复期或输血后休息期 病后恢复期或输血后休息期，由于多吃少动或运动量突然减少、热量消耗减少，会导致热量过剩而出现肥胖。

戒烟期 约85%的戒烟者在成功戒烟后体重会上升5~7千克，女性尤为明显。想戒烟的人，在戒烟期应克制住吃零食的冲动，最好把一日三餐改为一日多餐，每次少吃一点，因为有规律的多餐可以抑制饥饿感。

一日中的晚餐 一日三餐要按时定量进餐，早餐要饱，午餐要好，晚餐要早但莫饱。因为晚上迷走神经兴奋，容易合成脂肪，所以吃得多时最易发胖。要带着食欲离开餐桌，只吃七八成饱。许多肥胖者晚餐吃得十分丰盛，有的甚至在临睡前加一顿夜宵。殊不知，这种吃法正是引起肥胖的祸根。

一年中的冬季 天气寒冷，基础代谢率下降，摄入的食物却增多。如不注意运动，由于热量摄入过剩，冬去春来时不知不觉已经发胖了。

节食反复期 不少人节食后体重不见明显下降，出于失望便又恢复了原来的饮食，有的人取得减肥效果后又恢复原来的饮食，这些都会导致体重上升或反弹。

运动突然减少或停止期 45~65岁的中老年人，体力活动逐渐减少，如果不改变饮食习惯，仍保持原来的饮食量，或喜食甘肥、贪吃零食，势必造成热量过剩，多余的热量便会转化为脂肪而致发胖。尤其是飞行员、运动员，一旦到了中老年离开工作岗位后，运动量大为减少，而进食量不减，则很快会发胖。

顺应生物钟养护五脏

人体呼应着日月的运转，各器官也在依序此消彼长。如果我们顺应了身体的生物钟规律，身体就能被调整到最佳状态。一天之中，每个时辰都有一个脏器主持，那就是它最活跃的时段。随着时间的消逝，它会逐渐减弱到低谷，即薄弱期，如此循环往复。

肝脏 凌晨1~3点是肝脏最强的时间，唯有睡眠能给肝脏创造良好的工作环境。肝脏最弱的时间是13~17点，因此应把辛苦的工作安排在上午。肝脏怕劳累，一天中任何时候都应注意休息，13~17点这段时间更重要。若必须工作，肝脏在体表开窍于眼睛，因此至少每隔一小时让眼睛休息5分钟。警惕：眩晕、情绪易激动、烦躁不宁、睡眠多梦、胸肋隐痛、月经不调者都需要注意养肝。

肾脏 凌晨5~7点是肾最强的时间，肾最脆弱的时间是23点至凌晨1点。建议早睡。警惕：头晕耳鸣、记忆力减退、手足软、腰膝酸软、易感风寒、不孕、早产者尤其要注意养肾。

肺 7~9点是肺最强的时间，在肺最有力的时候做有氧运动，例如慢跑，能强健肺功能。肺最脆弱的时间是21~23点，因此通常晚上咳嗽得更厉害些。警惕：有呼吸急促、胸闷、咳嗽、喘息症状的人需注意肺的调养。

脾脏 9~11点是脾脏最强的时间，脾脏弱的人可以把午饭时间提前到11点，因为此时脾气旺盛，消化、吸收最得力。脾脏最脆弱的时间是19~23点，建议晚饭1小时后吃1个水果，因为甘味可以健脾。警惕：有腹胀、腹泻、倦怠、遗精、白带多、韧带和肌肉松弛等症状的人需注意护脾养脾。

心脏 11~13点是心脏最强的时间，用脑工作可利用中午，此时心力最强。心脏最弱的时间是21点至凌晨1点，因此心脏先天较弱的人不宜熬夜，睡前喝杯胡萝卜汁或番茄汁，红色食物能养心。警惕：心悸、胸闷、失眠、健忘、神志不宁、烦躁，甚至心前区剧烈疼痛的人要注意呵护自己的心脏。

老年关节功能操

叩头操 以颈椎为轴，依次向前、后、左、右做低头、仰头及侧屈头动作，共做32次。然后再向顺时针方向和逆时针方向转头，各做2次。

甩手操 两腿开立，含胸弯腰，背略弓，两臂自然下垂，以肩关节为轴，依次向前后、左右摆动2分钟。

扩胸操 屈肘，两臂平置胸前，做

扩胸、展臂动作各 4 次。再两臂上举，伸臂拉肩 4 次，然后直臂下垂，做后摆动作 4次。

腰背操 两腿开立，举臂后仰，再直腿弯腰弓背，做体前屈动作，两臂下垂，然后团身抱膝下蹲，再并腿直立，共做 8 次。

指关节操 握拳与手指平伸，交替进行，连做 8~16 次，握拳时可紧握铅笔或粗一点的棍棒；平伸时可将手掌和手指平贴桌面，或两手用力合掌。

腕关节操 两手合掌，反复交替用力向一侧屈曲，连做 8~16 次。

肘关节操 手掌向上，两臂向前平举，迅速握拳及屈曲肘部，努力使拳达肩，再迅速伸肘，反复进行多次。然后，两臂向两侧平举，做握拳、屈肘运动，连做 8~16 次。

肩关节操 一臂由前方从颈旁伸向背部，手掌触背，与此同时，另一臂从侧方向后伸到背部，手指触背，尽量使两手指在背部接触，连做 8 次。

踝关节操 取坐位，两踝关节分别做屈伸及两侧旋转运动，连做 8次。

膝、髋关节操 连做下蹲运动 15 次，向前抬腿运动 15 次。

活络筋骨“九九”法

颈椎九九运动 双脚分开与肩同宽，挺胸收腹，双手叉腰，目视前方做如下动作：①头以颈椎为轴，沿顺时针、逆时针各旋转 9 下；②目视前方，头颅向两肩侧摆动各 9 下；③头向胸前低垂，然后抬起，各 9下。此套动作可防治颈椎病及脑供血不足。

双肩九九运动 右手叉腰，左臂自然下垂于体侧，沿顺时针、逆时针各旋转（甩大臂）9 下，然后换右臂重复该动作一遍。此动作可防治肩周炎、骨质增生。

双肘九九运动 左肘微曲，手自然张开，右手托住左肘关节，小臂以肘为轴，沿顺时针、逆时针各旋转 9 下，然后换右肘重复该动作。此动作可防治肘关节炎。

双腕九九运动 双手分开置于胸前，手与肩平，双腕放松，同时沿顺时针、逆时针做旋转运动各 9 下，动作如同东北二人转中的转手帕。此动作可防治腕关节炎及双手麻木。

双臂九九运动 双臂垂直上伸与肩同宽，双手自然张开，双臂在头顶同时沿顺时针、逆时针做旋转（平圆）运动各 9 下。此动作可活动上身的整个胸骨，且对气管有益。

腰背九九运动 挺胸收腹，双脚分开，双臂举起与肩平，双拳紧握平行相抵，拳心向下，上身用力向左后、右后方扭动各 9 下。此动作可活动整个腰背及腰椎。

臀部九九运动　双手叉腰，挺胸收腹，双腿分开，上身及腿部的动作幅度尽可能小，臀部放松，沿顺时针、逆时针扭转臀部及腰部，呈圆弧形，动作幅度尽可能大。此动作可防治椎间盘突出及坐骨神经痛等。

双膝九九运动　双腿并拢，弯腰低头，双手分别搭在双膝上，腿微屈，沿顺时针、逆时针做圆弧运动各9下。此动作可防治膝关节炎。

双踝九九运动　两脚分开与肩同宽，双手叉腰，挺胸收腹，左脚跟抬起，脚尖点地，以脚尖为轴，沿顺时针、逆时针转动脚踝各9下；然后换右脚重复该动作。此动作防治脚踝扭伤，保持脚踝的灵活性。

该套筋骨保健法的练习因人、因时而异，以在空气清新、幽静处练习为佳。年轻、身体素质较好者，可每日早晚各做一次乃至数次。反之，年长体弱者应酌情减少运动量。此外，还可根据需要单独运动某个或某几个部位。

“小动作”益健康

人上了年纪后身体自然就会出现一些小毛病，譬如腰腿不适，头晕眼花，失眠多梦等。这是大自然的规律，想缓解这些小毛病，可以做做以下几套“小动作”。

学老外耸耸肩　有句话说：经常耸耸肩，颈椎保平安。或许有人会说，耸耸肩不是很简单吗？但耸肩的动作要做得正确规范，而且要坚持天天做，才能收到疗效。

正确的耸肩方法是：首先头要正直，挺胸拔颈，两臂自然垂于体侧，然后两肩同时尽量向上耸起（注意：不是缩颈），让颈肩有酸胀感。两肩耸起后，停1秒钟，再将两肩用力下沉。一耸一沉为1次，16次为1组。每天早晚坚持做3~5组。当然也可以随时随地做，一有空就做。每天累计总数应力求达到100~120次。耸肩，既能让肩的自身得到活动，又能用肩去按摩颈椎，使颈肩部的血流畅通，从而起到舒筋活血的作用。

经常揉搓双耳　揉搓双耳的方法是：每天早晨醒来，在起床前揉搓双耳15分钟；午休前，揉搓15分钟；晚上边看电视边揉搓。平时只要有空闲，想到时就揉搓。每天坚持揉搓至少3次，甚至更多。具体做法是先捏后揉搓：

捏　用两手的食指和拇指分别先捏左、右耳轮5分钟。再捏耳垂，并反复向下牵拉，带动整个耳朵向下延伸，约5分钟。第三步是捏整个耳郭，即食指放在耳郭内部，拇指放在耳郭外部，从耳郭上部向下部、左侧向右侧逐步捏，捏5分钟。

揉搓　用掌心揉搓耳朵，可揉搓到双耳发热为止。手掌先上下直线来回揉搓，然后再以耳孔为中心顺时针揉搓几下，再逆时针揉搓几下。其次是用两手掌心紧紧捂住耳朵，突然放开，重复10次。最后用两手掌紧捂耳朵，两手四指（食指、中指）放于脑后（枕部），叩击枕骨处50次。

击掌拍打健身　每天闲暇时，或坐或站，调匀呼吸，放松心情，双肩下垂，颈部放松，腰往前顶，双手五指伸平。双掌互击，也可多人互击。每次30分钟，一天早晚两次最好。击掌后，还可边放音乐边拍打全身。由上到下，再由下到上；由左往右，再由右往左；可快可慢，可轻可重；可单手拳击，可双手齐下。对重点部位（如粗腿、肥腰、将军肚等脂肪过多、肌肉松弛部位）可加大力度、延长时间，两侧夹击拍打。高血压、心脏病患者手不要举得太高，拍手节奏可快慢结合、循序渐进、量力而行。

每天早晚是击掌健身的黄金时段。为了不至于太累，应注意把握拍打强度。为加大力度，可加入扩胸拍打、扭转拍打、在音乐声中拍打，做到健身、娱乐两不误。每个人可根据自己的休闲时间来定拍打时间，每天不必追求时间过长，以不感到疲劳为度。

养生十经验，学会享百年

活动养身　生命在于运动。人到老年应“以动为纲”，量力而行，持之以恒。郊游览胜、爬山登高、练拳做操、散步慢跑、打球舞剑、游泳垂钓等，既能使人体气血通畅、郁滞疏散、防患于未然，又可怡情养性、增强体质。

静坐养神　养生之道，以动养身，以静养神，静则天地宽，情绪稳。生活中，养神重在绝视听、除杂念，做到无物无我。这种可以提高免疫力，增进身心健康。

少食养体　提倡“进食七八分饱”，老年人消化功能减弱，饮食调摄应以易消化、清、淡、稀为原则。但营养要合理搭配，使其与身体需要大致平衡，保持正常体重。

寡言养气　老人阅历丰富，容易多话，“仗义执言”。须知“开口神气散”，话多不利于养气，该言则言，可言可不言则少言或不言。

读书养智　坚持老有所学、合理用脑、勤于学习、博览群书，可丰富知识、增加智慧、不断更新观念、接受新事物，防止老而皆庸，也是自娱妙法，但要注意保护视力。

临帖养性　经常学书临帖，端坐凝神，专心致志，百念不生，心不他用，修身养性。古今书法家长寿者较多，可能道理即在于此。

劳动养德 老年人应该积极参加力所能及的社会公益活动和家务劳动，这样既能愉悦心情，又能发挥自身作用，从而赢得社会的敬重和家庭成员的爱戴。

诚朴养品 “诚”即诚实，“朴”即朴素，老年人也该注重品质修养，并以此影响、教育子孙后代。

宽厚养福 宽即能容，有容乃大，能容则人和，人和生百福。在不触犯原则的小事上，宽以待人，忍让为贵，吃亏是福，则福乐无边。

仁慈养寿 仁慈之心即善良之心，老人仁慈则更受人尊敬，从而心情舒畅，可少疾患而享乐百年。

五种健身法强健腰肾

在我国传统的养生防病理论中，历来非常重视腰部的保健和锻炼，素有“腰为肾之府”的说法。自古以来，锻炼腰部的方法不少，大多是通过松胯、转腰、俯仰等运动来疏通腰部的气血，起到健肾强腰的作用。下面介绍几种效果可靠也简便易行的锻炼方法。

前屈后伸 两脚开立，与肩同宽，双手叉腰，然后稳健地进行腰部充分的前屈和后伸各 5 ~ 10 次。运动时要尽量使腰部肌肉放松。

转胯回旋 两脚开立，稍宽于肩，双手叉腰，调匀呼吸。以腰为中轴，胯先按顺时针方向做水平旋转运动，然后再按逆时针方向做同样的转动，速度由慢到快，旋转的幅度由小到大，如此反复各做 10~20 次。注意上身要基本保持直立状态，腰随胯的旋转而动，身体不要过分前仰后合。

交替叩腰腹 两脚开立，与肩同宽，两腿微弯曲，两臂自然下垂，双手半握拳。先向左转腰，再向右转腰。与此同时，两臂随腰部的左右转动而前后自然摆动，并借摆动之力，双手一前一后，交替叩击腰背部和小腹，力量大小可酌情而定，如此连续做 30 次左右。

双手攀足 直立放松，两腿可微微分开，先两臂上举，身体随之后仰，尽量达到后仰的最大限度。稍停片刻，随即身体前屈，双手下移，让手尽可能触及双脚，再稍停，然后恢复原来体位。可连续做 10~15 次。注意身体前屈时，两腿不可弯曲；老年人或高血压患者，弯腰时动作要慢些。

拱桥式 仰卧于床上，双腿屈曲，以双足、双肘和头后部为支点（5点支撑），用力将臀部抬高，如拱桥状。随着锻炼的进展，可将双臂放于胸前，仅以双足和头后部为支点（3点支撑）

来进行锻炼，每次可锻炼 10~20次。

六式颈椎保健操

前俯后仰 做操前，先自然站立，双目平视，双脚略分开，与肩同宽；然后双手叉腰，先抬头后仰，同时吸气，双眼望天，停留片刻；再缓慢向前胸部位低头，同时呼气，双眼看地。做此动作时，要闭口，使下颌尽量紧贴前胸，停留片刻后再上下反复做4次。动作要旨是：舒展、轻松、缓慢，以不感到难受为宜。

举臂转身 做操前，先自然站立，双目平视，双脚略分开，与肩同宽，双手自然下垂。先举右臂，手掌向下，抬头目视手心，身体慢慢转向左侧，停留片刻。在转身时，要注意脚跟转动45°，身体重心向前倾。然后再将身体转向右后侧，旋转时要慢慢吸气，回转时慢慢呼气，整个动作要缓慢、协调。转动颈部、腰部时，要尽量转到不能转动为止，停留片刻，回到自然式后，再换左臂。换左臂时，放下的手要沿耳根慢慢压下，换手臂后重复同一动作，来回反复做 2 次。

左右旋转 做操前，先自然站立，双目平视，双脚略分开，与肩同宽，双手叉腰。先将头部缓慢转向右侧，同时吸气于胸，让右侧颈部伸直后，停留片刻。再缓慢转向左侧，同时呼气，让左边颈部伸直后，停留片刻，这样反复交替做 4 次。要注意的是：整套动作要轻松、舒展，以不感到头晕为宜。

提肩缩颈 做操前，先自然站立，双目平视，双脚略分开，与肩同宽，双手自然下垂。先将双肩慢慢提起，颈部尽量往下缩，停留片刻后，双肩慢慢松弛放下，头颈伸出，自然还原。然后再将双肩用力往下沉，头颈部向上拔伸，停留片刻后，双肩放松，并自然呼气。注意在缩伸头颈的同时要慢慢吸气，停留时要憋气，松肩时要尽量使肩、颈部放松。回到自然式后，再反复做 4 次。

左右摆动 做操前，先自然站立，双目平视，双脚略分开，与肩同宽，双手叉腰。先将头部缓缓向左肩倾斜，使左耳贴于左肩，停留片刻后，头部返回中位。然后再将头向右肩倾斜，同样右耳要贴近右肩，停留片刻后，再回到中位。这样左右摆动反复做 4 次，在头部摆动时需吸气，回到中位时慢慢呼气。做操时双肩、颈部要尽量放松，动作以慢而稳为佳。

波浪屈伸 做操前，先自然站立，双目平视，双腿略分开，与肩同宽，双手自然下垂。下颌往下前方做波浪式屈伸运动，先将下颌尽量贴近前胸，双肩提起，然后将下颌慢慢屈起，胸部前挺，双肩往后上下慢慢运动。下颌屈伸时要慢慢吸气，抬头还原时慢慢呼气，双肩放松，做2次后休息片刻，然后再倒过来做下颌伸屈运动。由上往下时吸气，还原时呼气，重复2次，正反各做2次。

保护脊柱每天8分钟

颈椎、腰椎、背部等的脊柱疾病会给患者带来许多痛苦，为保护脊柱，请每天抽出8分钟时间，试着做做这一套简单易学的脊柱保健操，若能持之以恒，可有效防治脊柱疾病。

第一节：隔墙看戏　踮起脚尖，躯干拉直，脖子伸长，下巴往上抬。这节操最大的特点就是把整个后背的肌肉拉直，相当于把脊柱拉直，做自我牵引。每天只需做3分钟。

第二节："十点十分"操　当两只手侧平举的时候，对应表针上的9：15，这时左右手各向上移动5个刻度，就变成了"十点十分"。随着手臂的上下摆动，支撑脖子的肌肉能得到有效的锻炼。注意手一定要放在身体两侧，往后张开。每天做1分钟。

第三节：头手对抗　两只手交叉放在枕后部，保持双眼平视前方，这时颈椎处于自然位，然后双手向前用力，头向后用力，接着放松。这样用力、放松，一方面可以提高颈后肌肉的力量，另一方面能促进颈后的血液循环，对颈椎来说是非常好的保健动作。特别是在做运动时，局部的血液循环量在加大，营养会得到改善，这样可以保证疲劳以后产生的酸性物质通过加大循环而消除，从而避免一些肌肉的损伤。特别是伏案工作的人，可每天做2分钟。

第四节：旱地划船　双脚叉开，两手前伸，挺胸塌腰向前，假设两手正握住船桨向后划。这个动作看似简单，但真正的技术要领是，在两手向后划时后背肌肉要使劲，而向前伸时后背肌肉要放松。每天做1分钟，能有效解除后背疼痛。

第五节：大飞雁　首先向前迈出半步，重心移到前边这条腿上，两手侧平举，然后两只手向后做飞起来的动作，抬头看房顶，这时整个的脊柱都在参与运动。可先向左边晃动3下，再向右边晃动3下，交替做。对后背有问题的人来说，这个动作有很好的缓解作用。

钓翁之意不在鱼

从运动医学、运动心理等角度分析，垂钓对健身养生有以下几方面的好处。

垂钓是一种行之有效的自我精神疗法。当一条活蹦乱跳的鱼儿被钓上来后，会使人欣喜万分，心中的快乐难以言表；鱼儿进篓，又装饵抛钩，寄托新的希望。每提一次竿，无论得鱼与否都会获得一次快乐的享受。此种乐趣冲淡了人们精神上的忧虑，处于这种精神状态中，必然有利于疾病的医治和病情的好转。

垂钓能使人的神经和肌肉松弛。垂钓者从充满烟尘、噪音的城市来到环境幽静的郊县，与青山绿水、花草虫蝶为伴，与风声、鸟语、蛙鸣、虫唱、鱼闹、林喧为伍，会有心情舒爽、脑清目明、心旷神怡之感。而垂钓时全神贯注、直视鱼漂，又能诱使垂钓者迅速进入“放松入静、恬淡虚无、安闲清静”的气功状态，可以松弛身心、陶冶性情、延缓衰老。对于长期从事脑力劳动或有神经衰弱、年老体弱的人来说，可谓“益莫大焉”。

从垂钓姿势上说，时而站立、时而蹲坐、时而走动、时而振臂投竿，可谓静中有动，动中有静。静时可以存养元气、松弛肌肉、聚积精力，动则可以舒筋活血、按摩内脏、产生抗力。如此动静结合、刚柔相济，就使人体内脏、筋骨及肢体都得到了锻炼，增强了体质。

此外，垂钓之处大多是有草木、水源的地方，或湖边塘畔，或水库滩涂，或江岸河沿，或涧岩溪旁。其处水浪翻飞、草木葱茏，在大自然中吸入清新的空气，有利于改善人体的心肺功能，对治疗高血压、心脏病等慢性疾病大有裨益。

“钓翁之意不在鱼”。凡垂钓者，不管钓多钓少，总是兴味盎然，乐此不疲，其原因就在于垂钓既陶冶人的情操、培养人的志趣，又是一种健身养生的好方式。让我们走出狭小天地，涉足郊外，去垂钓人生的乐趣吧！

夫妻健身，快乐无穷

背靠着背，屈身蹲起　双方背靠背，上身挺直，屈膝、屈髋蹲在地板上。互相挽紧手臂，背紧靠着背，一起慢慢站立起来。稍微休息一下，再维持原来的姿势慢慢蹲下去，恢复开始时蹲坐的姿势。这个动作能有效地锻炼大腿和臀部的肌肉，但对力量和平衡要求很高，因此初练者一开始可以少重复几次。

肩并着肩，一齐举铃　双方背靠背屈膝坐在地板上，各拿一对哑铃，一起慢慢举过自己的头顶。两人的后背互相支撑，尽量把哑铃举到最高，停留几秒钟以后再慢慢放下来。可依个人能力重复该动作。这个动作能使双肩更加结实性感。

一起出手，捉对方手　双方面对面坐在地板上，收缩腹肌，膝盖弯曲，脚跟着地，脚趾抵在一起。然后同时向对方伸出手掌，直到抓住对方的手。如果这样做比较容易，就再拿一对哑铃，在双方手接触时把哑铃传递给对方。

双臂屈伸练臂力　双方坐在沙发边缘，把手放在身后的沙发上。用手支撑着身体的重量，让臀部向前离开沙发并尽可能往下坐，然后再回到最初的位置，双方交替重复这个动作。在另一半做这个动作时，你可以在旁边用手检测他（她）的臀部是否离开了沙发，并要提醒他（她）要手臂用力而不是腹肌用力。

手握手，交叉举腿　双方面对面坐在地板上，握住对方的手腕。膝盖弯曲，脚跟着地，脚趾抵在一起。将你的右脚掌贴着对方的左脚掌尽力一起向上举，停留几秒钟，当腿背感到紧张或酸胀时再放下来，换条腿重复此动作。最后，双方右脚抵右脚，左脚抵左脚，再将双腿一起举起来，形成一个“A”字形，停留几秒钟，有紧张感时再放下。

改良俯卧撑　膝盖着地，下垫枕头，屈身伏在地板上，双手撑地，比肩略宽。弯曲肘部，使前臂和上臂形成直角。抬起双小腿，脚掌自然下垂。压低手肘，同时伏下上半身，让脸在两手之间压向地板。尽你所能压低身体，再撑起来。重复此动作。

弯腿抬臀　双手抱头，膝盖弯曲，仰躺在地板上。收缩臀部，挺腰，将骨盆尽力向上送。如果你的另一半想要更大的挑战，你可以骑在他（她）的小腹上，让他(她)向上把你举起来，当然，注意你的双脚不要离开地面。

饭后走与不走因人而异

饭后“走”与“不走”应因人而异。动静结合，适可而止，乃是上策。

从消化生理功能来说，饭后胃正处于充盈状态，这时必须保证胃肠道有充足的血液供应，以进行初步消化。这个时候匆忙起身而走，势必会有一部分血液集中到运动系统中去，这样就延缓了消化液的分泌，破坏了胃的正常消化，容易诱发功能性消化不良。

因此，“饭后百步走”并不适用于所有人，它只适用于平时活动较少，尤其是长时间伏案工作的人，以及体形较胖或胃酸过多的人。对于这些人，饭后散步 20 分钟，有助于促进胃肠蠕动，有助于胃肠消化液的分泌和食物的消化吸收，但至少应在饭后20分钟后再开始百步走。饭后匆忙走动所消耗的能量，实际上是透支了进餐前的体能，人体内的血液就会更多地分布于躯干、四肢等活动部位，使胃肠道血液供应量相应减少，消化酶的分泌也随之减少。此时如果再做一些对灵敏性和准确度要求较高的活动或工作，比如驾驶，则很容易导致不良后果。据美国保健学会专家的调查发现，许多车祸的发生与肇事者饭后立即驾驶有关。这是因为饭后血液都集中于胃部，大脑缺氧现象严重，注意力难以集中，反应速度慢，灵活性下降。

“日行八千步”怎么走

步行是最好的运动，著名养生保健专家洪昭光教授提出了“日行八千步”的养生保健方法。步行可以逆转冠状动脉硬化斑块，还能有效地预防糖尿病，特别适用于中老年人。那么，这“八千步”该怎么走呢？

洪昭光教授指出，“日行八千步”怎么走都行，“关键是你走了，运动了。”

上下班时间走路可以算，在办公室走动也可以算。除此之外，每天最好能再抽出半小时走路。一次走完半小时，还是每次走十分钟、三次走完，都可以。

走路的时机没有限制，早晨、中午、晚上都可以。但岁数太大、心脏不好的人尽量不要在早晨走，对他们来说，傍晚走最好。也不必刻意追求走路的姿势，依个人习惯就好。大步走、小步走，快一点、慢一些，手臂怎么摆、摆动的幅度怎么样，都可以根据个人爱好选择。

能多走一些更好，比如走45分钟或者1小时。但洪昭光教授强调，多走也要有度。走完了不累或者有一点累，但很快能恢复过来，就没有问题。走完了很累，第二天都不能恢复，或感到胸闷、胸痛，那就不合适。

运动方式是可以相互替代的。洪教授介绍，如果做了其他运动，就不必再走路了。比如，今天打了羽毛球，就不必再走半小时路了。步行能使神经系统功能尤其是平衡功能改善，能改善思维能力，使情绪变得愉快。我们提倡的“日行八千步”，更深层次的意义是倡导大家多运动。适量运动，把运动当成一种生活习惯和方式，享受运动、快乐运动最重要。如果把每天走半小时或者八千步当作一种负担，愁眉苦脸地走，那就没有什么意义。

最“优”的运动与最“坏”的习惯

最“优”的抗高血压运动 可供高血压患者选择的运动方式有散步、骑自行车、游泳，不宜采用举、拉、推、挑重物之类的运动方式，因为这些运动可诱发舒张压上升。散步等运动，可通过肌肉的反复收缩，促使血管收缩与扩张，从而降低血压。

但有严重心律失常、心动过速及明显心绞痛者，发病时宜静养，暂停锻炼。

最“优”的健脑运动 运动最健脑，同时，运动可提高心脏功能，加快血液循环，使大脑获得更多的氧气与养分。其中尤以跳绳运动为佳。跳绳可促进血液循环，使人顿感精神舒适，还可起到通经活络、健脑和温煦脏腑的作用，提高思维和想象能力。

最“优”的减肥运动 科学家研究发现，凡是增氧健身运动皆有减肥的功效，以手脚并用的运动为优。

首推滑雪、游泳。以游泳为例，由于水的热导率比空气高 25 倍，在 12℃的水里停留 40 分钟所消耗的热量，即相当于在同一温度的空气中停留 1 小时的消耗量。如果你正当壮年，也可以选择拳击、举重、爬山，这些运动对消耗脂肪特别有效。

最“优”的防近视运动 体育运动也可为近视眼的治疗助一臂之力。打乒乓球对增加睫状肌的收缩功能很有益，视力恢复更明显。打乒乓球时，眼睛以乒乓球为目标，不停地远、近、上、下调节和运动，不断使睫状肌放松与收缩，眼外肌也在不停地收缩，大大促进眼球组织的血液供应和代谢，因而能有效地改善睫状肌的功能。

最“优”的健美运动 专家推出的最新策略是：从日常的站、坐等细节做起，加强平衡性锻炼。如站立时，全身尽量保持一条线。最忌侧身、弯腰、弓背等。

最坏的四个健身习惯 美国纽约著名健身教练艾米霍夫在《健身》杂志上为我们指出了 4 个最常见的锻炼坏习惯。

运动到大汗淋漓 许多人喜欢运动的时候出一身汗，似乎只有大汗淋漓才感觉得到了充分锻炼，但这只会让你运动过量，失去很多水分，从而导致抽筋、缺水和其他一些运动伤害。因此，运动中一旦出汗，应及时补充水分并适当调整强度，休息几分钟并喝上两口水。

只选择一种运动 很多人喜欢只做一种运动，如跑步或者骑固定脚踏车，认为只要长期坚持就能效果明显。其实，全面锻炼需要几种运动搭配进行。力量训练可以帮你保持肌肉形状，延缓因为年龄带来的肌肉松弛。最好将有氧锻炼和负重训练结合起来，“跑步、打球、仰卧起坐、举重都要尝试一下”。

边翻杂志边锻炼 有些人常常一边蹬脚踏车一边翻看杂志，觉得这样能得到全面放松。但要知道，一心不

能二用，看杂志就意味着你没法同时关注你正在进行的运动。如果非要做点别的，好让锻炼不那么枯燥，那可以听听音乐，因为它不像阅读那么需要集中注意力。

饿着肚子做运动　很多早晨起床或下班后运动的人会空腹锻炼，“饿着肚子做运动无异于开着一辆没有油的坦克，你的身体需要能量来保证运转”。一些健康的小吃，如燕麦粥或香蕉，可以很容易就被消化掉，并提供你接下来运动所需的额外能量。早上运动时尤其不能空腹，因为经过一夜，你的胃已经空了，热量已经消耗完毕，你需要给身体加些“燃料”。

步行锻炼多大强度才有效

步行锻炼老少皆宜，简便易行，安全有效。但是如果达不到“中等运动强度”，那么健身效果就并不明显。

步行中所谓中等运动强度，就是运动时心率达到人最大心率的70%~85%。例如，一个人安静时的心率是70次/分，他中等运动强度的心率大约是130次/分。在步行锻炼时，按大多数人散步式的方式进行，心率只能达到100~110次/分，因此，尽管走了一万步，锻炼效果也不会好。

也有人一会儿快走，一会儿慢走，即使达到中等运动强度，但是时间不够长，效果也不好。因为这个强度的前20分钟步行，身体消耗的只是肌肉中的糖原，只有在20分钟后，才会动用脂肪为身体提供能量。因此，若要达到消除脂肪、降血脂和减肥的目的，至少要步行20分钟以上。

散步是不会达到这种运动强度的，一般需要健步走或大步走，加快步幅、步频，加大上臂的摆动幅度，或者走跑交替（适用于适合跑步锻炼的人群），还有就是持专用越野手杖行走。

掌握了好的运动方式，每天的锻炼时间至少要在50分钟左右，每周锻炼4~5次，最好再加一次登山，那么，您的健身就一定会出现效果。

草地健身操让身体更和谐

草地健身操体现了人与自然的和谐相处，可使身心得到陶冶和锻炼。

1.准备：清理草地杂物，选择其中一处干净、平坦、能晒到太阳的地方，脱鞋穿袜，做好运动前的准备活动。

2.开始：全身放松，平躺于草地上，双脚平踏地面，双手放在身体两侧，掌心向下按着草地。默数20次停止。

疗效：接地气，使人体与大地的正负电荷相互中和，排掉人体的静电与废气，排毒。

3.双手上推20个来回，模仿卧推杠铃的动作，速度要慢。

疗效：主要锻炼胸大肌、肱三头肌、三角肌、前锯肌等胸部和肩带肌群。同时深呼吸可增强肺活量。

4.仰卧起坐20次，最好双手在头后负重完成。老年人不必负重。

疗效：提高腹肌和固定脊柱的肌群力量，使腹围缩小。减肥、年轻化作用明显，可以与直立抬腿的动作配合使用来加强效果。

5.俯卧撑20次，练习中尽量加大两臂的屈伸幅度。老年人可不做。

疗效：主要锻炼肱三头肌、胸大肌、三角肌和前锯肌等肌群。

6.深蹲起20次，慢蹲快起，深蹲后伸膝时要提起脚后跟。

疗效：锻炼股四头肌、臀大肌和腰部肌群。

7.俯卧收小腿20次，收小腿的动作幅度要大。

疗效：锻炼股二头肌。

8.站立左、右转体运动各10次，共20次，转体动作的幅度要大。

疗效：锻炼腰部肌群。

9.在草地上顺时针、逆时针各走10圈，亦可正、反行走各10圈。

疗效：按摩足穴，医治全身，能调节大脑和人体功能。

10.面朝太阳，做20次双手扩胸运动后收操，扩胸动作幅度要大。

疗效：锻炼胸大肌和心血管系统。配合深呼吸效果更好。面朝太阳的目的主要是吸收阳光，使体内产生活性的维生素D_3，有利于钙的吸收。

交替运动自我健身妙法

交替运动，是根据相对医学的理论而产生的一种新的健身观念和方法，它可使人体各系统生理功能交替进行锻炼，是提高自我保健能力的一种新的理论和措施。交替运动主要包括以下几个方面:

体脑交替 要求人们一方面进行体力锻炼，如跑步、游泳、爬山、适当劳动等，另一方面进行脑力锻炼，如棋类活动、智力游戏、背诵诗词或外文单词等。这样不仅可以增强体力，而且还可使脑力经久不衰。

动静交替 一方面要求人们不断进行体力和脑力的活动锻炼，另一方面要求人们每天抽出一定时间使体、脑都静下来，全身肌肉放松（站、坐、卧的姿势均可），去掉头脑中的一切杂念，把意念集中于肚脐。这样可以调节人的全身脏器活动。

左右交替 要求人们右侧肢体和左侧肢体做交替运动。如果你是用右手干活，建议你经常用左手练健身球，有机会就活动左手。对此建议，你千万不要轻视。有人说，手是外部的“脑”，不要看手小，支配一个大拇指的大脑皮质在大脑中所占的区域几乎是支配整个大腿的大脑皮质所占区域的10倍。如果你很少用你的左手，大部分右侧大脑皮质都在“荒芜”着，多可惜！反之亦然。国外一位80多岁的老人，从小是一个“左撇子”，进入老年不久，患上了左耳重听(耳聋)及左眼白内障。经多种药物治疗未能奏效，后来他接受了一位神经科医生的建议，把左手做事改为右手。由于他坚持右半身的肢体活动和用右手玩健身球，没过多久，他的左耳逐渐恢复了听力。

上下交替 人们由于直立而形成的手足分工无疑是一种进步，但也带来了消极作用。如：双足的精巧动作功能退化，支配双足的大脑皮质功能也相应退化。因此，人的机动性、灵活性、敏捷性、对外界的反应能力也随之降低。上下交替运动除了坚持上肢活动外，特别要求用你的脚趾做一些精巧动作，如夹取东西。还可以酌情做一些倒立动作，这样可增强你的机敏性，减少脑血管疾病的发生。

前后交替 向前行走在常人大脑皮质运动区已经成为“定势”。要尽力改变这一“定势”，每天应做一些“向后退”的动作。这不仅可使你的下肢关节灵活，思维敏捷，还可防治某些腰腿痛，避免进入老年后下肢活动不灵，步态不稳。

此外，还有心肺交替锻炼、冷热交替锻炼以及“逻辑思维和形象思维”的交替锻炼等。请根据自身情况和交替运动的原则，自己去设想创造。如能经常锻炼，你的反馈、控制、调节功能将大大增强，身心会更健康。

散步方法要因人而异

对有慢性病和体质虚弱的老年人来说，散步是很有讲究的。患慢性病和体质虚弱的老年人，在散步时要掌握好平衡，不同类型的老年人，散步的姿势也有所不同。

体质虚弱者 散步时，应适当将两只手臂甩开，步伐迈大些，散步的速度最好由慢到快，这样可以尽量将全身活动开，使全身各器官都能参与到运动中，有效地促进体内的新陈代谢。一般每天散步1~2次，每次1小时左右。

肥胖者 可适当将散步的时间、距离拉长，并将运动量加大些。最好坚持每天散步2次，每次1.5小时，可适当走快些，使体内多余的脂肪得到充分燃烧，从而达到减轻体重的目的。

高血压患者 散步时可尽量使脚掌着地、胸脯挺起，不要弯腰驼背，以免压迫胸部，影响心脏的正常功能。步伐应以中慢速为宜，不要太快，否则容易使血压升高。最好不要在早上散步，而应选择晚饭后。因为一般来说，早晨人体血压最高，傍晚相对稳定。

冠心病患者　最好慢速行走。以免心律失常，诱发心绞痛。散步最好在餐后 0.5~1 小时进行，每天 2~3 次，每次 0.5 小时。

糖尿病患者　散步前，要特别注意先吃点东西，不能饿着肚子，否则很容易使大脑供血不足，出现低血糖，严重时还会因头晕导致摔跤。餐后散步时，步幅可适当加大，挺起胸脯，甩开手臂，每次散步以 0.5~1 小时为宜。

由于每个人的心肺功能不一样，因此散步时要量力而行。根据各自身体的承受能力，加快或减慢行走速度。一旦出现胸闷、心慌、头晕等情况，就应该停下来歇一歇。

春季养生新法则

春为四时之首，万象更新之始。在春天到来之际，自然界呈现一派生机盎然、欣欣向荣的景象。因此春季养生必须顺应春天阳气生发、万物萌生的特点，要求注意维护阳气，着眼于一个“生”字。

精神养生保健法：宁静为本，保精养神　人的精神活动必须顺应四时气候的变化才能使精神内守。人体受季节影响最大的时候是季节更替之时，尤其是冬春之交的时候。有些人对春天气候的变化无法适应，易患精神疾病。

中医认为，春属木，与肝相应；肝主疏泄气机，喜条畅而恶抑郁。春三月是升发季节，万物始生，此时情志宜内守，即要驾驭和调控好自己的喜、怒、忧、思、悲、恐、惊七情。如果思虑过度，忧愁不解，就会使体内气机升降失常，从而导致脏腑功能紊乱而发生疾病。因此，春季养生要力戒动怒，更不要心情抑郁，要做到心胸宽阔，豁达乐观。

起居调养保健法：早睡早起，避寒保暖　在春天到来之时，人体阳气渐趋于表，皮肤舒展，末梢血液供应增多，汗腺分泌也增多，各器官负荷加大，而中枢神经系统却发出一种镇静、催眠的信息，肢体反觉困倦，然而睡懒觉不利于阳气升发。为了适应这种气候转变，在起居上应早睡早起，经常到室外、林荫小道、树林中去散步，与大自然融为一体，以适应春天生长之气。

俗话说，“二月休把棉衣撇，三月还有梨花雪”“春天孩儿面，一天变三变”。早春时节气候多变，时寒时暖，同时人体对外邪抵抗能力减弱，因此春天到来之时不要一下子就脱掉厚衣服，老年人和体质较弱者，特别是患有心脑血管疾病、糖尿病的中老年人，更应注意根据气候变化调整衣着，以防脑卒中、急性心肌梗死的发生。初春阴寒未尽，阳气渐升，穿衣时要注意“下厚上薄”。“下厚”以利于春阳之气升发，“上薄”以防阳气升发太过，这是古人养生的经验之谈。

饮食摄养保健方法：宜甘减酸，补脾养阳 《千金方》记载，春季饮食宜“省酸增甘，以养脾气”。中医认为，脾胃是后天之本，人体气血化生之源，脾胃之气健壮，人可延年益寿。而春天是肝旺之时，多食酸性食物会使肝火偏亢，损伤脾胃。

春季食补宜选用较清淡温和且扶助正气、补益元气的食物。例如：偏于气虚的人可多吃一些健脾益气的食物，如红薯、山药、土豆、鸡蛋、鹌鹑蛋、鸡肉、牛肉、猪瘦肉、鲜鱼、花生、芝麻、大枣、栗子、蜂蜜、牛奶等；偏于气阴不足的人可多吃一些益气养阴的食物，如胡萝卜、豆芽、豆腐、莲藕、荸荠、百合、银耳、蘑菇、鸭蛋、鸭肉、兔肉、蛙肉、龟肉、甲鱼等。另外，春季饮食还要吃些低脂肪、高维生素、高矿物质的食物，如新鲜蔬菜，包括荠菜、油菜、芹菜、菠菜、马兰头、枸杞头、香椿头、蒲公英等，这对于因冬季过食膏粱厚味，近火重裘所致内热偏亢者，还可起到清热解毒、凉血明目、通利大小便、醒脾开胃等作用。

运动护养保健方法：适度锻炼，强体防病 冬令严寒，人体代谢功能低下，藏精多于化气，阳气有不同程度的下降。入春以后，万木吐翠，空气清新，正是采纳自然之气养阳的好时机，而“动”为养阳最重要的环节。散步、慢跑、做操、打拳、打球、放风筝等，或漫步于芳草小径，或疾行于河畔林间，踏青问柳，游山戏水，登高望远，神悠悠、乐融融，让机体吐故纳新，身心融入大自然之中，可使筋骨得到舒展，为一年的工作学习打下良好的基础。实践证明，春季经常参加锻炼，不仅能畅达心胸、怡情养性，而且还能使气血通畅、淤滞疏散，提高心肺功能，强体防病。

从立春至春分，人体的经气分别运行于肝胆脾胃，如果以上脏腑素有旧疾，则可能在春季复发，因此可以常做下列保健操来健体：

1.一脚或前或后，轻轻踮起脚跟，再轻轻放下，做几次后再换另一脚，几分钟以后，感觉头目舒适即可。

2.两脚分开与肩同宽，脚趾稍向外张，以感觉身体舒适为原则，右手上举，位于耳旁，手掌向上，右肩稍向前或向后活动，以感觉右肋部有热气冲出来为度，如果没有这种感觉也一样可以做此动作，几秒钟后，右手放松下垂，如此重复几次，然后换左手重复以上动作。

药物养生保健方法：益气助阳，滋阴补肾 传统养生学有“春夏养阳，秋冬养阴”之说，春季养阳补肝也是养生保健的重要方法。

药补，是针对人体已明显出现气、血、阴、阳方面的不足，依靠食补已不能纠正其亏损时，在中医指导下，施以甘平的补药，以平调阴阳，祛病健身。对于体虚乏力，少气懒言，不耐劳累，经常感冒，容易出汗或内脏下垂等，可酌情选用中成药补中益气丸、人参健脾丸、香砂养胃丸、玉屏风散等，配合药膳调理。药膳可选食黄芪党参炖鸡、人参蘑菇汤、参枣米饭等。

另外，根据中医“春宜养阳，重在养肝”等理论，春季人体的肝功能较为旺盛，故应注意补肝，可用芡实粥益精气、地黄粥补体虚、防风粥去四肢风湿，用枸杞子、黄精、玉竹、沙参等进补。还可选食具有滋补作用的首乌肝片、燕子海参、人参米肚、赤箭凤冠等以助肝气之升发。

春季保健“防”字当头

春暖花开，万物复苏，也是人体内脏和器官生理功能开始活跃的时节。然而春天气候多变，细菌活跃，湿度降低，使得老年人的养生问题显得格外关键。一些让人意想不到的疾病就会在你不注意的时候找你的麻烦。因此，老年人春季养生，应“防”字当头。

春季锻炼防止太“激动” 春天刚刚露出一点头，老陈就急匆匆地邀上几个老友锻炼身体去了。老陈的身体还算硬朗，每天选择 40 分钟的长跑，再加上 20 分钟的跳绳。一个晨练下来，他早已气喘吁吁、虚汗直冒。一天，老陈支撑着疲惫不堪的身体继续在公园锻炼的时候，突然两腿发软，瘫倒在地。经医生诊治，原来老陈因活动量过大、出汗过多，又没有及时采取保暖措施，最后感染了风寒。

专家解答：经过寒冷的冬季，身体各器官的功能都处在一个较低的水平，肌肉和韧带也都比较僵硬，此时如果突然加大运动量，会对身体造成较大的消耗。普通的锻炼者如果没有专业人士指导，很可能忽视了对身体损耗的及时补充，影响锻炼效果。因此，在进行锻炼前，一定要进行充分的准备活动，让肌肉和韧带得到充分的放松，防止因为运动量的突然加大而造成肌肉和韧带损伤。爬山、慢跑、步行和做广播体操等节奏比较慢而且运动量不大的锻炼方式，应该成为首选。

春雨连绵,防湿气伤身 老张身体一向很棒,退休后,没事就在外面转悠。前一段时间天气潮湿得很,还时不时来一场不大不小的雨,可他从不把绵绵阴雨当回事,经常说:“那么丁点儿雨,就是淋湿一点嘛,也没什么大不了的!”结果病倒以后,感冒发热,除了身体疲累、没有精神外,还觉得头重脚轻,食欲下降。后来,老张到医院检查,医生说是由于淋了雨,感染了湿邪。老张这才知道,原来绵绵小雨也不好惹啊!

专家解答:中医学认为,“湿邪”是“六淫”(风、寒、暑、湿、燥、火六种外感病邪的统称)之一,在人体正气不足、抵抗力下降时,就会成为致病因素,侵犯人体导致疾病。对抗湿邪首先要注意保暖,不要受凉,也不要吃太寒的食物,多吃健脾胃、去湿的食物,适当温补,让湿气随大小便外排。天气好时要多出外晒太阳,适当运动。

防光过敏引发皮疹 退休多年的周师傅身体硬朗、精神矍铄,只是血压有些偏高,但每天坚持吃药,控制得还不错。近日天气晴好,周师傅常在外晒太阳,可回家后,他裸露的皮肤就会发红、发痒。周师傅十分纳闷,特地去咨询了医生。医生告诉他,他患了光敏性药物皮疹。因为他服用的降压片里面有一种成分对光线特别敏感。它进入人体后,随血液循环分布到皮肤,在光照的诱发下,就会促使人体产生药物过敏反应。

专家解答:这种由于光线诱发药物过敏的作用称为光感作用,其引发的皮疹称为光敏性药物皮疹。光敏性药物皮疹主要发生在皮肤过敏者身上。患者在服用或注射过具有光敏性的药物,同时接受了一定量的日光照射后,受晒部位的皮肤会发红、发痒,严重者甚至在面部、手、上臂皮肤处都有明显的红斑或大疱,并伴有灼痛感。在使用光敏性药物期间及停药后5日内,应避免接触阳光或紫外线,如出现光敏性反应或皮肤损伤,应立即停用药物,并去皮肤科就诊,不要自作主张乱用药,以免延误病情。

春钓的三个最佳选择

春季来临,草鱼、青鱼、鲤鱼、鲢鱼、鳙鱼、罗非鱼等饥饿已久,寻食格外积极。因此,春季钓得大鱼的机会颇多。

最佳钓位选择 草屑、菜叶、昆虫多的水域,猪栏、牛栏、饭堂、酒家、鸡鸭场附近的水域,水库附近有玉米、豆类、高粱等植物茎、叶、果、穗的水域,龙眼、稻谷、菠萝、甘蔗附近的水域,湖湾、湖汊等水草颇多、藻类丛生的水域，网箱养鱼附近的水域……

最佳钓具选择 可用2.4~2.7米海竿，远钓颇佳。

最佳钓饵选择

草鱼饵 可用嫩菜芽、嫩竹笋、嫩苇芯、桑葚、熟柿子等，还可用蒸熟的玉米窝头，加入酒糟、小鸡饲料、香精、红糖舂揉成团作钓饵。

鲤鱼、鲮鱼饵 可采用商品钓饵，也可用蚯蚓、河虾、柴虫、蚕虫蘸糨糊后，再蘸些牛奶粉、炒香芝麻粉，再挂钩甩钓，效果颇佳。此外，还可自配素饵，用70%的蒸熟玉米面团，加上20%的花生粉、芝麻粉，10%的鱼虾粉和一些糯米甜酒、红糖、香精、五香粉，让钓饵馨香味美、荤素齐备，鱼上钩颇快。

鲢鳙鱼饵 可直接购买商品鲢鳙钓饵，也可自配。用2000克玉米粉、500克豆粉、500克米糠、500克麦麸、500克面粉加水搅匀后，蒸熟晾冷，再加500克大蒜泥和250克酒糟，用两层塑料袋密封严实，在烈日下暴晒20~30日，让其具有浓烈酸味，垂钓前加一些红糖、五香粉、鸡蛋，让钓饵又酸又臭，又甜又腥又香。

青鱼饵 可用螺肉、蚕蛹、大蚯蚓蘸糨糊后，蘸牛奶粉、炒香花生粉后挂钩甩钓，钓饵又腥又香，诱大鱼上钩的效果好。此外，也可用蒸熟的玉米面团，加上炒香花生粉、芝麻粉、鱼虾粉、牛奶粉，让其荤素齐备。

罗非鱼饵 提前两天定点撒下剩饭、罗非鱼料约1500克，第三天垂钓，抓两把罗非鱼料撒下，然后用海竿挂上蒸熟的玉米粉团，加上用罗非鱼料舂揉成团的钓饵；或者用长手竿，钩挂上小虾、小蚯蚓甩钓，上鱼也快。要钓得大罗非鱼，就要选用大一些的虾或蚯蚓。

春天是养肾的好季节

春天是肾功能不佳患者进行养肾与调理的好时机。根据中医临床经验，此时服用强肾配方与固肾药膳，对肾功能初期恶化患者与肾病末期患者的疗效皆可达六成以上。同时也提醒患者注重春季生活调理，饮食以清淡甘味为主，不可过于辛辣油腻，以免损及肝肾，建议食用蔬果类清淡食品，如山竹、莲藕、薏米、黄瓜及香瓜等。

肾脏病患者在春天的生活调理也不可忽视，例如早起呼吸新鲜空气，做柔软体操，还应注重保温，以免感冒。

普通人若想在此时进行保肝健脾及固肾，下面提供4种药膳做参考：分别是以山药、白果及芡实为主的“健脾固肝粥”，以白木耳、枸杞子与猪肝为主的“春天养肝汤”，以白木耳、莲子、枸杞子为主的“春天养肝固肾汤”，以及冰糖大麦茶。

此外，老年人也可做些简单的身体运动来补肝益肾，健脏护体。

健肾法 站立，双手握拳，紧抵左、右腰部，身体向两侧摇摆30次；双臂伸直下垂，右手盖在左手上，身体向两侧摇摆30次。

健脾法 立正姿势，双臂同时向一个方向摇摆。手摆向左侧时，头也要转向左侧，意念从胸至左足；手摆向右侧时，头亦向右，意念从胸至右足。反复做30次。

健肺法 立正姿势，双手掌心向后，俯身擦足3次；再双手掌心向前，俯身擦足3次。反复做10次。

健肝法 站立，两手置于身体两侧，交替下按，意念达到掌心及指尖，各做30次；然后双手置于胸前，手心向前推，意随手走，反复做3次。再以双手向身体两侧平推，意念把身体浊气通过手推至体外。

健心法 站立，左手轻握右手背，置于胸前，然后沿胸壁移动。向右移时，左臂贴胸；向左移时，右臂贴胸。各做10次。然后双臂交替前伸与后甩，各做10次。

夏季锻炼小提醒

夏季锻炼身体，关注细节很重要。

穿着棉制服装 浅色的衣服可以减少热量的吸收，穿起来比较凉快；深色的衣服会吸收更多的热量，穿起来比较闷热。棉织品透热、吸汗，优于化纤制品。因此，夏季运动着装以浅色棉织品为好，款式越宽松，散热性能越好。

晨练不宜过早 夏季天亮得比较早，很多有晨练习惯的人都是天一亮就出门运动。事实上晨练不宜太早，以免影响正常睡眠。

避免阳光直射 夏季每天上午10点到下午4点是紫外线、红外线最强的时候。过强的紫外线可造成皮肤和眼睛的损伤，并可致皮肤癌。而长时间照射红外线，可使颅内温度上升，脑膜出现炎症，发生日射病。因此应尽量避免在阳光最强的时候在室外运动，更不可光着上身运动。

控制运动强度 夏季人体能量消耗很大，运动时更要控制好强度。一旦出现中暑症状，应立即到阴凉通风处坐下，喝些凉盐开水，呼吸新鲜空气，在额部或腋下等处进行冷敷。有头晕、头痛、恶心、呕吐等症状时，可服用仁丹、十滴水等祛暑药物。如经过处理仍不见好转，应立即到医院就诊。

及时适量补水 夏季运动出汗多，盐分丢失多，容易使细胞渗透压降低，导致钠代谢失调，发生抽筋等现象。因此，夏季运动及时补充水分非常重要。补水方法最好是少量多次，运动中每10~15分钟饮水150~200毫升。但不要喝过甜的饮料，以避免增加胃的负担。运动后也应及时补充水分，但不要一次喝得太多，狂饮会增加心脏的负担。

别用冷饮降温 有的人运动后习惯吃冷饮。事实上，在身体温度很高的情况下吃冷饮会伤害肠胃。这是因为运动时大量血液涌向肌肉和体表，而消化系统则处于相对贫血状态，这时进食大量冷饮不仅会降低胃的温度，还会冲淡胃液，使胃的生理功能受损，轻者会引起消化不良、呕吐、腹泻、腹痛等急性胃肠炎，重者还可能为以后患慢性胃炎、胃溃疡等埋下祸根。运动后温淡盐水是最好的饮料。

不要立即冲凉 人体充分运动后会大汗淋漓，全身的毛孔都打开了。如果这时突然用冷水浇身，会引起感冒、发热。且冲凉并不能帮助肌肉放松，反而会使肌肉更加紧张。正确的方法是等身上的汗干了，再用温水冲澡，水温应高于体温1~2℃。

盛夏要防“眼中风”

天气炎热，空调成为很多家庭的必备之物，人们在享受空调带来的清凉时，身体健康也在经受着考验。尤其是老年人在用空调时，如果温度调得太低，从高温环境突然进入低温环境，或者从凉爽的室内走到酷热的室外，容易使血管收缩异常，导致脑卒中或心脏疾病。如果眼底的微小血管发生阻塞，就是俗称的“眼中风”，不及时自救或就医，很有可能导致失明。眼科专家提醒，炎炎夏日人们不仅要防中暑，还要预防“眼中风”的发生。

夏季是“眼中风”的高发季节

“中风”是中医的说法，“眼中风”可能是民间一种并不规范的说法。“中风”即脑卒中，是指患者突然口歪眼斜、半身麻木，重者瘫痪、昏迷等，就像被“善行数变的风”击中了一般。

“眼中风”发病原因与脑卒中如出一辙，突然发作、症状多变、出现血管的阻塞，由于有这些相同的特性，人们往往就把视网膜中央血管的阻塞称为“眼中风”。

“眼中风”最重要的症状就是无痛急速的视力下降。有的患者本来眼睛好好的，但睡午觉醒来，却发现自己的眼睛看不见东西了；有的患者的感觉则是由远及近、一路变暗，最后是一片漆黑，宛如置身于电影院中。还有的患者初时一侧“眼中风”，另一只眼的视力是正常的，但在一两年后这只正常的眼也可发生“眼中风”。

“眼中风”的病因及多发人群 “眼中风”属于眼科急症，如不能及时治疗，可能会失明。即使经过及时治疗，往往也会留下视力严重下降的后遗症，因此控制好原发疾病，在病发后紧急自救非常重要。

“眼中风”从病因上来说可分为两大类，即视网膜中央动脉阻塞和视网膜中央静脉阻塞。

前者多是由颈动脉粥样硬化斑块脱落的碎屑所致，少数是由于心脏病患者瓣膜上的赘生物脱落形成栓子，或因血管狭窄、痉挛、炎症等造成。这种病并不多见，但后果极为严重，可突然导致全盲，即暴盲。

后者的病因包括高血压、动脉硬化、血液黏稠度增高、血管内壁损害等，根据临床症状又可分为缺血型和出血型两类。此病较为常见，发病及治疗不像动脉阻塞那样紧迫，预后也较好。

“眼中风”多发于中老年人群中，尤其是患有动脉硬化、高血压、糖尿病、高血脂等病的中老年患者。临床上，一些严重的开放性骨折外伤的患者也易发生“眼中风”。

此外，降压药使用不当也可引发“眼中风”。研究发现，有3/4“眼中风”引发因素为夜间血压过低，这与睡前服用降压药或降压药用量过大有关。

“眼中风”时学会紧急自救 “眼中风”症状超过30分钟，治疗价值就不大了，即便经过治疗，视力也会急剧下降，因此控制好原发疾病很重要。患有血管性疾病的老年人，平时应积极治疗和控制原发病。此外，所处环境冷热温差过大、长时间静坐、抽烟等因素，更会增加“眼中风”发生的机会。

一般来说，“眼中风”在发病前有一些先兆，如一时性失明、眼前黑雾或波纹、视物模糊等，这时就应马上找医生检查。如果有条件，应该尽快含服硝酸甘油，这可以为医院抢救争取更多时间。在去医院的路上应保持镇静，并进行一些自我急救：可以闭上眼，用食指在眼球表面轻轻揉，压力不要太大，轻轻按一下，然后缓一下，再按一下，这样给眼球和血管之间造成一个压差，目的是让栓子不停留在一个部位。否则，持续栓塞某个地方的话，可能导致这部分的视细胞损害，造成视力障碍。

秋季的益肺养生

秋季该如何养生呢？根据中医学的观点，秋季保健当以肺为先。

喝水益肺 秋季养肺的最简便一招是积极补充水分。秋季气候干燥，使人体大量丢失水分。据测算，人体皮肤每天蒸发的水分在600毫升以上，从口鼻呼出的水分也不少于300毫升。要及时补足这些损失，秋天每日至少要比其他季节多喝水500毫升以上，以保持肺脏与呼吸道的正常湿润度。

也可直接从呼吸道“摄”入水分。原理是肺“开窍于鼻”，通过吸入水蒸气而使肺脏得到水的补充。方法很简单：将热水倒入茶杯中，用鼻子对准茶杯吸入蒸汽，每次10分钟左右，早晚各做一次。

还要强化洗澡措施，因为皮毛为肺的屏障，秋燥最易伤皮，进而伤肺。洗浴有利于血液循环，使肺脏与皮肤气血流畅，发挥润肤、润肺的作用。

食粥养肺 进入秋天后，一日三餐宜以养阴生津的食物为主，如芝麻、蜂蜜、梨、莲子、银耳、葡萄、萝卜、青菜等柔润食物，少吃辛辣燥热食物，必要时可服用补品，但应清补，不可大补。以下几种药粥值得一试：

银耳大米粥 银耳5克，发泡后加入大米50～100克淘净同煮。粥熟后加蜂蜜适量，搅匀即可。

莲藕大米粥 莲藕10克洗净切碎，大米50克左右同煮。煮成后可加蜂蜜。

山药大米粥 山药100克，大米50克。山药洗净切块，大米淘净煮粥，一日2次分食。

大枣银耳羹 银耳泡发，加入大枣10枚，加入适量水煮1~2个小时，然后调入白糖或冰糖食用。

药膏润肺 秋令邪燥较盛，旧病容易复发，最常见的是咳喘和腹泻。此时，针对性地服用中药有一定的预防功效。

黄芪膏 黄芪100克，水煎3次，过滤去渣，再用小火煎熬，浓缩成膏状，加入蜂蜜500克。每日服2次，每次1匙。适用于体虚自汗、四肢乏力的痰咳虚喘者。

常笑宣肺 笑能促进体内器官健康，对肺特别有益。笑时胸肌伸展、胸廓扩张、肺活量增大，可以消除疲劳、驱除抑郁、解除胸闷、恢复体力。

运动健肺 强健肺脏的最佳方法是体育锻炼，如散步、做体操、练气功等，其中练气功尤为有效。由于秋主收藏，故以静功为妙。

吸收功 晚餐后2小时，选择室外空气清新之地，先慢步走10分钟，然后站定，面对明月，两脚分开与肩同宽，两手掌相搭，掌心向上，放于脐下3厘米处，双目平视，全身放松，吸气于两乳之间，收腹，再缓缓呼气放松，持续半小时即可。

拍肺功 每晚临睡前，坐在椅子上，上身挺直，两膝自然分开，双手放在大腿上，头正目闭，全身放松，意守丹田，吸气于胸中，同时抬手用掌从两侧胸部由上至下轻拍，呼气时从下向上轻拍，持续约10分钟，最后用手背随呼吸轻叩背部肺俞穴数十下。

轻松摆脱秋乏缠身之烦

秋季天高气爽，应是人们感觉最舒服的季节，为什么还会出现秋乏呢？从生理上讲，在炎夏时节，人的皮肤湿度和体温升高，由于大量出汗使水盐代谢失调以及胃肠功能减弱、心血管系统和神经系统负担增加，再加上得不到充足的睡眠，人体过度消耗了能量，失去了较多的“老本”。到了秋季，虽然人体出汗减少，体热的产生和散发以及水盐代谢也逐渐恢复到原有的平衡状态，人体进入一个生理休整阶段，身体就会出现各种不适，一些潜伏在夏季的症状就会出现，机体也产生一种莫名的疲惫感，比如不少人清晨醒来还想再睡，这种状况就是“秋乏”。

虽然说秋乏是补偿夏季人体超常消耗的保护性反应，但为了不至于因此而影响工作和生活，最好还是采取相应的防治措施。

“吃”掉秋乏　“药补不如食补”，只要掌握好饮食原则，赶走秋乏大有可能。

多喝水　秋天气候的主要特点是干燥，空气中缺少水分，因此必须经常给自己“补液”。早上喝杯淡盐水，白天经常喝茶水或白开水，晚上则喝点蜂蜜水，是秋季补充人体水分、缓解秋乏的保健良方。

保持饮食清淡、营养合理　不吃或少吃辛辣刺激性的食品。这些食品包括辣椒、生姜、花椒、葱及酒等。适量增加优质蛋白质的摄入，如蛋、肉、鱼、乳制品及豆制品等，不吃油腻的食物。

多吃富含维生素的食物，如新鲜蔬菜和水果　春华秋实，秋天的蔬菜和水果非常丰富，而且也能帮助克服疲倦。维生素作为辅酶，能协助肝脏把人体疲劳时积存的代谢产物尽快排除掉。蔬菜和水果为碱性食物，其代谢产物能中和肌肉疲劳时产生的酸性物质，使人消除疲劳。

还可多食用一些清热润肺的滋补性食物，如红枣、莲子、百合、银耳等。

伸个懒腰就能幸福　生理学家的研究显示，从容不迫地伸个懒腰可以使能量涌入，促进新陈代谢，甚至还可以增加因多啡激素（使人幸福的激素）的分泌。因此，睡醒后不要匆忙洗漱，要像猫一样懒洋洋地伸个懒腰，将身体尽量伸展。

照亮自己点亮情绪 有种病叫“照明依赖抑郁症”，它会在秋冬时节因为太阳光线不足等原因突袭健康的人们。尤其是那些生物钟还没有很快适应白天一天比一天变短的人们，会由此出现疲劳、失眠、心情不好和其他抑郁症状。其实治疗方法很简单——增加照明。美国科学家研究发现，每天照射一定量的太阳光或明亮的人工光线，可以减少照明依赖抑郁症患者的自杀念头。

当阴雨天或早晚无阳光时，尽量打开家中或办公室的全部照明装置，使屋内光明敞亮。人在这种光线充足的条件下活动，可调动情绪，增强兴奋性。

你快乐吗？让色彩决定

粉色 温柔的最佳诠释，这种红与白混合的色彩，非常明朗而亮丽，粉色意味着“似水柔情”。经实验，让发怒的人观看粉色，情绪会很快冷静下来，因粉色能使人的肾上腺素分泌减少，从而使情绪趋于稳定。孤独症患者、感到精神压抑者不妨经常接触粉色。

绿色 令人感到稳重和舒适的色彩，具有镇静神经、降低眼压、解除视疲劳、改善肌肉运动能力等作用。自然的绿色还对晕厥、疲劳、恶心与消极情绪有一定的缓解作用。

橙色 会令人感到欢畅快乐，对稳定情绪效果极佳。

秋冬骨折多，老人早设防

随着年龄增加，老年人负重及对抗外力的能力大大减弱，在很小的外力或无外力时即可发生骨折。同时，老年人肌肉功能衰退，肌肉的力量下降，肢体活动灵活性降低，行走时摔倒的机会增多。秋冬季节气候寒冷，老人的肢体容易出现麻木的状态，发生骨折的概率大为增加。因此，秋冬时节，老年朋友更要注意保暖，加强体育锻炼，预防骨折。

积极防治骨质疏松症 骨质疏松症是导致老年人骨折增多的直接原因。人进入老年期后，性腺分泌减少，进食少，钙摄取少，室外活动少，日照少，维生素D合成不足，肌肉缺乏锻炼，骨骼内血循环减少，骨骼的钙容易被吸收和移出，各器官出现退行性变，器质性疾患增多，行动迟缓，反应迟钝，视力、听力减退，损伤机会增加，这些都是老年人容易发生骨质疏松性骨折的原因。

提高骨密度，防止骨质疏松，一方面需要补钙，另一方面必须在负重状态下才能使钙质被有效地吸收到骨组织中。研究发现，凡是长期坚持运动，尤其是喜欢承重运动的人，其骨密度及强度明显高于同龄人。因此，老年人平时应坚持积极锻炼身体，增加活动量，如较长距离的散步、打太极拳等。同时养成不抽烟、少喝酒、不喝浓茶的良好生活习惯。女性在绝经后有一个骨密度快速下降的时期，此时要注意补充雌激素。

过于消瘦、闭经早、嗜好烟酒、患有内分泌疾病，以及长期使用皮质激素等药物的人，都属骨质疏松症的高危人群，对这些人要定期监测骨密度。如果骨密度低于正常指标骨峰值均数2.5个标准差，就可以诊断为骨质疏松症，此时必须接受正规的骨质疏松治疗。

日常生活预防摔倒 除了骨质疏松外，摔倒常是老年人骨折的外在原因，因此老年人要注意消除生活中容易导致摔倒的潜在因素：居住的地方地要平，家具要简单并靠墙摆放，东西不要放在老年人经常进出的地方以免绊倒，上下楼必须手扶栏杆、踩稳楼梯，洗澡要坐在凳子上，夜间上厕所必须开灯，起床时先在床上坐一会儿再下地，若猛然起床下地，易发生体位性低血压，导致患者晕倒受伤。

预防并发症重在护理 骨折一旦发生，应及早就医以免耽误诊断及治疗。老年人由于骨质疏松而易骨折，且因特定的生理特点，因此骨折愈合慢。而且老年人活动不便，卧床时间长，易发生并发症而影响愈合，因此老年人长期卧床时的护理格外重要。

防肺炎　长期卧床，肺活量减小，容易使支气管分泌物坠积于肺底，若合并感染则将引起坠积性肺炎。因此，在帮助老人翻身时，还要帮助其捶背，并鼓励老人做深呼吸增加肺活量，便于痰液排出，保持呼吸道通畅，防止肺炎发生。

防压疮　当患者需绝对卧床休息且不能随意翻身时，容易发生压疮。多发于骨性隆起部，如骶部、股骨大转子、足跟等。因此要勤换衣，保持局部清洁干燥。骨突出部位用50%酒精按摩，促进血液循环。并注意观察皮肤变化，加强皮肤护理。还可使用气垫床、定时抬臀、尾骶部用电吹风吹风驱潮及垫水垫减压等方法，以促进皮肤的恢复。

防尿路感染　老年骨折患者卧床后大小便需要别人照顾，因此常常害怕麻烦别人而不敢多喝水，结果很容易引起泌尿系统感染，特别是女性患者的感染率高。因此，家人要鼓励患者多喝水，每日应摄入2000毫升以上，增加排尿量，清洁尿道，预防感染。

防血栓　骨折术后，因手术使血流缓慢、创伤引起血管壁损伤和血液处于高凝状态，这三大因素易致下肢深静脉血栓形成。下肢肿胀、疼痛和浅静脉曲张是下肢深静脉血栓的三大症状。应适当应用药物治疗，此外应鼓励患者练习床上坐起，促进血液循环。在功能锻炼的同时应鼓励患者多饮水，以降低血液黏稠度。

防萎缩　卧床期间要保持适当的床上运动锻炼，以预防肢体废用性萎缩及关节挛缩。还要注意保持各关节功能位置，特别是患肢应始终处在功能状态下，这样方不至于骨折痊愈后站立不起来。

防抑郁　骨折后老年人生活不能完全自理，需要别人照顾，容易因长期卧床而情绪低落，产生抑郁。因此，家人尤其是子女要关怀和照顾好患者。如果患者能保持较好的心理状态，精神上愉快与平稳，也有利于促进骨折愈合，缩短卧床时间，早日康复。

巧点小穴位，急救大毛病

晕厥　由于劳累、饥饿、熬夜等原因所致的突然晕厥，表现为突然晕倒、不省人事、面色苍白、大汗淋漓、脉搏细弱等。遇到这种情况时，可用拇指持续捏压患者的合谷穴（虎口上）2~3 分钟，也可按压患者的人中穴（鼻与上唇之间的沟凹处），一般即可苏醒。

胃痛　当突然出现胃部痉挛性疼痛时，可用双手拇指揉按患者的双腿足三里穴（位于外膝眼下 4 横指、胫骨外侧 1 横指处），待有酸麻胀感后持续揉按 3~5 分钟，可以改善胃肠功能，使胃痛明显减轻或消失。

哮喘　当哮喘突然发作时，可用大拇指指端在患者一侧手掌鱼际穴处（第 1 掌骨中点桡侧、赤白肉际处）用力向下按压，并向左右方向按揉，3~5 分钟即可见效。

心绞痛　当突然发作胸前区疼痛，前胸部有压迫、憋闷、窒息感等心绞痛症状时，在无法找到硝酸甘油、硝苯地平等药物急救的情况下，旁人可用拇指掐患者中指指甲根部，以让其有明显痛感为宜，持续按压 3~5 分钟，同时拨打求救电话。

腿抽筋　小腿抽筋一般都发生在夜间，是由于夜间神经肌肉的兴奋性增高所致。可立即用拇指和食指捏住人中穴，持续用力捏紧 20~30 秒，疼痛可以缓解。

鼻出血　一般小儿和老人多发。若出现这种情况，可以迅速掐捏足后跟踝关节与跟骨之间的凹陷处。左鼻孔出血掐捏右足跟，右鼻孔出血掐捏左足跟，持续掐捏 3~5 分钟，出血便可停止。

值得注意的是，以上方法只用于临时急救，急救的同时要联系医院做进一步检查，以免延误病情。

心脏手术后的康复护理

心脏手术后康复护理的基本手段，是根据患者的病情帮助患者选择合理的康复方法，并督促患者有效地实施。外科手术最常用的康复方法是运动疗法，即通过运动来改善患者的精神和恢复器官的功能，下面对运动疗法及其训练做简单介绍。

运动疗法的目的 运动疗法的目的是改善关节活动范围，增强肌肉张力，促进血液循环，调节身体主要脏器的功能，提高日常生活能力。通过运动可以改善脑血流量，增加心率和心排血量，增加通气量，促进机体康复。适当运动对心脏手术后患者心肺功能恢复有重要意义。

运动训练的基本内容

关节运动 关节运动原则上要从近位关节到远位关节，但由于上肢运动对胸部切口影响大，故心脏手术后患者要从下肢远端开始活动。活动时要慢慢进行，动作不宜过大。术后第二天，若病情平稳，可在护士指导下开始活动，活动量以不感到疲劳为度。手或下肢有输液时不宜做关节活动。

呼吸运动 脱离呼吸机后，为预防肺内感染和肺不张，要进行适当的呼吸运动和咯痰训练。运动方法为深呼吸、吹气球、使用呼吸训练器及软垫按压刀口协助咯痰等。有条件的还可穿弹性背心，保护刀口。

生活能力训练 术后病情平稳，患者可从床上坐起，自己练习吃饭、喝水、洗脸、刷牙、穿脱衣裤等。恢复期患者下地步行活动，步行训练的顺序是：坐位→站位→扶床移动→独立移步→室内走动。患者出院后还应继续做上述动作，运动幅度和运动量可逐渐增加，如步行训练可由平地慢步行走逐步过渡到上楼梯、快步行走。小儿心脏手术刀口愈合后，还要练习扩胸运动，防止“鸡胸”。

不宜做运动的患者 严重心肺功能不全者，术后发热、贫血者，安静时心率超过 100 次 / 分者，训练时出现呼吸困难、眩晕、胸痛或发绀者，运动时心率超过 135 次 / 分者，45 岁以上患者心率超过 120 次 / 分者，应引起注意，一般不适宜进行运动锻炼。

常动脚踝可防治高血压

中医认为，足部是人的第二心脏，而脚踝是左右足部血液流动的重要关口。

如果脚踝柔软有弹性，那么回心的静脉血液就能顺利通过脚踝；如果脚踝老化僵硬，那么回心的静脉血液就会像“塞车”一样淤滞在脚踝附近，这样会使心脏的负担加重，长期下去就可增加患高血压的危险。并且脚踝部的血液循环不畅，对已经患有高血压的人来说，也非常不利于病情的好转。

因此，通过做体操或按摩，使僵硬脚踝变得柔软灵活，对老年人来说，不但可以使回心血液顺畅地通过脚踝，还可以缓解高血压的症状。

考虑到老年人需要做简便、安全的运动，建议老年人在活动脚踝的时候，做做以下几个动作。

上下活动脚踝　坐在椅子上或床上，一只脚着地，另一只脚略微伸直，配合呼吸活动脚踝及脚掌。即呼气时脚尖尽量向下压，吸气时脚尖尽量往上钩。呼吸速度不宜太急，两脚各做 10 次（多做不限）。

旋转脚踝　以跷二郎腿的姿势，将左脚抬起，置于右侧大腿上，以右手手指能轻易握住左脚趾为标准。然后左手握住左脚踝的上方，使脚踝不致移动，右手握住左脚前掌，向左右各旋转 10 次，然后换右脚来做。

伸直脚踝　跪坐，脚背朝下，上身缓缓向后仰，以尽量拉伸脚踝前端的肌腱(此刻脚踝被拉得很酸)，保持这个姿势约 1 分钟(或更长)。

强化脚踝　老年人可以站在台阶上或木板上，两脚脚掌前 1/3 着地，后 2/3 悬空。为了强化脚踝力量，可踮起脚尖，放下；再踮起，再放下，共做10次。

这些动作简单易做，对位置和力度不像中医按摩那样要求准确，只要使脚踝有舒适、略微发热的感觉，就能起到作用。老年人可以根据自身情况，选择每天早晨或晚上，规律性地锻炼脚踝，而且要长期坚持下去。

肺气肿患者更要动起来

患有肺气肿的人，如能进行合理运动，可以达到改善症状的明显效果。

肺气肿患者应力争在室外活动，能散步者散步，能快速行走者快速行走，即使在室外阳光下坐一坐也有好处，关键是量力而行，因地、因时制宜。平时每天坚持做保健按摩，尤其是对迎香穴（鼻翼两侧）、人中穴、风府穴（枕后正中、枕骨隆凸下凹陷处）、合谷穴，按逆时针方向各按摩60次。冷水洗脸、洗鼻有助于提高身体的抵抗力，对肺气肿患者来说，更是值得提倡。

肺气肿患者呼吸时，为了求得足够的通气量，往往会进行扩胸式呼吸。但由于肺气肿患者大多年高体弱，胸部肋骨钙化，胸廓活动范围有限，常常动用辅助呼吸肌参与呼吸，因而呼吸时耸肩、伸颈、收缩腹肌，这样膈肌上抬，不仅通气量不能增加，反而加快了呼吸频率，加重了缺氧症状。如果能使患者放松紧张的辅助呼吸肌肉（上胸部和腹部肌肉），加强腹式呼吸，就可以提高呼吸功能。

练习腹式呼吸是肺气肿患者的主要运动。患者选择一个舒适的体位，注意放松肩部、背部的肌肉，练习从呼气开始。呼气时，口唇稍缩小，将气体经口慢慢（有意识地细呼）吹出，同时上腹部慢慢下陷，初练时不习惯，可以自己动手按压腹部，随之起伏。吸气时则闭口，经鼻腔缓缓深吸，腹部随之隆起，吸完气可稍停片刻再呼气。进行腹式呼吸的训练可以增加膈肌的上下活动，使呼吸深长缓慢，这样可以明显地改善通气功能及换气功能，对肺气肿患者是十分有利的。

肺气肿患者正确的呼吸运动，有助于支气管内分泌物的排出，可防止气道的过早闭塞，有利于增加通气量。合理的运动能改善心肺功能，提高机体的抗病能力，尤其可预防感冒、上呼吸道感染等疾病。因此，肺气肿患者的呼吸运动尤其重要，只要持之以恒地练习，就会收到显著效果。

六个“主动”远离疾病

不饿主动进食　有人以为，肚子不饿就不需要吃东西了，其实这种做法是非常有损健康的。人体所必需的能量基本上是由一日三餐的正餐饮食供给的，一日三餐也是适应人体需求的，如果经常打乱人体的这一规律，便会造成胃功能紊乱，不但会影响保健，而且会产生许多种疾病。因此，每日三餐都要主动吃饱、吃好，尽量做到定时、定量，尽量不吃零食，要注意营养搭配合理，根据身体需要主动补充必需的维生素及微量元素，从而使身体能够吸取足够的能量。

不渴主动喝水　在日常生活中不渴也要主动喝水，从而保证人体每时每刻对水的需求。除一日三餐之外，一般成年人每天需要另外补充 2000 毫升的水。天热出汗时，饮水的量还需要再增加。特别是中老年人，只有坚持每天喝进足量的水，才能改善血液循环，防止心血管疾病的发生。

不累主动休息　医学专家指出，机体在代谢中会产生有害废物，这些废物如果不能通过休息及时排除就会影响健康，积劳成疾说的就是这个道理。因此人们要根据实际情况，在学习、工作中主动适时地安排休息，不要过度疲劳；或者变换一下运动锻炼方式，以缓解、消除单一性的活动所造成的劳累。

不急主动如厕　粪便常清是养生保健的一条重要措施。有些人便急时也不及时去处理，久而久之对人体产生的毒害作用是很大的，而且还会使人体神经系统的敏感性及部分器官的免疫功能降低，易引发膀胱癌及肠道癌。

没病主动体检 在现实生活中，有相当一部分人如有小病就硬扛着不到医院医治，一直拖到病重了才去看医生，结果贻误了最佳医疗时机；没病的人更是不愿到医院检查，直到被查出患了大病才后悔为什么没早点到医院检查。因此，即使自己身强力壮，也要主动定期到医院检查身体，做到早发现、早治疗。

没愁主动找乐 医学专家认为，欢笑有利于健康，快乐被称为“抗衰老良药”，欢笑与快乐可以舒展机体、清醒头脑、消除疲劳、增强脏器功能、延缓自然衰老。因此在日常生活中，人们应当经常保持乐观的情绪，要善于应对复杂的外部环境，学会应用各种方法排解烦恼与忧愁，以平常心对待工作、学习和他人，甚至要以平常心对待贫与富，从而主动让快乐伴随自己的生活。

轻松做推拿，一觉到天明

引起失眠的原因很多，长时间的用脑过度、精神紧张、外界环境干扰、生活无规律、缺乏良好的睡眠习惯等，均可引起大脑皮质兴奋与抑制功能失调。

推拿保健对失眠的防治效果较好，但在治疗期间应特别注意保持精神放松、情绪安定，睡前2小时应停止紧张的脑力或体力劳动，可以户外散步半小时，有条件者睡前可洗温水浴；内衣、内裤应单薄柔软，睡姿一般以右侧卧位为好；平时生活要有规律，养成定时睡眠、按时起床的习惯。

推拿方法：

1.先以两手中指或拇指指面交替推印堂穴，做9次；然后一手中指或拇指指面自印堂穴直推至百会穴，并在百会穴施以按法，约3个呼吸为1次，做7次。

2.用两手中指指面按揉太阳穴，以有微胀感为度，然后向上推至头维穴，在头维穴稍停片刻后推至百会穴，交于右手指按揉百会穴片刻，做3遍。

3.两手轻抓头发并微微上提，从头中部开始分别向两侧，由前向枕后依次进行，做3遍。

4.两目微闭，用两手十指指端有节律地轻轻叩击头部及枕部，由头中部向两侧叩，约3分钟。

5.两掌重叠，内外劳宫相对(男性左手在下，右手在上，女性反之)，以脐为中心，从左下腹开始，经关元穴与中脘穴，先按顺时针方向摩腹3分钟左右，然后按逆时针方向摩腹3分钟。

6.两膝屈曲，用两手拇指指面按揉足三里穴50次。

7.擦涌泉穴，用右手小鱼际部擦左足涌泉穴，透热为度；再用左手小鱼际部擦右足涌泉穴，透热为度。

8.两掌重叠，内外劳宫相对按于脐上，震颤脐部3~5分钟或更长时间，意守脐部，冥想脐部热气越来越强。

失眠的治疗手法应尽可能轻柔缓和有节奏，以产生舒适感觉为度。按摩时应微闭双眼，全身放松，呼吸细匀，排除杂念。本病的治疗可在睡前进行，一般在按摩过程中或按摩后多能产生睡意。

五妙计远离办公室头痛

头痛是件很令人“头痛”的事。人一旦头痛起来就会萎靡不振，尤其是正在办公室里忙碌时突然头痛起来，这无疑是雪上加霜。下列方法或许能使你远离头痛。

办公室勤开窗 在封闭的写字楼里工作容易感到头痛，这和大楼中缺乏流动的新鲜空气很有关系。还有化学品、污染物（如石棉）、暖气系统或空调系统中的有毒物质、化学性空气清新剂、杀虫剂和香烟烟雾都可能滞留在大楼里，这些都可能是头痛的诱因。

可以用电子空气净化器、空气氧离子发生器帮助净化空气，也可以将窗户打开透气。有可能的话，最好能离开大楼到有绿化的地方散散步。

每小时远望5分钟 眼睛专注于某物太久，眼睛内部和周围的肌肉会发生痉挛，这时就需要休息一下了。

每小时要让眼睛休息5分钟，最好向远处眺望，这样有助于预防头痛。

如果经常头痛，还应当检查一下是否需要戴眼镜或配副新的眼镜，也应检查眼睛有无其他病症。

不要“卑躬屈膝” 也许你从不在意你的坐姿，实际上由于坐姿不好而出现头痛或使头痛变得更厉害的例子非常多。如果你能抬起头让头部和身体基本成一直线，身体各部分的肌肉就不容易疲劳。有些习惯性动作持续一段时间后，常会引发肌肉酸痛或头痛，如勾着头伏在键盘上打字，或夹着听筒打电话。

最好的解决办法就是：经常改变姿势，每隔45分钟左右休息3~5分钟，哪怕只是在办公室里倒杯水、稍微活动一下也好。

慎吃巧克力、酸奶 硬奶酪或肉类熟食容易引起偏头痛，巧克力、酒精（特别是红酒和啤酒）、某些水果、酸奶、味精和刚出炉的面包也会引发头痛。不单单是冰淇淋，还有其他冷的食物都会引起头痛，这很可能和突然的冷感传到口腔或咽喉组织有关。

别“压”出头痛来 当感到焦虑、有压力、紧张、疲倦，或是发生便秘时，大多数人会发生一种时而发作又颇为常见的头痛，尤其是压力可以使人头痛。这种紧张性头痛通常是整个头部及颈部感到疼痛，而且很少只痛一边。如果你能把压力分散开来，让“忙时”不要太忙，见缝插针地娱乐一下，“闲时”也不要太闲，肯定会帮助你远离头痛。

运动健胃疗效好

有胃病困扰的人，平时除了应该注重饮食保健外，还要养成良好的运动习惯。

患者在锻炼的过程中，应逐渐增加运动量，由少到多，持之以恒。急性肠胃炎、胃出血、腹部疼痛者不宜参加运动，应待身体恢复或好转后再进行适当运动。以下的运动方法可预防胃部不适。现介绍给大家：

跪姿前倾 双膝跪地，从膝盖到脚趾都要接触到地面，上半身保持直立，双手自然下垂。缓慢坐下，直到体重完全压在脚踝上，双手自然放在膝上，保持正常呼吸。保持该姿势约30秒，放松后再将上半身向前倾。重复做3~5次。该动作有助于消除胀气、胃肠综合征（如胃肠痉挛、腹泻等），还可强化大腿肌肉。

伏地挺身 俯卧（趴在床上或地板上），全身放松，前额触碰地面，双腿伸直，双手弯曲与肩平，手肘靠近身体，掌心向下。双手支撑，抬起头、胸部，双腿仍接触地面，直到感觉胸腹完全展开。保持该姿势约10秒钟，重复做3~5次。该动作能消除胀气、解除便秘、锻炼背肌，对脊椎矫正有一定的帮助。

站立弯膝 站立，双脚分开，与肩同宽，双手轻放膝上，身体微向前弯。深吸一口气，吐气时缓慢收缩腹部肌肉，让腹部肌肉呈凹陷状，但不要勉强用力，否则会感到不舒服。保持该姿势5~20秒，不要憋气，然后顺势将肺部气体排出，放松肌肉，重复4~7次。这个动作对缓解消化不良与便秘很有帮助。另外，下面这两个按摩的方法也很好：

摩腹法 患者取仰卧位，屈双膝。两手掌相叠，置于腹部，以肚脐为中心，在中、下腹部沿顺时针方向按摩约5分钟，以腹部有温热感为宜。用力宜先轻后重，然后扩大范围按摩全腹部约2分钟。

擦腰骶法 患者取坐位，腰部前屈。两手十指并拢，掌面紧贴腰眼，用力擦向骶部，如此连续反复进行约1

分钟，使皮肤微热为宜。

以上自我按摩每日做1~2次。自我按摩时要注意：手法应轻重适宜，不要让自己感觉不舒服；不宜在饭前空腹时或饭后立即进行，坚持3个月以上将会取得明显效果。

看电视眼睛疲劳怎么办

快速眨眼 深呼吸，吐气时，快速地睁眼和闭眼，而且慢慢地把气吐干净。

瞅鼻尖 深呼吸，吸气时，将眼睛做斗鸡眼状看着自己的鼻尖并同时看鼻子的两边。吐气时，眼睛放松恢复正常，看一远方的物体，并慢慢把气吐净。

按压穴位 闭上眼睛，把拇指放在太阳穴上。用食指近侧指间关节的桡侧轮刮眼眶，方向是从鼻子刮往太阳穴。

灯光治疗 眼睛紧闭，放松，坐在距灯约15厘米的地方，灯泡最好用150瓦。轻轻地摆头，从一侧到另一侧，使眼睛沐浴在温热的灯光中。

热敷冷冰交替治疗 先用热毛巾捂在闭着的眼睛上30秒钟，然后用一条在冰水里浸过的长毛巾捂在眼睛上，重复几次。

上床多捶背，美梦相伴随

据睡眠卫生专家说，现代人正在被各种形式的睡眠障碍所困扰。其实，上床后捶捶背，能助您尽快入眠。

捶背能治失眠 捶背简单易行，还不受时间的约束。白天利用工作间隙捶背，可以使人保持头脑清醒和精神振奋，有利于提高工作效率；晚上临睡前捶背能宁心安神、催人入睡，是医治失眠的良方之一。老年夫妇互相捶背，能使双方神经系统处于最佳状态，机体免疫水平提高，有助于延年益寿。

捶背通常有拍法和击法两种方法，均沿脊柱两侧进行。前者用虚掌拍打，后者用虚拳叩击，手法均宜轻不宜重，力求动作协调、节奏均匀、着力富有弹性。如此自上而下或自下向上轻拍轻叩。可以自己捶打，站着和坐着都可以；也可由他人捶打，接受者可站可卧。捶背的速度以每分钟60~100下为宜，以不痛为度。每日1~2次，每次捶背时间以30分钟为限。

经常捶背有益健康 中医认为，人体的背部有督脉和足太阳膀胱经循行，而且人体五脏六腑皆系于背，心、肝、肺、脾、肾、胃、胆、大肠、小肠、膀胱、三焦等脏腑俞穴都集中在背部。适当捶打背部，可以振奋阳气，疏通经络，促进气血运行，调和五脏六腑，起到消除疲劳、宁心安神的作用。

捶背必须每天坚持才能见效。长

期坚持捶背有几个方面的好处：

1.改善局部营养状态。通过捶背可促进局部血液循环，加速背部组织的新陈代谢，减少皮肤细胞的角质化，有利于皮肤的清洁与健康。

2.舒筋活血，健身防病。老年人常会出现腰酸背痛和肌肉紧张，此时如接受轻柔的捶背，不仅有利于肌肉放松，消除疲劳，还能防止慢性病及腰肌劳损的发生。而且，捶背可以刺激背部皮肤和皮下组织，再通过神经系统和经络传导，促进局部乃至全身的血液循环，增强内分泌与神经系统的功能，提高机体免疫力和抗病能力，达到祛病强身的目的。

3.宁心安神，振奋精神。当人过度疲劳时，就会出现心烦意乱、坐卧不宁，通过捶背带来的良性刺激会使其逐渐安定下来，感到精神倍增。

4.对于长期卧床的老人来说，每天捶背不但可以振动呼吸器官帮助排出痰液，而且可以帮助排出肺泡中的废气，从而起到防治肺炎的作用。对于有胃肠功能紊乱、神经衰弱及感冒风寒等病的老人，捶背还有一定的辅助治疗作用。

捶背应掌握四要点

1.应握空心拳，不要把力量用在握拳上。

2.捶打要快慢适中、刚柔相济，捶击的力度以能使身体震动而不感到疼痛为宜。

3.如精神紧张、情绪激动，可用轻而缓的手法，此法能抑制肌肉和神经紧张。如精神不振、倦怠乏力，可用强而快的手法，此法能使肌肉紧张、神经兴奋。

4.对于患有严重心脏病、尚未明确诊断的脊椎病变以及晚期肿瘤的患者，不要捶背，以防加重病情或引起意外。

捶背是举手之劳，只要老人持之以恒，一定会达到健身的效果。

轻松站桩，快乐降糖

糖尿病是严重危害人类健康的常见病、多发病。其中 2 型糖尿病占糖尿病总数的 90%~95%，目前尚缺乏根治糖尿病的特效药。

国外的一项研究结果表明，经常进行体育健身活动，有助于 2 型糖尿病患者的康复，并能减少各种并发症或其他疾病引起死亡的危险。

在众多的运动疗法中，太极拳以其良好的降糖效果，而站桩作为太极拳乃至中国武术的基本功，具有较好的降低血糖的作用，对防治2型糖尿病大有裨益，糖尿病患者在坚持正确、规范治疗的基础上适当选择练习，有助于辅助降低血糖，防止各种并发症的发生。

简单的站桩方法是：两脚分开与肩同宽，两膝微屈，双臂平举，手高于肩，肩高于肘，周身放松，空胸实腹，如抱气球，举轻若重，意守下丹田，心中坦荡，内含万物，两目微闭，透视苍穹，通体蓬松，内心宁静，精神愉悦地站立。

对于糖尿病患者而言，站桩练习应以循序渐进为原则。开始时每次以10~20分钟为宜，然后根据个人体质强弱和病情不同，逐渐延长时间。

一个喷嚏两腿瘫

对于腰椎间盘突出症患者，当其腰部突然遭受较大的力时，可引起后纵韧带破裂；或原有严重中央型突出，腰部再次受力，虽然力量不大(如打喷嚏)，却可导致大块髓核组织突出，严重压迫后方硬脊膜内的马尾神经，引起症状突然加重，两下肢无力，以致瘫痪，会阴部感觉迟钝或消失，以致大小便失控。此即急性瘫痪型腰椎间盘突出症。

预防急性瘫痪型腰椎间盘突出症，应做到以下几条：

1.加强锻炼，提高身体素质。经过锻炼后的腰背肌肉力量增强，全身反应敏捷，不易发生疲劳损伤。体重超重者应注意减肥，消除腹部下垂的脂肪，减轻脊柱前方的负担。不吸烟，有吸烟嗜好者应尽早戒除。

2.避免工作中强制的弯腰姿势和寒湿环境。

3.注意自我调节、劳逸结合，避免长期、反复做同一动作，身体感到劳累时应及时休息。

4.穿高跟鞋时骨盆前倾、腰部后伸，容易导致腰肌劳损，应尽量避免。重体力劳动、练功时扎宽腰带，可以束缚腹肌、提高腹内压，有助于稳定脊柱、分担腰骶负担。

5.剧烈活动前须做准备活动，使全身肌肉处于待命、协调状态，避免或减少损伤。

6.日常活动中注意姿势体位，防止腰部扭伤。睡眠避免寒湿，最好选用新的棕床或硬板床，铺上7~9厘米厚的软垫，以保持脊柱生理弯曲。

7.一旦患了腰椎间盘突出症，应尽早治疗，佩带腰封。接受推拿治疗，应去正规医院。推拿师应经过专业培训，动作不可粗暴，否则会加重病情。

治肩周炎“练”胜于“治”

功能锻炼对肩周炎患者来说十分重要，有人形象地称之为“医三分练七分”。多做肩关节的运动，特别是适当的大幅度运动，对预防肩关节的粘连、肩部软组织的挛缩大有好处。

下面介绍临床上总结出来的几种有效的锻炼方式：

手指爬墙 患者面向墙壁站立，双手上抬，扶于墙上，手指努力向上爬，要努力比前一天爬得更高一些。

后伸下蹲 患者背向站于桌前，双手往后扶于桌边，反复做下蹲动作，以加强肩关节的后伸活动。

两手抱头 两足站立与肩同宽，两手紧抱后脑；两肘拉开，与身体平行；两肘收拢，似挟头部，反复做此动作。

单手压肩 以右肩为例。两足似弓步，右脚在前，离桌尺余；左脚在后伸直。右手收于桌上，左手掌按右肩，利用身体向下、向后摆动。

扩胸分肩 两足站立，与肩同宽，两手放于胸前，两肘与肩平直，手背在上，掌心朝下。扩胸，吸气，收腹时呼气。

旋摩肩周法 取坐位，以左手手掌贴于右肩，旋摩肩周 50～100 次，使之产生温热感，随后换手。

旋肩 患者站立，患肢自然下垂，肘部伸直，患臂由前向上、向后下画圈，幅度由小到大，反复数遍。

把“久坐成病”拒之门外

久坐容易造成血液循环不顺畅，引发骨科、妇科、心血管等多方面的疾病，其中患颈肩疾病在办公室一族中最为普遍。

颈肩不适年轻化 目前，颈肩病治疗现状常常表现为三部曲：初期轻视，以忍为主；中期治疗多样化，乱投医；晚期面临手术，悔之晚矣！因此一旦出现颈肩不适，应及早治疗。

防治措施：有两套预防颈肩病的室内操有助于防治肩痛、肩周炎、头痛、失眠、眼睛疲劳、焦虑症及精力减退等。一套是跪坐在地板上完成的。首先，一边深深地吸气，一边双肩向上提至耳朵下面，保持 5 秒钟。接着，双肩迅速地下落，同时呼气。然后，头颈部左右转动并向上伸展。反复操练 10 遍，每天 1～3 次。另一套是坐在床上完成的。首先，双脚靠拢并向前伸直，右臂向前，左臂向后，慢慢地旋转 10 遍，同时，臀部向前移动。接着，改为右臂向后，左臂向前，慢慢地旋转 10 遍，同时臀部向后移动。上述动作，每次操练 10 分钟，每天早晚各操练一次。

久坐易患静脉曲张和痔疮 经常坐着工作，血液循环减慢，身体内静脉回流受阻，血液淤积使直肠肛管静脉曲张，容易患痔疮，出现肛门疼痛、流血甚至便血等症状。

防治措施：饮食与痔疮的关系密切。少吃辛辣刺激食物，多吃含粗纤维的食物。荤素搭配要平衡，粗粮、细粮搭配要得当。另外要养成良好的生活习惯，不要经常熬夜、喝酒；不要让自己的精神长期处于紧张焦虑的状态；养成定时排便的好习惯，切记要使用不含刺激性化学成分且柔软的卫生纸来擦拭。

对于久坐办公室者，建议经常变换坐姿，适当地增加活动。建议有空时做提肛运动（坐、卧、站立均可）：吸气时，肛门用力内吸上提，紧缩肛门，呼气时放松。早晚各一次，每次肛门放松、紧缩30遍。若能采取膝胸卧位（双膝跪姿，胸部贴床，抬高臀部），则效果更好。屈髋提肛运动的效果也很好，方法是：仰卧床上，两腿交叉上提屈曲髋部（使大腿尽量与腹部贴紧），连做20~30遍。屈髋时呼气，放松肛门，每天早晚各一遍。提肛运动能改善局部血液循环，改善肛门括约肌功能，预防肛门松弛，对防治痔疮和脱肛颇见功效。

都是电脑惹的祸 如今电脑已经成为我们工作上的好拍档，但每日在电脑前不断重复着规律性的动作，身体长时间保持某一种姿势，会令局部肌肉及软组织受压，影响血液循环；持续性受压还会导致麻痹及酸痛的现象。比如使用鼠标的动作，若是鼠标放置的位置高于键盘，操作时会令手腕过度伸展，过长时间保持这个伸展动作，可令手腕、肘、肩膀以及颈部肌肉变得紧绷，肌肉及韧带易出现劳损。另外，久坐在电脑前，也会影响视力。

防治措施：首先要保证最佳的电脑桌椅高度及距离；其次要注意用眼卫生，眼睛与文稿、屏幕的距离应保持在50厘米以上，最好采用下视20°的视角。为避免荧光屏反光或不清晰，电脑不应放在窗户的对面或背面；照明要柔和，如果操作者身后有窗户，应拉上窗帘，避免光线直接照射到屏幕上造成眼部疲劳。电脑房间要经常通风，在室内安装换气扇或空调，减轻溴比二苯呋喃对身体的影响。电脑房间要保持清洁卫生，电脑要定期擦洗。最好每天泡点绿茶，茶叶中的脂多糖可改善机体造血功能，人体吸收脂多糖后，在短时间内即可增强机体非特异性免疫力，茶叶还能防辐射损害。

减肥者切莫“减水”

有的肥胖患者不仅过度节食，而且连水也不敢多喝。其实，饮水不足恰恰是减肥大忌。美国一位专门研究肥胖疾病的专家指出，如果不喝足水的话，许多人会变得过度肥胖、肌肉弹性减退、各种脏器功能下降、体内毒素增加、关节和肌肉疼痛，甚至还会导致水潴留等疾病。

减肥者少饮水为何反而会患水潴留？原来，肥胖者饮水不足将导致体内多余的脂肪不能被及时代谢掉。在缺水状态下，身体会自发性地保留水分，即积蓄一部分水作为补偿，这反而增加了体重。这种状况还会使整个身体的新陈代谢发生紊乱，导致严重后果。

因此，减肥者切莫“减水”，而恰恰相反，在控制食物热量的同时，充分喝水可以使代谢运转得更正常，体重更易获得控制。喝下的水，暂时会使体重增加一些，但很快就会排出体外，不会长久地滞留在身体里。当然，有心、肝、肾功能衰竭的人例外。事实证明，不少肥胖者在适当控制饮食后多喝水，使体重恢复到了标准体重，健康状况也得到了改善，肥胖者多饮水可说是减肥的一大诀窍。

办公室暖出的健康问题

进入冬季以后，在写字楼、办公室上班的人纷纷开启了空调，并将温度尽可能调高；门窗整天不开一丝缝隙，办公室温暖如春，使人感觉十分舒适。却不料，感冒、咳嗽、咽炎、皮肤病……纷至沓来。

皮肤科专家介绍说，长期待在空调房里，又缺乏必要的水分补充，从而出现皮肤缺水的人比较多，大多表现为身上、四肢奇痒难忍，然后不停地抓挠，以致出现皮肤破溃。除了这类皮肤病，更有些人患上了空调综合征。患者表现为鼻塞、咽喉肿痛干燥、口干、头晕、头痛、免疫功能下降、全身乏力等，有的人还出现了呼吸道疾病。室内外温差如过大，室内的人一旦有事外出，极易患上感冒；一些心脑血管疾病的患者则容易发生心肌梗死、脑卒中、面神经瘫痪，甚至死亡。

冬季门窗整天紧闭，会减少空气对流，使室内温度上升，但由此带来的空气不流通危害更大。人体新陈代谢过程中会产生500余种化学物质，其中从呼吸道排出的有149种，结果使空气中含有大量细菌、病毒、二氧化碳和尘粒，这些物质又会造成呼吸道损害等，因而经常闭窗，身处其中的人易患感冒、咳嗽、咽炎等。

医生建议，冬季使用空调，可在室内放置加湿器或放一盆水，以便保持室内空气适度湿润。室内温度应适宜，不要太高；当温度升至适宜值时，应脱去外衣；如要外出，应先逐渐将空调温度调至15℃为宜，使人的鼻腔对空气温度有一个适应过程；晚上睡觉，室内温度宜在15~18℃；千万不要因为外面天寒地冻就整天紧闭门窗，而要经常开窗，保持空气流通。冬季应每天开窗2~4次，每次10分钟左右。尤其是身体不健康或有恙在身的人、抽烟的人，在办公室更应注意经常通风。

易被忽略的九种坏习惯

我们在生活中会有很多的习惯，而且每个人的习惯也不尽相同，有一些习惯对身体是有危害的，必须加以改正。

一双鞋天天穿 由于我们的脚和身体其他部位一样也会出汗，鞋穿过一天之后都会变得潮湿，而且至少需要24小时才会完全干透。每天都穿同一双鞋，只会令自己的脚长期处在一种潮湿的环境下，病菌也更加容易滋生。

喜欢穿紧身的衣服 紧身的衣服能够突出身体的完美曲线，许多女孩子对此爱不释“身”，即使体重增加了也不肯加大尺码。然而，长时间穿着过紧的衣服，容易压迫到内脏器官，引起腹胀、腹痛，加重心脏负荷，令人产生明显的不适感。

洗衣服时尽量省水 洗衣服时用水过少，不能彻底清除衣服上的污物和洗衣粉，其残留物就会刺激皮肤，尤其是对于敏感性皮肤，还可能会引起皮肤病。洗涤用品多含化学制剂，大多对皮肤有一定的刺激性，残留在与我们天天“肌肤相亲”的衣物上，其危害可想而知。

手提过重的东西 千万别不顾自己的承受能力，去做一些超出你身体负担极限的事情。医生告诉我们，很多扭伤甚至脱臼的病例都是因为负担过重的东西造成的。

早上起床就光脚丫子 脚每天要承受我们全部的体重，因此每天都会有部分组织受到一定程度的伤害，这些伤害都需要通过夜间的休息来加以消除。如果早上起来就光脚丫子的话，脚后跟会负担过重，夜间恢复的组织也会再次遭到严重伤害。

夹着电话筒打电话 这个动作很容易引发背部和颈部的肌肉疼痛。为了避免听筒的滑落，多数人总是很自然地用力去夹住它，由此就会加重背部和颈部肌肉的负担，且颈肩之间的肌肉在保持长时间紧张的状态下，也会出现肌肉痉挛的现象。

随便倒头就睡 很多人对睡觉的地方一点也不挑剔，椅子上、汽车里，随处都能倒头就睡。睡觉是一个恢复体力、消除疲劳的过程，但是如果睡觉时不能让身体充分地自然放松，睡觉就无法发挥其应有的作用，甚至引发肌肉疼痛甚至痉挛。长此以往，还会影响身体健康。

从不清洗牙刷 实际上，牙刷在清洁我们的口腔时，会沾染上各种各样的物质，包括细菌。研究证明，使用15天后的牙刷，如果未经清洗就会有细菌滋生。

长时间不眨眼睛 这在天天与计算机打交道的人群中最普遍，眼睛盯着计算机屏幕，可能会好几分钟也不眨一下。如此将可能引发“计算机视觉综合征”，出现流眼泪、视力下降、戴隐形眼镜不适等症状。

麻将娱乐，不可乐过头

打麻将是如今老年人不管男女都喜欢的娱乐方式。确实，老年人适度地打打麻将，能锻炼大脑思维，对预防阿尔茨海默病等有很好的作用。但是，老年人打麻将切莫娱乐过了头。报纸上就曾刊登过老人因打麻将过度，在麻将桌上猝死的新闻，把娱乐变成娱“悲”。

人老了，各项身体功能也在衰退，精力不济，长时间坐着不动就会造成手脚麻木、肩背酸痛，继而出现全身不适的症状，还会引起便秘。大脑长时间把注意力放在麻将上，就会减弱对肠胃消化系统以及排泄功能的指挥作用，便秘就随之出现。还有一个值得重视的问题是打麻将易引发心脑血管病。人老了，血液黏稠度高，超负荷打麻将会造成老人脑部供血不足，出现头昏脑涨、血压升高的现象，极易突发脑血栓、脑溢血等危及老人生命的病症。

因此老年人打麻将一定要注意自己的身体状况，如果身体不适，不要勉强去凑足别人的“三缺一”。特别要注意不可打得太久。再就是心态要平和，不管手气好与坏，都不要激动，一切以娱乐为主。这样，老年人打麻将才真正是乐在其中了。

不良坐姿有碍健康

跷二郎腿跷出的下肢静脉曲张

长期持续不变地坐着工作，特别是跷二郎腿工作，会给颈部、背部造成持续的负荷，使背部肌肉、韧带长时间受到过度牵拉而受损，从而引起原因不明的腰痛。此外，跷着二郎腿久坐，由于双腿互相挤压，还会妨碍腿部血液循环，久而久之，就造成了腿部静脉曲张，严重者会造成腿部血液回流不畅、青筋暴突、溃疡、静脉炎、出血和其他疾病。

在工作中您只要做到以下两点，就可达到预防颈、背痛的目的：一是保持良好的坐姿，二是采取正确的椅上动作。

正确的椅上动作为：首先，不要以一种姿势久坐，而应在2~3种安全的坐姿中不断变换。其次，在座椅上弯腰拾物时，应先将臀部前移至椅沿，一脚前移，一手撑于桌面，然后弯腰。第三，转身拿东西时，整个身体应一同旋转。第四，打电话时，切勿用头和肩夹持话筒，而应以拿话筒一侧上肢的肘部支撑在桌面上，以保持头颈部处于中立、放松位。

舒服坐姿未必好 并不是自己感到舒服的坐姿就是好坐姿。正确的坐姿应是上身挺直、收腹、下颌微收。如有可能，应使膝关节略高出髋部。如坐在有靠背的椅子上，则应在上述姿势的基础上尽量将腰背紧贴椅背，这样腰骶部的肌肉不会疲劳。久坐之后，应活动一下，松弛下肢肌肉。另外，腰椎间盘突出症患者不宜坐矮凳，应尽量坐有靠背的椅子，这样可以承担躯体的部分重量，减少腰肌劳损的发生。

不良坐姿引发颈椎病 颈椎病是颈椎间盘退行性变后，椎间盘松动，继而压迫神经根、脊髓或椎动脉而引起的病症。长期坐姿不良，最容易造成颈项肌的疲劳，引起颈肩痛、颈部肌肉痉挛，甚至出现头晕目眩；久而久之，势必过早地出现颈椎间盘退行性变，导致颈椎病。

操作电脑的正确坐姿是，坐着时整个脚掌着地。使用让您的脚部平稳着地的可调节工作台、椅子，经常伸展腿部并改变腿的姿势。要经常站起来离开工作台稍微走动和经常改变腿部的位置，使整个身体放松一下。注意不要将箱子或其他物品放置在桌下，这样会限制腿部的活动空间。

久坐不适成尿闭 前列腺增生患者不宜久坐，其坐姿更是有讲究。当人正常端坐的时候，重心自然落于前列腺的位置，坐的时间久了，增生的前列腺必然要承受体重的压力，因而难免造成前列腺向尿道管扩张而压迫尿道，严重者会造成排尿困难甚至尿闭。如前列腺增生患者日常坐着时有意识地将重心移向左臀部或右臀部(可以左右臀部适当轮换)，就可避免人体重力直接压迫增生的前列腺，从而避免或减轻前列腺对尿道的压迫。长期用此方法，对增生的前列腺可以起到意想不到的保护作用。

不能随便让人“踩”

踩法，又叫“踩跷法”，即医者用单足或双足踩踏患者的一定部位，主要治疗腰椎间盘突出症等。正确的动作要领是嘱患者俯卧，然后在患者的胸部和大腿部各垫 3 ~ 4 个枕头，使腰部腾空。医者双手扶在预先设置好的横木上，以控制自身体重和踩踏时的力量，同时用脚踩踏患者腰部并做适当的弹跳动作,弹跳时足尖不要离开腰部。根据患者体质,可逐渐加重踩踏力量和弹跳幅度,同时嘱患者随着弹跳的起落而呼吸,跳起时患者吸气,踩踏时患者呼气,切忌屏气。踩踏速度要均匀而有节奏,切忌使用暴力。由于本法刺激性较大,应用时必须谨慎,体质虚弱者要慎用,患有较严重的骨质疏松症、结核、肿瘤、脓肿、骨折以及脊椎滑脱症等的患者,均不可使用本法。

非专业人员在按摩及踩踏时动作粗暴、手法不当,很容易造成被按摩者软组织损伤、关节脱位及骨折等,严重的会造成瘫痪甚至危及生命。因此,切莫轻易到桑拿休闲中心、美容按摩店让人"踩"。

九种不良生活习惯会伤肾

肾脏是分泌尿液、排泄废物和毒物的重要器官,能起调节人体电解质浓度、维持酸碱平衡的作用。肾功能受损或逐渐衰退,肾的排泄和调节功效也将会降低。肾功能损害严重时,还会发生尿毒症而危及性命。虽然肾功能随着年龄增大而逐渐衰退,但生活中,有些生活习惯或行为往往也会成为肾功能损害的重要原因。为保护好肾脏,大家对以下"伤肾"因素一定要引起警觉。

滥用镇痛药 长期服用或大剂量服用一些消炎镇痛药物,如去痛片、消炎痛、扑热息痛、阿司匹林等,容易引起肾损害。肾损害可表现为:乏力、口干舌燥、食欲不振、尿频、尿急、尿痛,甚至出现血尿和无菌性脓尿,并伴有关节痛等症状。有的直接会引起急性肾炎或肾小球坏死等肾病综合征,重者会导致肾功能衰竭而死亡。

过量服用某些中草药 近年来临床上不断发现,服用某些中草药(包括中成药)可引起肾功能损害。会"伤肾"的中草药有雷公藤、关木通、牵牛子、苍耳子、罂粟壳、生草乌、使君子、青木香、广防己等。其中雷公藤导致的肾损害最大,其次是关木通。关木通伤肾的原因是含有肾毒性物质——马兜铃酸。

暴饮暴食 现代人聚餐机会增多,常会吃下过量的"美味",摄入的食物最终都会产生废物——尿酸及尿素氮等。这些废物大多经过肾脏排出,饮食无度无疑会增加肾脏的负担。

经常憋尿 有些人因工作忙而长时间憋尿。尿液在膀胱里太久很容易繁殖细菌,细菌会经输尿管逆行到肾,导致尿路感染和肾盂肾炎。这类感染一旦反复发作,能引发慢性感染,不易治愈。患者不仅会出现腰酸背痛、尿频尿急等症状,还可能发展成为急性尿毒症。

饮水过少 如果长时间不喝水，尿量就会减少，尿液中携带的废物和毒素的浓度就会增加。临床常见的肾结石、肾积水等都和长时间不喝水密切相关。充分喝水可稀释尿液，保护肾脏，有利于充分排出废物和毒素。

过度喝饮料 软饮料和运动饮料的过度摄取会间接损伤肾。人体内的酸碱度为 7.2，这些饮料普遍为高度酸性，饮用后体内酸碱度明显改变。肾脏是调节人体内酸碱度的主要器官，长期过度摄取软饮料及运动饮料，会给肾脏带来负担，增加肾脏损伤的概率。

吃过于松软的面包 面包和糕点中有一种食品添加剂——溴酸钾，它能赋予烤制食品所必需的面筋强度及弹性，吃起来口感松软，但过量食用则会损害人的中枢神经、血液及肾脏。国际癌症研究机构已将其列为致癌物质。

酒后喝浓茶 有的人认为酒后喝浓茶能解酒，其实这非但无效，还会伤肾。茶叶中的茶碱可以较快地影响肾脏而发挥利尿作用，此时酒精尚未来得及再分解便从肾脏排出，使肾脏受到大量乙醇的刺激，从而损伤肾功能。

饮食太咸 饮食偏咸，尤其是某些零食盐分含量过高，例如吃炸薯片、方便面等会让人不知不觉吸收过量的盐分，导致血压升高，肾脏血液不能维持正常流量，从而诱发肾病。

错误的睡眠习惯你有吗

错误的睡眠习惯也是造成睡眠质量不佳或者失眠的重要原因。

蒙头而睡 因为蒙头而睡，吸入和呼出的气体都局限在被窝这个小小的空间，空气污浊不流通，身体缺氧，不仅晚上睡不好觉，易做噩梦，而且第二天醒来后会感到头晕、乏力。

家人对睡 有的家人如夫妻、母子等，常常相对而睡，这会导致一方吸入的气体大多是对方呼出的废气，其不良后果与蒙头睡觉差不多。

露肩而睡 天气寒冷尤其是冬季，若露肩而睡，则风寒之邪极易入侵人体肩关节，导致局部经络骨节气血淤滞，易致关节酸胀疼痛。老年风湿病患者尤其要注意。

带物而睡 戴表睡觉容易影响局部血液流通，尤其是夜光表，其发光的材料对人体还有一定的辐射作用；带妆而睡，易使残妆堵塞毛孔，诱发粉刺等，影响美观；戴文胸睡觉易使人感到局部受到压迫，容易招致乳腺小叶增生、乳腺癌等乳腺疾病的发生。

夜间憋尿 尿液中含有尿素、尿

酸及各种有毒代谢物质，如果尿液在体内积存时间过长，这些有毒物质对机体就可能产生有害影响，并可能引起膀胱炎和尿道炎。憋尿还会使膀胱内尿液反流至肾脏，导致人体出现一系列不适症状，如畏寒、发热、尿急、尿痛、腰部疼痛、倦怠乏力等。

睡前服用补品　补品虽然能够起到滋补身体的作用，但并不是什么时候都能够服用的，尤其是是在睡前，睡眠本身已经使人的心率减慢，而有些补品中的糖浆类物质会使血液动力异常，引发脑血栓。尤其是患有高血压、高血脂、冠心病和脑缺血的患者，睡前以少服和不服糖浆类补品为好。

睡觉张口　睡觉时张口，容易吸入冷空气和灰尘，伤及肺脏和胃。

老年人晨练离树远点

人们以为树下的空气质量最好，而实际上，清晨的树下却是“废气”聚集区。

大多数植物都是在白天进行光合作用，吸收二氧化碳，放出氧气；到了晚上或黎明时分，则会因为接触不到太阳，只能进行呼吸作用，像人一样吸收大量氧气，释放二氧化碳。在树木密集的公园里，如果风力很小，空气相对不够流通，一夜间释放出的二氧化碳就会大量聚集在树周围。因此，尽管早上室外的空气要比室内清新，但树木密集、空气不流通的地方，空气含氧量并不高。

老年人身体较弱，再加上高血压、心脏病等各种慢性疾病的影响，锻炼时，更需要大量的氧气来维持正常的呼吸和足够的体力。如果在这种情况下，还站在树下锻炼，不但呼吸不到新鲜空气，反而会过多吸入二氧化碳，严重时甚至可能由于氧气不足导致呼吸困难。

因此，建议老年人在进行晨练时，最好选择一些通风好、树木不太密集的空旷场所，或者在阳光普照时再到树下锻炼。此外，湖边也是较好的运动场所，因为水边空气中的负氧离子较多，比较湿润，对身体非常好。

压抑喷嚏有损健康

现代医学认为，打喷嚏是人体的一种生理反射活动。在日常生活中，当人的鼻腔吸入灰尘、接触花粉或感冒时鼻黏膜受到鼻腔内大量细菌病毒侵入的刺激，都会引起打喷嚏。有的人甚至在遇到强光和异味刺激时或由于情绪激动及某些疾病发作也会引起打喷嚏。

如果强行抑制打喷嚏，会对身体造成一些意想不到的损害。例如，使鼻窦受到感染，引起鼻窦炎、中耳炎。

这是因为人的咽部与中耳鼓室之间有一个管道叫“咽鼓管”,它维持中耳与外界的压力平衡。打喷嚏时如果捏鼻、捂嘴,会使咽部压力增高,容易将细菌由咽鼓管驱向中耳鼓室,从而引起化脓性中耳炎。严重的还可能会使听觉器官受到感染,甚至导致失聪。此外,由于打喷嚏所产生的冲力相当大,有实验表明,打喷嚏喷出的空气速度可超过每小时100千米,一个喷嚏最远可喷至4米开外。如果打喷嚏时捂嘴或把嘴紧闭,巨大的冲力未能得到释放,可能损伤耳内器官,还会引起鼻出血。在医生的临床记录中,就有不少因强行压抑打喷嚏而导致上述症状的病例。

打喷嚏时,最好的方法是用手或手帕、纸巾等轻掩口部,这样不但可以避免打喷嚏时的不雅动作,保持仪表、仪态,而且可以防止打喷嚏而带出的唾液微粒和细菌病毒飞扬,污染周围环境,令他人感到不快或厌恶。

脖子绕圈、仰头不健康

人体的脊椎就像一节一节的竹子,颈椎由于承受了头部的重量,在保持同一姿势过久时,脖子就会感到酸痛。若以脖子绕圈的方式来缓解酸痛,也许初期有效,但此举就如同一块块积木以三百六十度旋转,只会使得颈椎关节的周围互相摩擦,过度刺激反而会造成骨质增生,使颈椎关节提前老化。

另外,有人以为长时间埋头工作或读书,可在休息时以反方向的仰头方式来缓解脖子酸痛,这也是错误的做法。由于颈部往后仰就会压迫到椎动脉,这条掌管血液进到脑部的血管若受到挤压,自然会影响脑部血液供应,就像有人看天花板过久会感到头晕眼花一样。

如果感到颈部酸痛,比较正确的缓解做法有三种:一是抬头挺胸,缩下巴,颈椎自然就被拉直了;二是让头部向左、向右侧弯,以及低头俯视;三是耸耸肩。这些都可让肩、颈部肌肉获得自然伸展。

消除生活中的损脑行为

长期嗜烟　香烟中的尼古丁和一氧化碳等毒素,加速动脉硬化的形成和发展,损害动脉内膜;使血小板易于聚集形成血栓;同时易引起小动脉痉挛,使血压上升。这些危害轻则会使大脑供血不足,促进衰老,严重时则会导致脑卒中发作和引起阿尔茨海默病。因此,戒烟是护脑的重要一环。

贪杯无度　酗酒不但伤肝而且损脑。酒精可透过血脑屏障进入脑细胞中，少量饮酒可使人兴奋，大量饮酒则可使人中毒，抑制脑细胞功能，使大脑反应迟钝，甚至出现精神障碍。同时，酗酒者易诱发脑血管意外，甚至死亡。

长期饱食 经常进食过饱，特别是食物中的脂肪含量过高或吃糖过量，大脑中被称为“纤维细胞生长因子”的物质会明显增多。此物质能使毛细血管内皮细胞和脂肪增加，促使动脉粥样硬化形成与发展，出现大脑早衰和智力减退现象。因此，每餐以七分饱为宜，特别是胖人和中老年人宜低脂低糖饮食。

轻视早餐 轻视早餐或过于偏食，会使大脑得不到正常的血糖和营养供应，长期营养不足，必然会损害大脑健康。

睡眠不足 睡眠是大脑消除疲劳的主要方法。长期睡眠不足或睡眠质量太差，会加速脑细胞的衰老，导致反应迟钝，记忆力减退。

缺乏锻炼 会明显影响大脑细胞的新陈代谢，导致大脑功能衰退。

疲劳过度 大脑功能虽有一定的潜力，但也不能无休止地消耗。若不重视劳逸结合，经常加班加点工作，或通宵达旦地“筑长城”，则必然会导致大脑疲劳，功能减退，血压波动，甚至引发猝死。

环境污浊 大脑是全身耗氧量最大的器官，因此用脑的环境应该幽雅、安静、整洁、通风良好，才能提高大脑的工作效率。若工作学习的环境嘈杂或通风不良，室内空气污浊，不能保证充足的氧气供应，大脑健康会受到严重危害。

蒙头睡眠 随着被窝中二氧化碳的浓度升高，氧气浓度会不断下降。长时间吸入潮湿且含二氧化碳浓度高的空气，会使大脑缺氧，危害大脑健康。

不愿动脑 经常思考、勤于用脑是健脑的最佳方法。若“饱食终日，无所用心”，不学习、不用脑，则必然导致记忆力下降，智力减退，大脑早衰。

带病用脑 在身体不适或患各种急性病时，勉强坚持学习或工作，不仅效率低下，而且最易对大脑造成损害。

单一用脑 实践证明，交替学习不同内容可以延缓大脑疲劳。若从事单一工作，则应重视工作间隙的短时间休息和运动，以及时消除大脑疲劳。

饮水不足 水是生命之源，饮水不足，则大脑感觉迟钝，是加快大脑衰老的重要因素。尤其是老年人，对口渴反应不敏感，容易发生缺水现象。因此，我们应养成“少量多次”饮水的良好习惯，不要总等口渴了才饮水。

少言寡语 经常与人交流，特别是说话哲理性和逻辑性较强，可促进大脑语言功能区的发育。若整日沉默寡言，根据“用进废退”的道理，则必然会导致这些功能区的退化。

中年过劳影响认知能力

工作时间愈长，工作效率愈高吗？一项最新研究显示，中年人在长时间工作后再接受“意识功能”测试，得分结果普遍偏低，这些人在认知、文法与机警方面都有负面的表现。

有越来越多的证据显示，这种中年危机对之后所发生的阿尔茨海默病有绝对性的影响。认知功能降低已出现在中年人身上，轻微的认知损伤预言了未来可能发生痴呆症和过劳死。这样，对中年人轻微认知损伤的识别就显得更为重要。

在繁忙的工业化社会，时常加班与过度疲劳似乎是无法避免的现象，尤其是中高层主管、勤务过多的警察与医护人员，都是过劳死的高危人群。因长时间工作而导致中年人的认知损伤，其危害之巨大相当于抽烟对人体的伤害。因此，各位中年朋友在为前途打拼之际，也别忘了倾听身体的声音。打坐、听音乐、品茗、简单的运动，都可适度解放心灵，解除压力。

盲目“排毒”反伤身

据英国广播公司近日报道，一群英国科学家给所谓的“排毒”大浇冷水，他们认为，英国市面上宣传的各种“排毒”方式，往往缺乏科学理论支持，也缺少临床案例证实。

人体就是“排毒”机器 任何排毒餐的效果都比不上人体自带的“排毒”系统。排便、排尿、出汗等就属于“排毒”。肾脏过滤血液中的毒素和蛋白质分解后产生的废料，通过尿液排出体外；肝脏把各种毒素变成无毒或低毒物质。只要人体组织正常运转，完全可以依赖自身的“排毒”功能，把毒素排出体外，维持生理平衡。当平衡被打破，机体功能不正常，导致毒素在体内堆积，人就会生病，需要通过药物等外力来“排毒”。

需要注意的是，药物“排毒”一定要找出“毒”在何处，在医生指导下有针对性地进行“排毒”，而且要适度。

不当“排毒”反伤身 令人担忧的是，对许多人来说，有些“排毒”产品会带来不小的副作用。研究人员表示，有些人在“排毒”时会出现疲倦、暴躁。过量摄入促进代谢的食物或营养补充剂，会导致心动过速、缺水、矿物质代谢紊乱等诸多麻烦。

另一些“排毒”餐要求禁食或只

吃热量极低的食物，对身体的伤害更大。研究人员表示，不少人因禁食或只吃极低热量的食物而导致急性肾衰竭。由于摄入热量过低，人体会过度燃烧自身脂肪，导致长期积累在脂肪中的脂溶性毒素再度释放，导致“中毒”。另外，禁食时身体无法分泌胆汁，更可能加重毒素对身体的伤害。尤其是有肾病、糖尿病、胆囊疾病的患者，代谢系统原本就存在问题，更不可轻易尝试此类“排毒”饮食。此外，青少年、孕妇等需要大量、均衡营养的人，更不应采用“排毒”饮食。

研究人员指出，“排毒”不需要刻意为之，只需要坚持健康生活方式：适量喝水，保持大便通畅；多吃蔬菜、水果、杂粮等富含维生素和粗纤维的食物，少吃高脂肪食物，以帮助化解和排出毒素；适当运动，保持机体各脏器功能正常；保持心情舒畅，睡眠充足。只要做到这些，“排毒”就不再是问题。

“六憋”损害健康

专家提醒说，人体的呼吸、消化、排泄等器官就好比一条条人体健康的通道，如果这些通道口的排泄物积蓄到一定程度，而又没有得到及时合理的排出，长期下来，将会对身体造成不良影响。

憋尿　尿液是人体产生的废物之一，含有多种毒素，这些毒素如长时间存留在体内，便会对人体健康造成许多危害。尿液在体内不断增加，会让膀胱不断膨胀。如果长时间憋尿，容易引起膀胱炎等疾病。

憋便　大便是人体内的废弃物，其中含有大量细菌和毒素，不能长时间留于体内。憋便是不好的生活习惯，大便不及时排出，水分就会被肠道反复吸收，导致大便干结难排。大便中的毒素在体内积累时间过长，有害物质被肠道吸收，就会出现精神萎靡不振、头晕乏力、食欲减退等。长期如此，肠道中的菌群环境可能会被破坏，从而导致便秘、肛裂、痔疮等一系列肛肠疾病。

憋屁　屁是肠道中的食物经细菌发酵时产生的气体。屁是人体内产生的一种废气，其中含有多种有害物质。如果憋屁，这些有害物质排不出，会被肠道黏膜重复吸收，出现胸闷、腹胀等症状。经常憋屁，会使机体慢性中毒，产生精神不振、消化不良、头晕目眩和脸色蜡黄等症状。

憋气　憋气在太极拳中是一种锻炼方法。但专家提醒，如果憋气时间过长，会引起头晕、胸闷等症状，因此老年人最好少进行这种锻炼。老年人随着年龄的增长，体质越来越弱，身体各方面的承受能力也会变弱，而憋气会影响呼吸平衡，使吸入的氧气不能正常进入血液，引起体内供氧失衡，发生危险。此外，一些患有心脑血管疾病的人，也最好不要练习憋气，否则可能引起脑部和心肌缺氧、心脏供血不足，加重病情。如果真要练习憋气，一定要把握好度，如果出现胸闷、头晕等症状，应立即停止。

憋乳 一些乳汁过多的产妇，因工作或场合不便哺乳可能导致乳汁淤积。乳汁是宝宝的营养品，本身并没有什么毒性，但由于女性的乳头与外界空气相通，如果乳汁过多而不及时排出，外界的有害气体或细菌等不良物质便会侵入乳房，引发细菌感染，严重的甚至会导致急性乳腺炎。

憋精 正常的性生活可以调节神经系统和内分泌系统，保持其平衡。如果因工作忙等原因长期不过性生活，精液长时间蓄积在精囊中不正常排出，睾丸便会长时间受到“高压”，可能令生精能力丧失，并逐渐导致睾丸萎缩，丧失性功能，腰酸、腿软、乏力、失眠、情绪低落、记忆减退、皮肤衰老等一系列身体症状也会连锁产生。

因此，不论在什么情况下，人体必需的生理过程绝对不能刻意勉强，顺其自然才是上策。

护眼警惕七个错误

疑问一：近距离看电视、昏暗灯光下阅读都会损害眼睛？ 在光线不足的地方看书或近距离看电视，会造成眼睛干涩。因此，近距离阅读时，应保持60~100瓦灯泡的亮度；阅读和使用计算机时，应避免刺眼的桌灯直射眼睛，并维持柔和照明。此外，每10分钟将目光从屏幕上移开，花10秒钟看看远方。

疑问二：眼睛疲劳，睡个觉就能恢复？ 睡觉不能舒缓视疲劳，应该凝神注视远物，或向上看，左右转动眼球。有人认为，看远就能缓解视疲劳，其实，关键并不是要看多远，而是每次近距离用眼的时间要缩短。

疑问三：近视的人上年纪后不会得老花眼，因此年轻时近视没关系？ 上年纪的人，无论有没有近视，都无法避免老花眼，只不过近视的人看近物时，可抵消一部分老花眼的度数。

疑问四：度数在300度以下的是假性近视，不必矫正？ 假性近视是过度使用眼球时产生痉挛而无法放松的症状，经过休息，视力就能恢复正常。而真性近视是眼轴不正常增长，就算300度以下，也必须进行矫正。

疑问五：戴眼镜或隐形眼镜会使视力愈来愈差？ 有人坚持不配戴

眼镜，认为“一戴就拿不下来”，以后度数会加深。这种想法大错特错！一般来说，经过眼科医师验光，配戴度数合适的镜片或隐形眼镜，能避免度数持续加深。

疑问六：睡觉时开夜灯易造成儿童近视？ 美国专家认为，给儿童留一盏小灯，可能有助于他们练习眼睛对焦及协调技能。

疑问七：维生素A对眼睛好，多多益善？ 适当补充维生素A可使人告别眼睛疲劳的困扰，但多吃无益。从食物中摄取营养素护眼是较安全有效的做法，如胡萝卜、牛奶、蛋黄等食物都不错。

别让健康消磨在“味觉旋涡”中

处在各种“味觉旋涡”中的现代人应该适当克制自己的欲望，让味蕾好好休息一下，不要让健康在厚重的口味中一点点消磨掉。

嗜咸——引发高血压、缺钙、肥胖 世界卫生组织建议，一个人每天的盐摄取量应该控制在6克以下，可多数人却为追求口感而将忠告抛诸脑后，每日仍摄取8克乃至10克以上的盐分。殊不知，过量的钠离子进入体内，首先伤害的便是循环系统。由于水、钠的潴留，导致血压上升，长此以往，将诱发多种心脑血管疾病。

钠离子与钙离子在人体内互相拮抗，盐的摄入量越多，从尿中排出的钙也就越多，钙的吸收率便降低。反过来说，其实根本不必花钱去购买补钙产品，调淡一点口味便能轻松补钙，可惜人们对这一简单的医学知识知之甚少。

口味过重还会破坏瘦身大计。由于菜肴的味道较咸，你会在不知不觉中吃进更多的米饭，体形也就渐渐发生你所不愿看到的变化。

嗜酸——让你的胃不堪重负 不知从什么时候开始，酸菜开始受到人们的青睐。不少人不仅每次下馆子都会叫上一份酸菜鱼，连家常便饭也少不了腌酸菜的影子。诚然，适当食酸可以降血脂、软化血管，还可以开胃、消食，但若每餐非酸不食，恐怕没多少人的胃吃得消。时日一长，胃炎、消化性溃疡等疾病就会不期而至，让你痛苦不堪。

如果是按传统加工工艺，采用发酵法加工的酸菜也就罢了，但一些不法厂家为了提高生产效率，竟然用化学品冰醋酸去进行勾兑，这非但会严重损害人体的消化道黏膜，甚至有引发肿瘤之虞。

嗜甜——导致食欲下降、营养失衡 成年人中像孩童那样每日大嚼糖果的毕竟是少数，甜味更多是以隐匿的方式侵蚀着人们的健康。真正危险的是那些看不见的添加在食品中的糖分。站在超市的长廊里放眼望去，你会发现零食、饮料货架往往都是高糖食品的天下。高糖不仅让人肥胖，更会招致人体的营养失衡。由于糖类食物的能量比较高，只需摄取较少的量就会带来大量的热量。人的身体若受不了“糖衣炮弹”的进攻，马上就会摇起“白旗”——大脑开始分泌一种称为5-羟色胺的物质，它能直接抑制食欲。这样一来，蛋白质、铁、锌、磷、镁、钙以及维生素A等营养物质的摄入就会严重不足。

嗜苦——造成脾胃虚寒、便溏腹泻 适量的苦味有健胃的作用，而在中医看来，苦总与寒有着不解之缘，故而身体虚弱、便溏腹泻的人应谨慎食用。咖啡、浓茶等味道浓重的偏苦饮品，喝多了同样对健康不利。在世界卫生组织公布的致癌食品“黑名单”上，咖啡和浓茶都属于“可疑分子”，追求健康生活的人自然要减少摄入。除此之外，即便有清肠、降糖等保健作用的苦瓜，食用时也要有个度，倘因贪食而引起脾胃虚寒，那就有悖于初衷而只得就医了，岂不正应了“自讨苦吃”那句俗话？

嗜辣——免疫功能下降的罪魁祸首 人们对辣味的嗜好从川菜的风行上可见一斑。许多原本并不习惯吃辣的人如今对辣也是情有独钟，一些人甚至到了每餐无辣不欢的程度。

诚然，适当吃辣可去除体内的湿气，还有行气活血的优点，但在春夏之交吃辣却显得不合时宜。且不说辣味对消化道黏膜的刺激，过度的活血会耗散人体的正气，从而降低免疫功能，这在各种致病微生物活跃的春季显然是有害的。

老人跳绳须谨慎

老人跳绳不当易患关节炎 跳绳本身是一项很好的全身运动，但其在促进血液循环、锻炼心肺功能和增强四肢协调性的同时，也加重了膝关节的负担。年过花甲的老人，膝关节本身已存在退行性改变，只能维持日常生活需要及适度的运动。如果勉强跳绳，超过了膝关节的耐受限度，势必加剧膝关节的退变与损伤，进而导致膝关节疼痛与功能衰退。接诊医生让张老师立即停止跳绳，避免任何损伤及加重膝关节负担的动作，再辅以理疗、药物治疗及非负荷性功能锻炼，很快张老师又能自如地上下楼了。

中老年人由于从事的工作不同，身体基本素质各不相同，应该选择适合自己的锻炼方法。如果选择不当或盲目效仿他人，反而会损害健康。以跳绳来说，这是一项较剧烈的跳跃性运动项目，对循环系统、呼吸系统和四肢的健康状况要求较高。张老师一直在机关工作，人偏胖，已经习惯于太极拳这样的舒缓运动，当他突然转向跳绳运动时，难免引发不良后果：①加重心血管和呼吸系统的负担，增加心肌缺血和呼吸窘迫的概率，出现胸闷气急事小，如诱发脑卒中或心肌梗死则后果很严重；②加重膝关节负担，诱发或加剧膝关节功能的衰退，影响日常生活；③中老年人身手并不敏捷，协调性差，跳绳难免磕磕绊绊，容易摔跤，若由此导致骨折则又是一件得不偿失的事。

哪些人不宜跳绳 一般来说，患有冠心病、心功能不全、中度以上高血压、动脉硬化、慢性支气管炎、肺气肿、类风湿关节炎、退行性骨关节病、中度以上骨质疏松的人，均不宜进行跳绳运动。若患有帕金森病、小脑共济失调等神经系统疾病，更不宜跳绳。跳绳不适合于多数老年人、中年人以及少数长期从事不剧烈运动的老年人，在跳绳时也应采取简单的方式，以慢跳为主。

高度近视者不宜剧烈运动

高度近视是指超过 600 度的近视。参加踢足球、打篮球、骑马、跳水、拳击、快速跑和跳高、跳远等剧烈运动，可能会给患者带来眼部伤害，原因主要为：

1.高度近视者由于眼球前后径增长，视网膜和脉络膜不能相应变长，从而导致视网膜和脉络膜弥漫性萎缩和周边视网膜变性，玻璃体性状也会发生改变。当头部受到过多的震动时，视网膜受到牵引容易发生脱离。高度近视患者即便是做过近视眼手术后也同样容易发生视网膜脱离。

2.通常高度近视患者的角膜比正常人要薄，进行激光手术后，角膜会变得更薄，遇到外力撞击时更容易发生眼球破裂。

3.高度近视患者一旦发生视网膜脱离或被撞击后发生眼球破裂，治疗效果往往不尽如人意，甚至可致失明。

建议高度近视者为保护视力，最好舍弃自己所喜爱的踢足球、打篮球、骑马、跳水、拳击和快速跑、跳高、跳远等剧烈运动项目，改选快步走、游泳、骑车等中等强度的运动方式。

经常剧烈运动对心脏不利

美国的一项研究发现，经常进行剧烈运动可能对心脏产生不利影响，尤其是容易引起心房纤颤。心房纤颤是一种心律失常病。发作时，患者的心脏跳动会变得极不规律。

这一结论是美国纽约大学医学院的研究人员在对近2万名男性的健康数据进行分析后得出的。从1982年该调查开始以来，先后有1661名被调查男性出现了心房纤颤。

研究人员在《美国心脏病学杂志》上报告说，他们所说的剧烈运动是指运动时出一身大汗的活动。调查发现，尽管剧烈运动有一些益处，但经常进行剧烈运动的人出现心房纤颤的风险比不进行剧烈运动的人高。如果每周有5~7天进行剧烈运动，出现心房纤颤的风险将会提高20%。

对50岁以下的人来说，剧烈运动与出现心房纤颤的关系尤其明显。如果50岁以下的人每周有5~7天进行剧烈运动的话，他们出现心房纤颤的风险要比不进行这类运动的同龄人高74%。

夏季保健误区多

夏天昼长夜短，暑气灼人，养生保健尤其重要。然而，许多人习以为常的保健方法实际上是不科学的。

误区1：大量出汗有益健康 夏天出汗一方面可蒸发散热，维持体温的恒定；另一方面可排出多种有害的代谢废物，如乳酸、碳酸、肌酐、尿素以及细菌的毒素等。因此在夏天只要能出些汗，小便通利，就不大会得病。若无汗少尿，常为暑病先兆。老年人汗腺萎缩，因此容易得暑病。

那么，为什么出汗多了又不好呢？这是因为蒸发散热的效果以少量出汗为最佳，若是汗珠大滴流淌，其散热效果反而不佳，徒然损伤津液和元气。大量出汗会丢失许多有用物质，导致机体缺钾、钠。据测定，汗液中还含有锌、铜、铬、钼、钴、碘等多种微量元素，以及维生素和其他活性物质，因此出汗过多会导致脱水体虚。另外，大量出汗可使血液浓缩，血黏度增高，对动脉硬化者有诱发血栓和心肌梗死的危险。因此，在酷暑盛夏出汗较多时，要随时补充水分和盐分。平日三餐应多喝些菜汤，多吃些含水分多又富含维生素和钾盐的水果、蔬菜，如西瓜、黄瓜、菠菜、丝瓜等。

误区2：运动后大量喝水 夏天运动必然会大量出汗。如果运动时间稍长，人体失水较多，必然会感到口干舌燥。有的人运动后便大量饮水，一是觉得痛快，二是觉得大量饮水才能尽快补充身体需要，使体液平衡。实际上这种做法是不对的。

人在运动时，体内大量血液存留在四肢肌肉中。如果运动后马上大量饮水，势必会使胃肠道部分血管急剧收缩，吸收能力减弱，且使人感到胃部沉重闷胀，妨碍膈肌的活动，影响正常的呼吸。因此，夏日运动后应适量补充点水，最好是淡盐水，不要快速大量饮水。

误区 3:夏夜气温下降后再睡 有人认为夏季后半夜气温下降后再睡而第二天晚起可更好地休息。但按人体“生物钟”的规律，睡眠的最佳时间是 22~23 时，早晨 5~6 时是生物钟的“高潮”，此时起床精神最好。因此，夏季仍应按时起居。

误区 4:开门窗通风凉快 在夏季酷热的日子，室外气温很高，有时连外面的风都是热的，这时打开门窗会使室内外的温度一样高。因此，夏日如室外气温很高，应在气温最高的 14 时前关上门窗，使室内气温保持较低的水平，到傍晚时再打开门窗，房间里会显得凉快些。

冬季不良生活习惯“四宗罪”

“美食狂人”暴食无度 冬季补充热源食物，增加热能的供给，可提高机体对低温的耐受力。因此，应适当多摄入一些碳水化合物、脂肪和蛋白质。于是，许多“美食狂人”便找到了“正当理由”，开始暴饮暴食。有关专家提醒大家，即使在冬季，也应注意饮食有度。

现代人的生活水平提高了，所处的环境与以前有很大不同，不少人开车上下班，办公室和家里都很温暖，不但活动量大大下降，而且处在寒冷室外的时间也大大缩短，因此，并不一定需要额外补充过多的能量。只要三餐规律，保质保量，一般都能保证一天活动所需。对患有脂肪肝、糖尿病、高脂血症等疾病的患者，冬天的饮食也应清淡，高热、高脂的食物即使在寒冷的冬季也是不适宜的。

冬天很多人喜欢吃川菜、火锅，医学专家表示，胃溃疡、十二指肠溃疡、慢性胃炎是消化内科的常见疾病，患有这些疾病的老病号，冬季应少吃辛辣刺激的食品和火锅，以免病情发作、加重或增加疾病的治疗时间。有胆石症、胰腺炎疾病的患者，喝酒、吃火锅、过多食油腻食物，很容易导致病情急性发作，因此一定要多加注意。

“温室花朵”弱不禁风 专家指出，冬天室内温度在 18~20℃最适宜，温度过低或过高都可能引发多种疾病。如果室温过低，不但舒适度差，而且容易造成年老体弱的人受凉，另外，由于寒冷会刺激血管收缩，使心率加快，令心脏工作负荷增大，可能引发心绞痛；如果室温过高，造成室内外温差过大，人抵御寒冷的能力下降，一旦出门，在骤冷的环境下，同样容易伤风感冒。

冬季室内还往往存在空气干燥的问题。当持续不断的热风送入办公室的时候，会令人们的皮肤感到异常干燥，并且出现咽干、口渴等情况，而此时的室内平均相对湿度往往只有10%~15%。研究发现，温暖、干燥的空气环境易于细菌、病毒的滋生和传播，流感的多发与空气湿度较低就有着密切的关系。理想的湿度环境是45%~65%，在这样的湿度条件下，人体感觉最舒适，各种病菌不易传播。因此，在干燥的冬季，可使用室内加湿器，但应每天清洁、换水，防止水中产生的微生物被散播到空气中影响健康，且应注意房间通风。

为美丽不惜冻人 寒冷的天气里穿着单薄，容易令关节、腰部、小腹、胃部受到寒气的侵袭，出现发凉、麻木、酸痛等症状。尤其是很多女性在冬季还穿着低腰裤，不注意腰腹部保暖，更易引发疾病。从中医的角度讲，肾在腰部，肾气有温煦全身阳气的作用。一旦腰部受寒，肾气受损，人就会感到寒冷、无力，出现倦怠、食少、大便稀溏等症状。而脐部受寒会影响人体的胃肠功能，易导致腹泻、痛经等。

寒冷还会引发一些皮肤问题，比如冻疮。冻疮多是由寒冷造成的，相对温差大时更易发生，好发于手脚、耳郭等人体血液循环的末梢部分。因此，入冬后要注意手、耳等部位的保暖，注意鞋子的干爽舒适，多运动加强血液循环。还有些人一遇到寒风扑面或接触冷水后，全身就会出现发痒和起风团等症状，一旦步入温暖的环境中，疹块又会慢慢消退，这种病在医学上被称为“寒冷性荨麻疹”。寒冷性荨麻疹往往数年反复不愈。有荨麻疹史的人，一要特别注意在寒冷季节里的预防，当有冷空气特别是“寒潮”来临时，要注意保暖，尽量避免外出和突然接触冷水；二要切忌在饮酒、洗浴后吹冷风。

“洗刷刷”带来的皮肤病 冬天暖暖和和地洗个热水澡或用热水泡泡脚是很舒服的一件事，可是洗澡、洗脚也有讲究。

并不是所有人都适合用热水泡脚。比如有些糖尿病患者，末梢神经不能正常感知外界温度，试不出水温，极易被烫伤或引发足部感染；高水温使神经受到刺激，毛细血管扩张，血液流动加速，短时间内增加了心脏、血管的负担，因此不适用于有心脑血管疾病的人。

还有不少中老年人一到冬季皮肤就瘙痒难忍，且越洗越痒。这是因为中老年人皮肤分泌功能减退，含水量降低，皮脂腺及汗腺分泌减少，失去润滑保护皮肤的作用。而在寒冷的季节，干燥的气候又进一步使皮肤粗糙，甚至出现表皮脱屑，皮内神经末梢更容易受刺激而发痒。

专家提醒有皮肤瘙痒症状的人：冬季洗澡不宜过勤，一般每周2次即可；水温不要太高，洗浴时间也要缩短；洗澡时尽量少用浴液和香皂，洗澡后可以涂抹一些能防止水分蒸发的膏霜，用以锁住皮肤水分；瘙痒难忍时，不要用手抓搔，也不要用热水烫，即使皮肤神经因为刺激而暂时麻痹，过后症状也会进一步加剧；瘙痒症患者可以多吃核桃、山药、栗子、红薯等食物，忌燥热辛辣的食品；应该选款式宽松、质地柔软的衣服，既不要太单薄而体感寒冷，也不要穿太多以至燥热出汗。另外，患了皮肤瘙痒症要及早治疗，在医生的指导下合理用药，不要随意涂用激素类药膏。

夏季保健十误区

误区一：太阳镜颜色越深越护眼 其实，太阳镜镜片颜色过深会严重影响能见度，眼睛因看东西吃力容易受到损伤，反而起不到保护眼睛的作用。

误区二：大热天赤膊 盛夏酷暑之日，最高气温一般都接近或超过37℃，皮肤不但不能散热，反而会从外界环境中吸收热量，因而夏季赤膊反而会感觉更热。

误区三：夏季晨练越早越好 研究表明，夏季空气污染物在早晨6点前最不易扩散，因而此时正是污染的高峰期。人们普遍喜欢在草坪、森林、花丛等有绿色植物的地方晨练，而在日出之前，因为没有光合作用，绿色植物附近非但没有多少新鲜的氧气，反而积存有大量的二氧化碳，这对人体健康显然不利。因此，夏季晨练的时间不宜早于六点。

误区四：夏天喝啤酒能解暑 夏天气候炎热，人们出汗多，消耗大，易疲乏，如果再不断地喝啤酒，由酒精造成的热感反而持续不断，口渴出汗的现象将更加厉害。喝啤酒不仅达不到解暑的目的，反而会降低人的思维能力和工作效率。

误区五：出汗后“冲凉”最舒服 这种“快速冷却”法会使全身毛孔迅速闭合，热量滞留体内，引起高热，还会因脑部毛细血管迅速收缩而引起供血不足，使人头晕目眩，重者还可引起休克，而且可使人体抵抗力降低，感冒“乘凉而入”。

误区六：用饮料代替白开水 果汁、可乐等饮料中，含有较多的糖精及电解质。这些物质会对胃产生不良刺激，影响消化和食欲。过多摄入糖分会增加人体热量，使人肥胖，因此夏季最好还是喝白开水。

误区七：空调保持恒温状态 实验表明，不断调节居室温度，可以使人的生理体温调节机制不断地处于“紧张状态”，从而逐渐适应温度的较大变化，提高自我保护能力，不至于经常感冒或患其他疾病。空调的温度应不断变换，但幅度应控制在3~5℃。

误区八：伏案午睡 夏季伏案午睡是一种坏习惯，一般人在午睡后有暂时性的视力模糊，是由于眼球受到压迫，引起角膜变形，弧度改变而造成的。每天都压迫眼球，造成眼压过高，长期下来，有损视力。

误区九：睡卧地板凉快 地板阴冷潮湿，有较强的渗透性和聚湿性，易使人受寒潮，从而诱发关节炎、坐骨神经痛等风湿性疾病。

误区十：饮食越清淡越好 夏季除补充水分，多食用蔬菜、瓜果等清爽食品外，还应多吃一些蛋白质含量较高的食品，如鸡、鸭、瘦肉等，以补充人体的损耗，使机体适应炎热的环境，饮食太清淡是不可取的。

哪些人不宜“秋冻”

“春捂秋冻”是我国传统的养生保健方法。“秋冻”是人们耐寒锻炼的一种体现。但是，在深秋季节，冷空气活动频繁，气温、气压、风速等气象要素变化很大，不利于一些疾病的控制。因此，对于有些患者来说，“秋冻”要适度；对于有些患有慢性病的老人来说，不仅不能“秋冻”，反而还要注意保暖。那么，哪些人不宜“秋冻”呢？

心血管病患者 深秋时节的低温和多风是心脏病的诱发因素。这是因为人体要抵抗低温，必须把血液从皮下血管送到身体内部保存能量，这就导致血管紧张、血压增高、心脏脉搏加快，势必加重心脏的负担，使原本就有病变的心脏缺血、缺氧加重。如果这时候再受冻着凉，就会使心脏的冠状动脉更加缺血、缺氧，造成冠状动脉收缩，附壁血栓或者动脉硬化栓子脱落或破裂，从而阻塞冠脉血流，导致心肌梗死的发生。因此，患有心血管疾病的人要注意保暖。

溃疡病患者 患有溃疡病的人不宜秋冻的原因是，人体受寒冷的刺激后，血液中的组胺增多，胃酸分泌旺盛，胃肠发生痉挛性收缩，使原有的胃溃疡再次发作，甚至引起胃出血、胃穿孔等严重并发症。

脑血管病患者 患有脑血管病的人更不宜受冻，因为人体受寒冷刺激后，常常导致交感神经兴奋，全身毛细血管收缩，血液循环外周阻力加大，血压升高，脑部负荷加重，容易引发脑出血或脑血栓形成。

支气管炎、支气管哮喘病患者 现代医学研究认为，这类疾病患者不宜秋冻的原因在于，深秋季节的寒冷空气会对患者的气道产生不良刺激，从而诱发气管、支气管或者小气道的痉挛，使得这类疾病复发或者加重。

老寒腿患者 老寒腿患者在受寒后会使症状加重。老寒腿属于中医痹症范畴，相当于现代医学中的风湿性关节炎、类风湿关节炎、骨性关节炎等骨关节病。受累的关节以膝关节为主，常出现关节疼痛，有时伴有肿胀，上下楼或下蹲时疼痛加剧。得了老寒腿病的老人，从秋季开始就应该注意腿部保暖。

逢咳必止不利于康复

正确应用止咳药，首先应当走出“逢咳必止”的误区。

咳嗽只是一种常见的临床症状，凡呼吸道疾病，比如咽喉炎、气管炎、支气管炎、肺炎等，均可产生咳嗽。这些一般性炎症经抗炎、化痰、止咳治疗，往往会收到良好的效果。但对某些特殊原因引起的咳嗽，比如支气管内异物、支气管内膜结核、咳嗽变异型哮喘、支气管内肿瘤等，抗炎、止咳、化痰往往效果不理想，而表现为顽固性咳嗽，此时不应一味增加止咳祛痰药及其剂量，尤其当咳嗽的性质发生改变，比如变为呛咳、刺激性干咳，特别是伴血痰时，应及时就诊，早日明确病因，对因治疗，否则将会延误病情。

长期伏案工作
谨防“双曲综合征”

何谓“双曲综合征”？先得从人体脏器结构讲起，在人的腹腔内，结肠按其位置分为升结肠、横结肠、降结肠、乙状结肠四部分，其中升结肠与横结肠交界处、横结肠与降结肠交界处的弯曲部分，分别在肝脏和脾脏的下方，故称为肝曲和脾曲。当进食速度较快、情绪低落、消化不良或腹腔脏器发生慢性炎症，特别是埋头伏案工作时间过长时，极易引起肠道功能紊乱，肝曲、脾曲内积聚过多气体，导致腹部胀满不适、隐隐疼痛的症状，临床上把该病分别称为肝曲综合征和脾曲综合征，如肝曲、脾曲均有气体积滞则称之为“双曲综合征”。目前认为此综合征属于肠易激综合征的范畴，是结肠功能运动障碍性疾病。

肝曲综合征的临床表现为右上腹或右胁胀痛、坠胀，伴有嗳气，易误诊为慢性胆囊炎、肝炎、消化性溃疡、胸膜炎等；脾曲综合征的临床表现为左上腹发胀、腹痛，且疼痛可放散至左胸、颈项，甚至心前区，可伴有呼吸困难，易误为心绞痛。这些临床表现均与长期伏案工作有关。以上两种综合征，在体检时可分别在右上腹或左上腹叩出鼓音，拍腹部片则可见右上腹或左上腹肠腔内积气表现，积气引起的腹胀、腹痛在排气后可以缓解，结肠钡剂造影可确诊此病。

双曲综合征在脑力劳动者中较为多见，此病反复发作。对付该病的有效方法是积极治疗和预防。一是加强针对性治疗，对患有慢性胃炎、十二指肠溃疡、胆囊炎等消化系统疾病患者，积极做好治疗，消除隐患；病症发作时，对于腹胀可做腹部按摩热敷，针刺或指压腿上的足三里穴和手上的合谷穴，此外亦可口服胃肠动力药如吗丁啉、西沙比利、莫沙比利等。二是注意饮食习惯，不要食用产气食物、难以消化的食物、刺激性食物，不暴饮暴食，养成良好的排便习惯。三是劳逸结合，注意休息，伏案工作不宜过久，加班加点要有度。四是加强体育锻炼，坚持工间操活动，同时还要学会调整自己的情绪，心胸豁达，心情舒畅，使自己保持良好的工作心态。

股海浮沉莫“赔”了健康

每当股市大涨或大跌就会有很多炒股人住进医院。为此，医学专家归纳了以下 6 种危害股民健康的危险因素：

情绪失控易心梗、脑卒中　高血压和糖尿病患者如果长期处于紧张和焦虑的情绪中，容易引起血流加速、心跳加快、血管收缩剧烈；冠心病患者容易旧病复发；脑血管病患者则容易导致脑血栓、脑出血等急症。有高血压、心脏病、糖尿病等病的人炒股一定要当心，这些疾病会受外界刺激影响，诱发心肌梗死、猝死、脑卒中、偏瘫等，给生命带来危险。因此，高血压及心脑血管病患者最好不要炒股。

持续仰头致颈椎病复发　腰酸肩痛、颈椎发麻……这是不少股民长时间对着显示屏和电脑产生的后果。有些股民为了紧盯行情，长时间对着大盘显示屏或电脑不动，结果肩背部出现肌肉疼痛、酸胀、麻木及骨质增生等症状。而且，35 岁后人体内的钙开始流失，其肌肉、韧带的弹性不如年轻时灵活，对颈椎的支撑能力下降，颈椎和腰椎就更容易劳损了。长时间仰着头看大屏幕上的股市行情对脊椎的影响最大，平视屏幕可能会好一些。此外，若想减轻颈椎、腰椎酸痛的症状，可进行局部按摩或经常活动脖子、扭扭腰。

紧盯屏幕诱发干眼症 股民由于长时间注视电子屏幕，眨眼的次数减少，使角膜得不到充分的滋润，从而引发“干眼症”。除了干眼症，眼科专家还指出，股市大盘上红红绿绿的股票行情在瞬间不停地变换，它的亮度和色彩反差很大，易损耗视网膜。短期可能引起视疲劳，长此以往，则可能加快视力退化。因此，股民不可长时间盯着显示屏，看一会儿后应休息一会儿，出去走走，适当地远眺，看些绿色植物。干眼症的患者，可适当滴些人工泪液。

饮食不规律诱发胃病 大部分股民像上班族一样，早上9时左右赶到交易大厅，下午股市停盘后才离开，中午不回家，在门口随便吃个盒饭就打发了。饮食不规律会给身体健康带来安全隐患。心理压力过大时，胃肠道神经功能可能会失调，出现呕吐、腹胀、便秘或厌食等一系列胃肠道功能紊乱的症状。如果胃酸分泌过多的话，一些原本有胃溃疡的老病号更容易引发胃出血。因此，股民要合理安排自己的一日三餐。

憋尿憋出前列腺炎 股民常因担心一不留神错过股指的波动影响了收益，经常不喝水或憋尿。膀胱充盈后就好比细菌培养基，如果久坐不排尿，细菌容易在体内滋生，易产生尿路感染和前列腺炎。因此，有尿要及时排空，以免毒素在体内聚集。多喝水，别憋尿，有利于身体排毒。

指数涨跌致辗转难眠 许多人对股市一窍不通，只是看到或听到有人赚了大钱，便盲目跟进，投入了大量甚至是全部的积蓄。结果心理上对这样做所产生的后果没有足够的认识，一旦受到挫折，便会导致心理上的疾病。有位女士就因为担心股票的涨跌，一个星期睡不着觉，严重的失眠症状引发了重度神经衰弱。更有甚者，由极度焦虑引发了精神崩溃，甚至产生了自杀倾向。股民或是准股民，入市前首先要有充分的心理准备，如果发现自己心理上有焦虑的苗头，要及时去看心理医生。以平和、良好、成熟的心态，理智对待股市波动，这才是正确的炒股之道。

为此提醒准备入市的股民们，炒股一定要有健康的心理，在“股海”奋战的同时要密切留意自己的健康状况，尤其是那些本身就患有慢性疾病的中老年股民。

早上5点多起床不利于心脏健康

英国、日本科学家的一项研究表

明，习惯早起的中老年人易患心脑血管疾病，从而推翻了人们长久以来“早起身体好”的说法。

研究人员发现，习惯早晨5点多起床的中老年人，容易患高血压、中风等心脑血管疾病。那到底几点起床最健康呢？研究人员发现，早晨7点21分后起床最好，因为如果在5:22~7:21起床，血液中可能引起心脏病的物质会增加。

专家还建议，一醒来就应该将台灯打开，这样有助于调整生物钟，让人更快清醒过来。此外，起床时的动作尽量不要太猛，而应躺在床上，用5分钟时间活动一下四肢和头部，否则会导致血压突然升高。

专家认为，早晨交感神经兴奋，一些血压较高、心脏不太好的中老年人若早起运动，容易对心脑血管系统造成伤害，因此应改为傍晚身体状况好时运动。对习惯早醒的老人，应避免白天睡觉，并适当增加运动量。

足跟痛缘起按摩鞋

人之足，如树之根　中医认为，“人之有脚，犹树之有根，树枯根先竭，人老脚先衰”。人的双足离心最远，加上白天生活、工作都处于坐位或站立位，血液回流缓慢，是末梢血液循环比较差的部位。经常保持足部血液循环畅通，显得非常重要。

因此，中医养生学早就把按摩应用于足部，通过对足部60多个穴位的按摩和相应反射区的刺激，能改善下肢血液循环，加强足底组织的新陈代谢，从而防止下肢静脉曲张和软组织损伤，并可迅速消除腿部因负重而引起的疲劳。

足底按摩在日常生活中体现为：在很多公园内，可以看到老人们在鹅卵石路上来回走；在足浴中心，也能见到不少年轻人前来沐足。但是，不管是走鹅卵石还是沐足，都受地点和时间的限制。于是，市场上推出了各式各样的按摩鞋，让你随时随地享受保健服务。

按摩鞋，慎选择　虽然按摩鞋可以随时随地为我们提供足底刺激（称不上按摩），极其方便，但不是所有的人都适合。

一般来说，体重较重的人不宜穿按摩鞋，因为在自身重量的作用下，极易引起足底软组织劳损；更不宜长时间穿着按摩鞋，因为按摩鞋的鞋面高低不平，会使足底原本的受力面改变，易致足弓变形。

即使要买按摩鞋，也要慎重挑选。最重要的一点就是要试穿。若穿上去周身不适，或足底疼痛，最好不要选用。

热水泡足，简便易行 实际上，足疗不只是按摩，也可以采用一些更简便易行的方法，比如热水浸泡。它也可起到改善足部血液循环和松弛软组织的作用，对消除疲劳和促进睡眠有很好的帮助。

方法是：每天睡前，取清洁水适量，加热至 50~60℃。将热水倒入木桶或脚盆内，浸洗 10 分钟左右。浸洗完后，尽快上床睡觉，不要让足部再受凉，这样效果更好。

不要盲目摘除扁桃体

扁桃体位于咽喉部。扁桃体肥大的孩子可能引起呼吸不畅，而呼吸不畅则会影响吸氧量。如果脑组织吸氧不足，时间稍久就会使人没精打采，那自然就难以集中精力去听课了。但要知道，孩子注意力不大能集中，应从多方面寻找原因，通常不必与扁桃体肥大挂钩。扁桃体有其独特作用，切不可盲目将其摘除。

美国的医学博士兰伯特在《现代医学中的错误》一书中提到，英国一个委员会调查了 3 万名小学生，他们之中大约有一半是切除了扁桃体的。但他们同保留扁桃体的孩子相比，感冒、咳嗽和咽喉疼痛的发病率没有什么差别。委员会的结论是："常规切除扁桃体只是一种预防措施，既没有道理，也没有效果。"

当然，如果确属需要，该摘除扁桃体的还是应该摘除。那么扁桃体在什么情况下应该摘除呢？科学家经过 11 年的研究后认为，嗓子经常严重发炎的孩子，还是把扁桃体摘除为好。所谓"经常"，是指每年嗓子发炎 7 次以上；所谓"严重"，是指因病影响到了学习。我国医学专家则主张，若扁桃体每年有 5 次左右的发炎，并且连续 2~3 年这样的，就该将其摘除。

避免扁桃体发炎的常见方法是：增强自身抵抗力，防止受凉，劳逸结合。此外，常用淡盐水漱口也有一定的效果。

孕妇过瘦，流产风险高

一项有关女性流产的研究报告显示，体重指标不足 18.5，即被列作"过轻"者，其在怀孕头 3 个月的流产风险较体重正常者高出 72%，至于曾堕胎和有生育问题的孕妇，流产风险分别高出 60%和 41%；分析数据亦显示，若女性在怀孕期间与伴侣分手或更换伴侣，其流产风险亦高出 60%，未婚怀孕流产机会也较高。

研究人员发现，若孕妇能摄取足够的营养素，保持均衡饮食，每天吃新鲜蔬菜和水果，摄取足够维生素，对安胎有莫大益处。另一有趣的发现是，孕妇每天吃巧克力可减少流产风险。而健康的生活方式，包括减少压力、舒缓情绪和有计划地生育，都可降低流产危险。

常服润喉片，要防口腔病

含有能给人带来清凉和舒适的各类中草药的特效润喉片被很多人当作“爽口糖”长期使用。专家提醒，如果咽喉部无明显炎症，不要长期含服润喉片。

润喉片是临床常用的消炎润喉药物，不少人在口干舌燥时会含服润喉片，有些人因抽烟等原因引起咽喉不适，也会长期含服。但是，不少润喉片含有碘分子，活性大、杀菌力强，对口腔黏膜组织也有刺激性。咽喉部无明显炎症却长期含服润喉片，会抑制口腔及咽喉内正常菌群的生长，破坏口腔的内在环境。

专家提醒，长期含服润喉片者如果出现口干、口腔部位灼痛感、舌头发红、口腔出现白斑样改变、口腔某处发涩等口腔疾病症状，应引起注意，慎用润喉片。

此外，含碘润喉片不能与含有朱砂的六神丸同时服用，因为朱砂中的二价汞能与碘结合形成碘化汞类有毒汞盐沉淀，会引起药物性肠炎；有碘过敏史、怀孕或哺乳期的女性则更应避免含服润喉片。

孕妇吸烟，日后孩子易得心脑血管疾病

荷兰研究者近日表示，母亲怀孕期间吸烟可能导致孩子动脉受损，令他们今后有患心脏病和脑卒中的可能。

来自荷兰乌德勒支的732名平均年龄在28岁的年轻人参与了此次调查，其中29%受访者的母亲在怀孕期间吸烟。研究者使用超声波对他们的颈动脉内壁厚度进行了测量。结果显示，怀孕期间吸烟的母亲所生孩子的颈动脉内壁比怀孕期间不吸烟的母亲所生孩子的颈动脉内壁增厚3%。

研究还表明，母亲怀孕期间吸烟，产下的孩子体重较轻，身高较矮，但青春期体重较重，且更易在成年早期吸烟。如果父亲吸烟，母亲不吸烟，上述现象均不会发生。

与怀孕期间少量吸烟的女性所生的孩子相比，怀孕期间大量吸烟的女性所生孩子的动脉内壁更厚。

熬夜劳累激活“缠腰龙”

民间流传一种说法，“缠腰龙”（带状疱疹）如果在肋部缠绕一圈就会死人。那么，究竟“缠腰龙”是怎么

回事呢?

熬夜劳累引发带状疱疹　带状疱疹绝大部分与熬夜劳累有关系。以前，带状疱疹多见于40岁以上的中年人，而近两年，带状疱疹的发病日趋低龄化，经常可以看见20多岁的带状疱疹患者。带状疱疹是由水痘-带状疱疹病毒引起的，一般是患者小时候感染了水痘-带状疱疹病毒，由于当时抵抗力强，没有发病。水痘-带状疱疹病毒持久地潜伏于脊髓后根神经节的感觉神经或颅神经节中。这种病毒在多数人身上一般呈“沉睡状态”，但劳累、精神负担过重、熬夜、酗酒、急性感染、消耗性疾病等诸多因素都能“激活”它们。

“缠腰龙”缠死人没有根据　“缠腰龙”如果在肋部缠绕一圈就会死人的说法毫无科学根据。该病发病比较急，在发病早期就会有疼痛感觉，以后疼痛感逐渐加剧，皮肤上有水疱出现，皮肤的损害是沿着某一周围神经单侧分布，一般不超过体表正中线，更不会围成一圈。但带状疱疹患者因皮肤上出现的水疱发展快，如同龙蛇缠在身体上，而且非常疼痛，因此有些患者会感到恐惧。

早期就诊可减轻后遗症　带状疱疹的先兆因人而异，每个人发病的部位不一样。比如有的人发病前会出现肝、胆部位疼痛，而有的人会出现关节疼痛。其实，在前期症状出现以后，及时到医院治疗能有效减少患者的疼痛时间。患者在刚刚开始出现疼痛时就诊，服用抗病毒的药物，可以阻止病毒大量繁殖。早期应用营养神经的药物，可起到修复被病毒伤害过的神经的作用，以免出现神经痛后遗症。带状疱疹如果不及时治疗或者治疗不当，少数体质较差的患者在皮疹消退后仍然会遗留神经痛症状。